QUESTION DE POIDS

Demis Roussos
Véronique Skawinska

QUESTION DE POIDS

CARRERE
Michel Lafon
Éditions 13
9 Bis rue de Montenotte
75017 PARIS
Tél. : (1) 622.44.54

I.S.B.N. 2-86804-008-X

SOMMAIRE

AVANT-PROPOS

Tout va bien, merci : Ma santé n'a jamais été si florissante, mon moral est d'acier, je déborde d'énergie, je n'ai pas perdu une seule dent – cela fait déjà longtemps que je ne compte plus mes cheveux! – et ma voix porte plus loin que jamais. Pourtant, j'ai perdu plus du tiers de ce que j'étais, et plus de la moitié de ce que je suis. Mon ventre s'est évaporé, je n'ai plus de château, le roi est mort, vive l'homme!

Pendant dix ans cependant, j'ai bien profité de ce que la vie a eu la grâce de m'offrir : je me suis fait entendre jusque de l'autre côté du monde, ce qui m'a permis de le visiter, m'a donné les moyens de vivre mes fantasmes et de me garantir contre les coups du sort. Et comme je suis un gourmand invétéré et un jouisseur dans l'âme, que j'ai le goût du risque, une grande confiance en mes possibilités de survie et un besoin impérieux d'aller jusqu'au bout de mes actes, j'ai entrepris de réaliser mes désirs autant que je le pouvais : j'ai donc mangé et dévoré jusqu'à plus faim, bû jusqu'à plus soif, vécu dans les palaces et dans les palais, offert des menus et gigantesques plaisirs à ceux qui m'ont entouré. Tout le monde en tirait profit : il se trouvait que le public adorait mes extravagances, que mes collaborateurs y trouvaient tout avantage, que je m'amusais beaucoup (tout en travaillant comme un galérien) et que celui qui jouissait le plus de la situation était encore mon estomac dont le volume en expansion continue témoignait de la satisfaction constante.

Mais comme les plaisirs matériels ont leurs limites, et que je ne suis ni aveugle, ni inconscient, j'ai fini par me lasser et par réaliser que l'image s'était superposée à l'homme, que j'étais devenu plus pacha que musicien, que la renommée de mon ventre dépassait celle de ma voix et que, si je ne voulais pas y perdre ma santé, mon équilibre et ma liberté, je devais me dégager de ce fardeau.

Je refusai de devenir la victime de ma gloutonnerie et des manipulations commerciales, la peau de l'orange que l'on a pressée jusqu'à la dernière goutte, et je décidai d'entrer en retraite afin de réfléchir et d'accomplir une métamorphose. La Californie était l'endroit idéal car je pouvais y évoluer incognito, sans subir la dictature de la célébrité.

Lorsque, transformation exécutée, je suis revenu à Londres au printemps de 1980 et que j'ai revu Vangelis et sa compagne Véronique Skawinska, j'étais un homme renouvelé. Cela faisait des années qu'ils me faisaient la leçon. Véronique est une fervente adepte de la diététique et une experte en nutrition qui avait aidé Vangelis à perdre plus de vingt kilos. Ils étaient d'ailleurs parmi les seuls à m'avoir mis ouvertement en garde des dangers qu'ils me voyaient courir et à essayer de me convaincre que je devais maigrir. Vangelis me conseillait même, pour rassurer les gens qui s'occupaient de ma carrière, d'apparaître en public avec un coussin sous ma djellaba.

Je ne voulais alors rien écouter.

Mais après avoir expérimenté dans ma chair les bienfaits d'une alimentation saine et le plaisir de la légèreté, j'étais plus que disposé à communiquer mes impressions, raconter mon expérience et recevoir des conseils et commentaires qui pourraient m'aider sur le chemin qui me restait à parcourir : perdre encore quelques kilos et surtout stabiliser mon poids. Véronique s'est révélée une conseillère de choix : chaque fois que je mettais quelque chose dans ma bouche, elle m'expliquait l'effet que cela aurait sur mon organisme et les conséquences bienfaisantes ou néfastes qui s'ensuivraient, elle me révélait les mystères de la digestion, de l'assimilation et du métabolisme, les pouvoirs magiques des légumes, des fruits et des herbes, les méfaits de la viande, la chimie des combinaisons alimentaires. Elle me poussait à faire de l'exercice, à m'arrêter de fumer, à prendre encore meilleur soin de ma personne. Au cours de ces nombreuses années de gastronomie et de boulimie et de mes diverses tentatives de régime, et surtout de celui qui venait d'être si efficace, j'avais acquis sur le vif un grand nombre de connaissances diététiques, j'avais beaucoup voyagé autour et à l'intérieur de mon corps, et j'avais fini par bien connaître ses mécanismes et ses réactions. La science de Véronique venait confirmer mon savoir empirique, renforcer ma détermination et m'aider à contrôler mon alimentation d'une façon encore plus efficace.

Plus nous parlions, plus je réalisais l'utilité de ces discussions, et plus j'avais envie de communiquer à un plus grand nombre les difficultés, les joies et les techniques d'une renaissance. D'autant plus que je me sentais aussi plus ou moins devoir à mon public des explications sur un changement brutal qui ne manquerait pas de le surprendre.

Je sais que l'obésité est un problème si répandu que 80 % de la population doit affronter à un moment ou à un autre, si ce n'est pas d'une façon permanente, et j'ai pleinement réalisé, pour l'avoir vécu d'une façon si intense et dramatique, que les seules armes capables de remporter la bataille contre les bourrelets sont la volonté et la connaissance. Nous avons donc décidé, Véronique et moi, d'unir nos forces, et de nous rendre utiles en condensant dans cet ouvrage la somme de nos connaissances et de nos expériences, l'histoire de ma vie de bouffeur, de jouisseur, de récidiviste du régime et de vainqueur, afin d'aider mes semblables à trouver la force et les moyens d'accomplir eux aussi leur métamorphose.

Demis.

Lorsque Demis débarqua à Londres au printemps de 1980, la surprise faillit me faire tomber à la renverse : face à moi, se trouvait un homme élégamment vêtu d'un pantalon et d'une veste en cachemire, dont la silhouette, quoiqu'encore imposante, révélait des proportions harmonieuses, et dont le regard vif et le sourire éclairaient un visage à l'ossature apparente. Je ne l'avais pas revu depuis environ deux ans.

Nous nous étions rencontrés en 1976 alors qu'il était venu à Londres enregistrer chez Vangelis son album « The Demis Roussos Magic », leur première collaboration depuis « Aphrodite Child ». Nous n'avions eu alors qu'un contact assez limité car je gisais dans un lit d'hôpital à la suite d'une grave opération. Ses quelques visites alimentèrent rapidement les potins de la clinique et remplirent ma chambre d'infirmières anxieuses de l'approcher, le contempler et obtenir un autographe. Il était en Angleterre une énorme (!) star qui remplissait les six mille places du Royal Albert Hall plusieurs fois par an, vendait des millions de disques et auquel la BBC avait consacré une heure d'un documentaire intitulé : « Le phénomène Roussos »; il était en effet le seul chanteur européen à occuper le sommet des hit parades et à avoir acquis un statut de vedette sur le territoire britannique. Les Anglaises étaient folles de lui, et malgré ses cent vingt kilos, il était pour elles l'incarnation du romantisme et de la sexualité méditerranéenne, ce qui me paraissait relativement mystérieux, car j'étais, en bonne Vierge qui se respecte, une adepte de la diététique, de la vie saine et de la minceur, et j'initiais mon entourage aux vertus du végétarisme, du naturalisme et de l'exercice.

Nous nous sommes de temps en temps revus au cours des années qui suivirent et à chaque rencontre, je constatais qu'il avait encore grossi : ses joues étaient tellement gonflées qu'il n'avait plus de cou, même ses yeux étaient enrobés de graisse, il était plus large que haut, on avait l'impression qu'on aurait pu le rouler comme un tonneau. Nous allions quelquefois dîner dans son restaurant favori, un Italien de Soho où il commandait en entrée un saladier entier de pâtes aux fruits de mer, puis un triple filet de bœuf saignant avec des frites, fromage et gâteaux. J'étais écœurée, Vangelis se moquait de lui l'appelant « le gros », et Demis ripostait en lui donnant un coup de ventre qui l'envoyait valser à l'autre extrémité de la pièce.

Il avait l'air heureux, riait beaucoup et semblait profiter sans arrière-pensée de tous les plaisirs de la vie. Cependant, je constatais que lorsqu'il arrivait en haut de l'escalier qui conduit à mon appartement du premier étage, il était toujours essoufflé, qu'il se levait d'un fauteuil avec difficultés, qu'il était souvent gêné dans ses mouvements et qu'il avait quelquefois l'air fatigué.

J'essayais parfois d'entamer une conversation sur son comportement alimentaire et de le mettre en garde des dangers que je le savais courir, mais je compris rapidement qu'il ne voulait rien savoir, qu'il se sentait invulnérable et qu'il valait mieux rire avec lui.

Mais lorsqu'il eut accompli sa métamorphose, il était anxieux et ravi de raconter sa traversée du désert, d'expliquer ses méthodes, de relater ses expériences, son combat et sa victoire à une oreille complaisante et avertie; nous nous sommes bientôt embarqués dans de grandes discussions au cours desquelles je lui ai révélé qu'il avait appliqué instinctivement certains grands principes de la diététique; nous avons échangé conseils, impressions et recettes, je lui ai cuisiné des plats amaigrissants, nous avons constaté que ces échanges l'aidaient à poursuivre sa cure, et nous en sommes bientôt arrivés à la conclusion que si nous mettions en commun nos deux expériences, lui de Gargantua sauvé des cuisines, et moi de maniaque de la vie saine, de la nature et de la forme, nous pourrions aider beaucoup de gens à résoudre leurs problèmes de poids et de santé.

La nourriture est une des clés du bien-être : son action ne se borne pas à remplir l'estomac et à faire grossir ou maigrir, mais, grâce aux transformations que notre système lui fait subir, elle s'infiltre dans chaque cellule, influençant et contrôlant chaque fonction vitale, chaque centre nerveux, chaque réaction physique ou psychologique; l'alimentation est à la fois la cause, la conséquence et le reflet de notre état de santé et d'une grande partie de nos comportements.

Les plaisirs de la table sont les mieux partagés. Ceux qui ne les apprécient pas sont des malades, des menteurs ou des saints. La nature est bien organisée : elle a lié le plaisir à la satisfaction des besoins de survie de façon à ce que les espèces se maintiennent et se reproduisent sans avoir à y réfléchir, stimulées par leur seul désir : si le plaisir le plus intense est sexuel, car il est lié à la nécéssité la plus élémentaire de propagation des races, il est suivi de près, pour la plupart, par celui de la nourriture. De toutes les sources de plaisir, celle-ci présente un grand nombre d'avantages : sa satisfaction est immédiate, intense, d'accès facile, elle peut se pratiquer à tout moment, dans n'importe quel lieu ou conditions, en public ou en cachette, seul ou en compagnie, avec une ou avec dix mille personnes, elle reste à la portée des bourses et des moyens de chacun, elle n'est pas restreinte par des tabous mais est au contraire justifiée par un besoin vital quotidien. C'est la raison pour laquelle les repas sont des actes sociaux, utilisés pour partager et célébrer des occasions particulières, sceller les alliances, discuter des affaires, retrouver des amis, réunir les familles, remémorer les événements marquants, ritualiser les cultes, et pour laquelle tant de personnes souffrent de troubles divers dont l'obésité n'est pas le moindre.

C'est parce que la nourriture a une fonction si importante qu'il n'est pas question d'y renoncer sous prétexte que nous en souffrons. Il s'agit au contraire d'apprendre à l'utiliser pour en retirer un maximum de bienfaits et de satisfactions, et un minimum de problèmes. Une alimentation saine, liée à la pratique d'une hygiène de vie naturelle, entraîne automatiquement minceur et bonne santé. Il ne sert à rien de suivre éternellement des régimes amaigrissants et d'appliquer aveuglément des recettes que d'autres ont mises au point. Ce que nous voulons vous communiquer, c'est la connaissance de vos mécanismes physiques et mentaux, afin que vous les compreniez et puissiez enfin les contrôler. Demis n'est qu'un exemple d'un problème et de sa solution. Bien sûr, il avait un tel poids à perdre et tellement d'habitudes à changer que sa réhabilitation devait passer par des mesures draconiennes. Mais, dans tous les cas, elles ne doivent être qu'une étape vers l'adoption d'un mode de vie en harmonie avec les lois de la nature.

Véronique

Malgré nos connaissances et nos expériences, nous ne pratiquons d'ailleurs pas nous-mêmes à cent pour cent tous les principes de la diététique et de l'hygiène, car les voies de la sagesse sont longues et escarpées. Mais toute prise de conscience constitue un pas irréversible : à partir du moment où l'on sait ce que l'on a appris, chaque action et chaque bouchée deviennent un acte responsable et décidé, et c'est l'acceptation de cette responsabilité vis-à-vis de sa propre existence qui constitue le premier pas vers la sagesse.

Il ne s'agit cependant pas de devenir obsédé de la santé ni d'éternellement se contrôler : les lois du plaisir doivent être respectées, car, autant que celles de la souffrance, elles sont le langage par lequel la nature nous donne ses instructions; ce qui est au contraire essentiel est d'apprendre à reconnaître les satisfactions profondes dont les effets se feront sentir à long terme, au cours d'une longue vie de bonne santé, de grande forme et d'harmonie. Car on ne peut pas tirer un rideau entre comportement alimentaire et mode de vie, l'un étant toujours dépendant de l'autre.

Nous ne pouvons que souhaiter que nos expériences vécues et nos connaissances ainsi acquises puissent vous guider et vous aider sur votre propre chemin.

« MANGE MON PETIT POUR ÊTRE BEAU »

Maigre comme un petit Biafrais

Aussi étrange que cela puisse paraître, jusqu'à l'âge de quatre ans je ressemblais plus à un petit Biafrais qu'à un futur obèse. Je refusais énergiquement de me nourrir, au grand désespoir de ma mère qui me poursuivait à longueur de journée avec un bol de riz ou de compote. Je souffrais d'une dysenterie permanente qui drainait de mon système les rares aliments qu'elle avait réussi à y introduire à force de patience et de ruses. Je me souviendrai toujours du dégoût que m'inspirait le ragoût de fèves qui apparaissait régulièrement dans mon assiette, remède populaire contre la diarrhée dans les pays arabes. Enfin les efforts continus de ma mère et les soins d'un médecin suisse me sauvèrent la vie : ce bon docteur Gordon diagnostiqua une grave infection des amygdales qu'il décida d'enlever. Le résultat tint du miracle : je commençai à prendre un plaisir évident à déguster les glaces qu'on me donnait pour activer la cicatrisation, et dès que je fus remis sur pied, je me mis à dévorer. Il pensait que ce foyer infectieux déversait continuellement des microbes dans mon système digestif, ce qui l'empêchait de fonctionner normalement, me coupant l'appétit et déséquilibrant le milieu intestinal.

Était-ce parce que ces microbes avaient abandonné le terrain, que j'avais enfin découvert le plaisir de manger, les délices de la dégustation et le confort d'un ventre plein, ou bien que je voulais compenser pour ces quatre années d'ignorance et de misère et que comme par miracle mes intestins me laissaient enfin en paix? Je grossis de cinq kilos en deux mois. J'avais trouvé ma voie. J'étais sûrement prédisposé, mais je suis maintenant convaincu que cette maladie d'enfance a eu une influence déterminante sur mon comportement alimentaire ultérieur.

Il ne faut pas oublier que je viens d'une famille tout à fait orientale. Je suis né le 15 juin 1946 à Alexandrie, de parents grecs installés en Égypte depuis deux générations. Ma mère Olga, venait d'une famille de marchands venus chercher fortune en Orient. Mon père Georges était le fils de mon grand-père Artémios le Crétois, dont je porte le nom selon la coutume grecque qui consiste à donner au fils aîné le nom du grand-père paternel, au cadet, celui du grand-père maternel, aux filles le nom des grands-mères (Demis est un diminutif d'Artémios qui en fait est mon véritable prénom). Mon grand-père Artémios Venturis Roussos donc, était un maquisard révolutionnaire dans la bonne tradition crétoise, portant pantalon bouffant, hautes bottes de cuir, foulard sur la tête et couteau à la ceinture et, comme tous les Grecs d'Égypte, avait préféré quitter son île natale pour les mirages africains, pensant trouver sur un autre continent meilleure fortune et un exutoire pour son tempérament aventureux.

Après avoir servi comme soldat, il s'installa à Alexandrie au début du siècle, à l'âge de vingt-cinq ans, et travailla comme ingénieur dans une grande fabrique de papiers. Il s'y maria et eut quatre enfants; Catherine, Georges, mon père, Constantin et Christine. Bientôt, il abandonna ses vêtements crétois pour des habits occidentaux et devint un des hommes les plus élégants de la ville. C'était, paraît-il, un homme d'une grande valeur que je regrette ne pas avoir connu. Dès que mon père eut fait ses études d'ingénieur, Artémios le prit avec lui à la papeterie.

Les parents de ma mère, Eleni et Kiriakos Milaitou, venaient tous deux d'une île grecque nommée Hios où ils s'étaient rencontrés avant que leurs familles n'émigrent; ils se revirent à Alexandrie où ils se marièrent en 1920. Ma mère Olga naquit de cette union en 1925. Mon grand-père maternel tenait un grand café au centre de la ville.

Je n'ai pas connu Artémios qui est mort en 1943 bien avant ma naissance. Mais nous habitions toujours la grande maison familiale de la rue Alexandre-le-Grand qui abritait toutes les générations de la famille selon l'habitude orientale. Donc, lorsque mon appétit s'est enfin ouvert, toute la maisonnée a remercié Dieu et Allah pour ce bienfait, puisqu'en Grèce d'une part, dans la culture arabe et en territoire africain d'autre part, la nourriture est un centre de préoccupations. Notre devise est : « Mange, mon petit, pour être beau ». Etre gros veut dire être riche et en bonne santé : on offrait aux pachas des légendes leur pesant d'or, leur poids en pierres et métaux précieux. On dirait que dans ces pays qui ont souvent souffert de famines et de malnutrition, tous ceux qui peuvent se le permettre mangent de façon riche et abondante de peur d'avoir à être restreint un jour, et qu'ils veulent s'enrober de graisse pour pouvoir faire face à une éventuelle disette.

« Celui qui a une pièce de monnaie a un estomac »

J'ai grandi à Alexandrie, et ma famille se conformait à la règle énoncée par le proverbe arabe « Celui qui a une pièce de monnaie a un estomac ». Ma mère et ma grand'mère Eleni, qui habitait avec nous, cuisinaient les spécialités grecques agrémentées à la sauce égyptienne, ce qui veut dire encore plus gras, plus lourd et épicé. Nous mangions des agneaux rôtis, des moussakas (gratin de viande hachée, d'aubergines et d'oignons), des feuilletés au fromage, des plats en sauce, des tomates et courgettes farcies, beaucoup de fritures que ma grand'mère préparait à la graisse d'oie; et toutes les pâtisseries autant orientales, à base de miel, d'amandes, de noix et de fruits secs, que françaises, gâteaux à la crème, tartes et bavarois. Et moi, je me délectais et dévorais. Je me souviens de fringales qui me retenaient près du frigo, des heures que je passais à la cuisine pendant que ma mère, ma tante ou ma grand'mère préparaient les repas, prétendant servir de gâte-sauce alors que mon seul but était de piquer des frites. En Orient, les femmes s'épilent avec une espèce de caramel fait de sucre fondu dans du jus de citron. Et chaque fois que ma mère préparait cette mixture, je me glissais en douce dans la cuisine pour me gaver de cette préparation qui chauffait sur le poêle, avant qu'elle ne s'en soit servie quand même! Pourtant je n'ai jamais été un maniaque des sucreries. Bien sûr, j'aime tout ce qui se consomme, et je préfère un baklava à un mille-feuilles, mais je ne traverserais pas la ville à minuit pour ça, alors que je le ferais bien pour un gigot. Je suis un vrai carnivore, j'ai d'ailleurs la dentition adéquate avec des canines très acérées, et je suis un des rares Grecs qui aime la viande saignante alors qu'en Orient on la mange toujours bien cuite, sans doute par peur des microbes.

Des goûts pour la vie

J'ai toujours eu une passion pour les frites, les pâtes, et les tomates farcies (je me souviens en avoir avalé 10 en un seul repas à l'âge de dix ans). J'ai toujours eu besoin de me satisfaire avec une grande quantité de nourriture plutôt qu'avec une variété de goûts.

Je faisais des repas énormes : le matin au réveil, je buvais un verre de lait, et j'emmenais à l'école un énorme sandwich (une baguette entière avec du jambon ou du fromage, ce qui était déjà beaucoup pour un gosse de sept ans). Je me souviens de l'anxiété avec laquelle j'attendais la première récréation pour satisfaire la faim qui me tiraillait pendant cette première heure. Puis à midi je faisais un gros déjeuner : viande, frites, pâtes, etc., et je mangeais des fruits. Il faut dire qu'au cours de mes voyages j'ai vraiment constaté que les meilleurs fruits au monde poussent en Égypte et au Brésil. Les fruits égyptiens sont comme du miel, les figues fondent dans la bouche, ces raisins sans pépins qu'on appelle des petites filles, les melons d'Ismaili sont de vrais délices. J'en ai gardé un goût à vie.

Finalement, les habitudes que l'on prend dans l'enfance sont rarement perdues, c'est la raison pour laquelle Dominique (ma femme) et moi, faisons très attention à l'alimentation de Cyril, notre fils. Heureusement, il n'a pas trop souffert de ma goinfrerie puisque sa mère a toujours veillé au grain, particulièrement à l'époque des délires de Maisons-Laffitte. Personnellement, je ne m'occupais pas trop de ce problème, j'étais souvent absent, et Cyril était encore un bébé. Maintenant qu'il est plus souvent avec moi, je suis tout à fait concerné et son goût pour les gâteaux m'inquiète. J'essaie de ne pas avoir de sucreries à la maison. Mais en fait, il n'est pas un gros mangeur, il se nourrit de yaourts, petits suisses, poulet, poisson, il n'aime pas les légumes verts mais a un penchant très net pour les petits pois et les pommes frites. Mais le plus difficile, spécialement aux États-Unis, est de garder un enfant éloigné des « junk-food »: Coca Cola, hamburgers, Mars-Bars, chocolat, glaces, etc. La télévision diffuse des publicités pour ce genre de produits toutes les trois minutes, le chocolat qui fait voler Superman, etc., et naturellement un enfant le réclame et si on le lui refuse, ça lui apparaît comme une injustice puisque tous ses copains y ont droit; les enfants n'ont pas le jugement de ce qui est sain puisqu'ils n'ont pas l'expérience de ce qui fait mal. C'est pour cela qu'il est essentiel de leur inculquer dès leur plus jeune âge des habitudes alimentaires intelligentes, de façon à ce qu'ils désirent par goût ce qui leur fait du bien. Je tiens vraiment à mettre en garde tous les parents de la responsabilité qu'ils ont par rapport à l'avenir alimentaire de leurs enfants. Il est inutile d'éveiller les sens des bébés au goût sucré, de leur donner à boire du jus d'orange dès qu'ils ont soif (il ne désaltère pas), de leur imposer des desserts et des bouillies sucrées. Pas plus qu'un adulte, un enfant n'a de besoin physique de sucre raffiné. Il est criminel de consoler un enfant qui pleure avec un bonbon ou un quelconque aliment : on le conditionne à tout jamais à chercher la solution à ses problèmes dans la bouffe, ce qui ne fait bien sûr que les augmenter. La plupart des mères des générations passées, et surtout les mères orientales, n'ont jamais réalisé que les gâteries qu'elles distribuaient à leurs beaux bébés pouvaient être des cadeaux empoisonnés. Je fais la guerre à ma mère qui a donné l'habitude à Cyril, comme elle l'avait fait avec moi, de boire une tasse de chocolat chaud au lit avant de s'endormir. Maintenant, il fait des caprices pour l'obtenir et refuse de se coucher s'il n'est pas satisfait; il va être très difficile de lui faire passer cette manie [1].

L'hérédité joue aussi un rôle important et les parents devraient faire d'autant plus attention qu'ils ont eux-mêmes un problème de poids, l'obésité est souvent héréditaire : du côté de ma mère, tout le monde est gros et c'est le côté dont j'ai hérité, chez mon père par contre, il n'y a que des maigres; et pourtant tout le monde se nourrissait à la même table.

Enfin, pour ma part, à treize ans je pesais 56 kg bien que je ne fusse pas très grand (je ne l'ai jamais été puisque maintenant je mesure 1,75 m).

Les images et les odeurs de l'Orient

J'étais très heureux et très actif. La communauté grecque d'Alexandrie était très importante, riche et bien organisée, puisqu'en fait elle existait depuis l'Antiquité. Comme son nom l'indique, cette ville fut fondée par Alexandre le Grand, puis l'Égypte fut gouvernée par la famille des Ptolémées, rois grecs qui succédèrent aux Pharaons et dont la dernière représentante fut Cléopâtre. Il y avait donc à Alexandrie une vieille tradition grecque avec les cafés, comme celui que tenait mon grand-père, le Club, qui était le centre d'activités et de réunions de la communauté et, il faut bien le dire, nous avions un mode de vie un peu décadent. L'Égypte était complètement colonisée par les Grecs, les Anglais et les Italiens, et les Arabes, s'ils n'étaient pas officiellement esclaves, étaient souvent traités comme tels; en tous cas, ils assuraient la

1. Les dix premières années de la vie sont les plus importantes, celles où la personnalité se forme, où elle s'imprime à tout jamais de souvenirs qui vont déterminer une chaîne de réactions et de comportements. C'est aussi pendant ces années de croissance que sont fabriquées les cellules graisseuses dont le nombre ne variera plus par la suite. Tout ce qui pourra désormais leur arriver sera de se remplir ou se vider selon les arrivages alimentaires. Donc plus on a fabriqué de cellules graisseuses dans l'enfance, plus il est difficile d'être un adulte mince, car elles sont toujours prêtes à se regonfler.

domesticité et les emplois les plus humbles et mal payés. A l'époque, Alexandrie était une très belle ville qui, puisqu'elle avait été construite par les Anglais, ressemblait beaucoup à Londres, avec ses constructions de style néo-classique et ses belles avenues. On aurait presque pu se croire en Europe. Il fallait sortir des quartiers résidentiels pour retrouver les images et les odeurs de l'Orient dans les souks et les quartiers arabes. J'y suis retourné depuis et tout a complètement changé, on ne retrouve plus cette atmosphère britannique digne et organisée, les rues sont devenues bruyantes, surpeuplées et dégagent une impression de pauvreté qui n'était alors pas visible. J'ai d'ailleurs revu mon vieux copain de rue, Ali, le fils de l'épicier du coin, avec qui je jouais au ballon et aux billes, et qui dévalisait souvent les réserves familiales pour me faire des cadeaux délicieux : des fruits, des pâtisseries, des olives ou du fromage. Maintenant, il vend des téléviseurs. Nous menions une vie très insouciante, il faisait beau, la nature était généreuse, au moins pour les Européens, nous allions au Club où étaient régulièrement organisées de grandes fêtes avec des repas pantagruéliques; et je bouffais, et je continuais de grossir. Pourtant je me dépensais beaucoup car j'ai toujours eu une grande énergie; je courais, je sautais, mais ça ne suffisait sans doute pas à brûler les calories ingurgitées quotidiennement. J'étais scout et naturellement j'étais devenu le cuisinier-boulanger du groupe. J'avais organisé deux concours : celui qui mangerait le plus vite son plat de pâtes et celui qui mangerait plus de pâtes que moi. Bien sûr, il était rare que je ne triomphe pas!

J'aimais aussi beaucoup la musique. Mon père avait une guitare et lorsque j'étais malade, coincé au lit, je la réclamais et grattais les cordes pendant des heures, tandis que ma mère chantait. J'allais souvent écouter les Arabes jouer, danser et chanter, et j'étais tout à fait fasciné par leurs improvisations. Je n'avais pas conscience de la magie de cette atmosphère orientale qui m'a marqué à tout jamais, puisque c'était mon milieu ambiant, mais j'en ai gardé un goût pour les sonorités, les ambiances, les costumes et les fastes!

En 1961 eut lieu le grand bouleversement. C'était l'affaire de Suez, et tous les résidents étrangers en Égypte furent obligés de rapidement plier bagages, laissant sur place la plupart de leurs biens. La compagnie de construction immobilière pour laquelle mon père travaillait comme ingénieur fut nationalisée; nous dûmes abandonner notre belle maison, les domestiques, ma fidèle nounou Sayeda qui m'avait élevé et qui était toujours restée avec nous, et le 19 janvier 1961, nous avons débarqué à Athènes. Notre vie a beaucoup changé à partir de ce moment. Mon père essaya de monter une affaire avec les quelques deniers que nous avions sauvés, mais cette expérience s'avéra très vite infructueuse et il dut aller travailler au Moyen-Orient. De ce jour, il était absent la plupart du temps, passant seulement un mois sur quatre à la maison, et ma mère avait seule la responsabilité de la maisonnée. Elle me mit immédiatement dans la meilleure école d'Athènes car elle avait de grands projets pour moi. Comme j'étais très doué pour les langues (j'en parle maintenant sept couramment : grec, bien sûr, français, arabe, italien, espagnol, portugais et anglais), et que le tourisme se développait très rapidement en Grèce, elle aurait voulu que je fasse une grande école d'hôtellerie. Moi, bien sûr, je m'en foutais complètement; il n'y avait que la musique qui m'intéressait et j'ai formé un groupe avec des copains. Je jouais de la guitare et de la basse et à dix-huit ans, carrément la dernière bouchée au bec, je suis parti passer l'été à Spetse avec mon groupe.

La vie de musicien

Ma mère se souvient très bien avoir reçu une facture d'une guitare que j'avais achetée avant de partir, et être venue me chercher sur mon île. Elle était paniquée parce que c'était ma première évasion du nid familial.

C'était la première fois que j'allais sur une île, et c'était pour moi le grand défoulement. Je suis rentré à Athènes à la fin de l'été, et j'ai dû passer encore une année chez ma mère. Mais très vite j'ai vécu seul, ce qui était assez rare dans une famille grecque, où généralement on ne quitte le foyer que pour se marier. J'avais un grand besoin d'indépendance, j'étais déjà un lutteur, j'avais besoin d'assurer ma propre survie. Bien sûr, ça a fait des tas d'histoires, la mentalité égyptienne est encore plus rétrograde que la grecque. Et à partir de ce moment, j'ai commencé la vie de musicien : les groupes, les clubs, les nuits tardives. Je jouais de la guitare et de la basse dans les boîtes du bord de mer en été, à Athènes en hiver. Quand on jouait, on avait de l'argent, sinon, on faisait sans. C'est alors que j'ai rencontré Lucas (Sideras) et Argyris (Koulouris). Nous jouions dans les bals et les clubs les succès internationaux du moment, et aussi beaucoup de chansons italiennes qui étaient très à la mode à l'époque, comme celles de Peppino di Capri... le chanteur du groupe s'appelait Ethymios, Argyris ne venait que de temps en temps car il était à l'armée, et moi, je jouais aussi quelquefois de la trompette et je faisais les chœurs, toujours les tierces. Et il faut bien dire que sur le plan alimentation, cette vie nocturne et irrégulière n'était pas faite pour arranger les choses. Quand on est musicien et qu'on finit de travailler à quatre heures du matin, on a faim. Et à cette heure-là à Athènes, on ne trouvait pas des steaks tartares comme en France, alors je me retrouvais invariablement devant une assiette de spaghetti, une moussaka ou des « tiropitakias » (feuilletés au fromage). Évidemment, mes formes s'arrondissaient en fonction du kilométrage de pâtes avalées. En plus, personnellement, le travail me donne faim; quand je dépense de l'énergie, et la scène pompe énormément, physiquement et nerveusement, il faut que je récupère. Et ainsi, de nuit en nuit et de chanson en chanson, à vingt ans, j'en étais arrivé à peser cent kilos. Et là, ça m'a pris d'un coup, j'ai décidé de maigrir, et j'ai entrepris mon premier régime.

Maigrir d'amour

Sur le moment, je pensais que c'était ma seule volonté, mais maintenant avec le recul, je réalise évidemment que c'était pour plaire à une fille. A vingt ans, être déjà aussi bedonnant, au milieu de jeunes éphèbes, ce n'est pas très attirant, malgré le mystère et le prestige qui entourent les musiciens. J'avais une petite amie grecque, mais un jour arriva une Anglaise pour danser un ballet dans le cabaret où je jouais. Blonde, longue et mince, un rêve nordique pour les Méditerranéens plus habitués aux femmes brunes, petites et souvent rondes, il faut bien le dire, puisque nous avons tous été élevés avec les mêmes habitudes alimentaires. Sans me ridiculiser pour autant, j'ai bien senti que cette Jenny m'était tout à fait inaccessible. Alors, inconsciemment, en la regardant évoluer sur la piste, j'ai rêvé pour moi-même de cette minceur qui lui donnait tant de grâce et de sex-appeal. Pendant quatre mois, je me suis nourri exclusivement de rôti de veau et de riz. Je ne sais pas pourquoi j'ai choisi ce régime, mais ça a marché. En quatre mois, j'ai perdu vingt kilos. Mais bien sûr, ignorant comme je l'étais, je marchais au Cafilon. Un coupe-faim redoutable, à base d'amphétamines, qui agit sur les centres nerveux qui contrôlent la faim. Tous les gens qui en ont pris connaissent les effets désastreux des anorexigènes. On devient nerveux, tendu, irritable, on ne peut plus manger, l'estomac est noué, mais on ne peut plus dormir non plus et la plupart du temps, quand on arrête de les prendre, la faim revient au grand galop et on regrossit illico. Parce que, comme je l'ai compris plus tard, l'essentiel d'un régime, c'est d'apprendre à se connaître, à se contrôler, à savoir utiliser le mécanisme de la faim, à mettre en place une discipline, à se prendre complètement en charge. Laisser la responsabilité de l'amaigrissement à la prise régulière d'un médicament est une méthode toujours vouée à l'échec. On ne peut combattre que ce que l'on connaît.

– *Véronique :* Tu rejoins là un des principes de base de la philosophie chinoise, sur laquelle sont basées les techniques des arts martiaux : on ne peut vaincre un ennemi si on ne le connaît pas, et c'est l'ignorance qui crée la peur et la faiblesse. Autrement dit, si tu veux vaincre l'obésité, il faut la comprendre, pour la comprendre, il faut se connaître, et pour la combattre, il faut maîtriser ses armes. On ne peut pas se fier à un médicament sur lequel on n'a aucun contrôle, et qui en plus vous contrôle et vous enlève votre libre arbitre.

– *Demis :* Enfin, malgré ces mauvaises méthodes, au milieu de l'été j'avais atteint 80 kg. Je jouais maintenant dans une boîte du bord de mer qui s'appelait « Neraida », et le soir où Jenny a débarqué, elle m'a à peine reconnu, puis s'est carrément jetée à mon cou. Mon ego blessé n'a pas pu résister au plaisir de l'ignorer, après tout, je n'en étais pas à une fille près, et les Anglaises affluaient de plus en plus en Grèce pendant l'été.

Je crois qu'instinctivement j'avais compris le genre de régime qui me réussit. J'ai toujours été un gros mangeur et il m'est très difficile de contrôler quantités et calories; si je ne sens pas mon estomac plein, je deviens très frustré, nerveux, c'est quasiment insupportable. Et comme je viens maintenant d'en faire l'expérience très contrôlée, si on mange une seule chose, on maigrit. Alors, pourquoi pas le rôti de veau? Maintenant, je ne recommanderais pas ce régime-là, qui est vraiment trop déséquilibré, d'autant plus que je ne faisais qu'un repas par jour grâce au Cafilon.

Une rencontre déterminante

C'est à ce moment que s'est produit un des événements déterminants de ma vie, puisque c'est à la fin de cet été 1966 que j'ai rencontré Vangelis (Papathanassiou). Il était déjà une grande vedette en Grèce où avec son groupe, « le Forminx », il remplissait des stades de dix mille personnes. Un après-midi, Lucas avec qui je travaillais, et qui était un ami d'enfance de Vangelis, m'a emmené chez lui. Il habitait chez ses parents dans le centre d'Athènes. Sa chambre était encombrée d'instruments et il avait déjà cet orgue Hammond trafiqué qui nous a toujours accompagnés par la suite, et dont il sortait des sons terriblement électroniques qui l'ont toujours caractérisé. On a un peu discuté, joué, et Vangelis m'a demandé de chanter. J'ai choisi la chanson qui sera la première que je chanterai sur scène « House of the rising sun ». Immédiatement il m'a dit que j'avais une voix unique et qu'il fallait que j'en fasse quelque chose. Pendant le courant de l'hiver nous nous sommes de temps en temps revus, tandis qu'au sein de mon groupe, je chantais de plus en plus. D'abord, les chœurs d'accompagnement, puis, peu à peu je suis devenu le soliste. Avec le temps qui passait, nous comprenions les uns et les autres que si nous voulions faire une carrière intéressante, il nous fallait quitter la Grèce. La mentalité était évidemment très rétrograde, un peu comme une ville de province, et nous étions relativement coupés de l'activité musicale internationale.

J'ai quitté mon groupe et commencé à répéter de nouvelles chansons avec Vangelis, et comme il fallait bien gagner de l'argent pour financer notre expédition, nous jouions la nuit au Hilton et dans des soirées privées.

A la fin du mois de mars 1968, nous avons enfin plié bagages, et Lucas et moi avons pris le train en direction de Londres, où nous avions donné rendez-vous à Vangelis qui nous suivrait quelques jours plus tard avec sa petite amie. Mais notre voyage fut tragiquement écourté : en arrivant à Douvres, à la frontière anglaise, les douaniers en fouillant nos bagages ont découvert des photos du groupe et des bandes magnétiques. Ils ont tout de suite compris ce que nous étions, bien que nous n'ayions pas emmené nos instruments, et nous ont bel et bien refoulés. Les Anglais depuis les années soixante ont été envahis par des musiciens venus de toute l'Europe pour chercher sur cette île une gloire aussi fascinante qu'internationale, et il n'est pas question pour un musicien, surtout inconnu, d'entrer en Grande-Bretagne sans un permis de travail en bonne et due forme, qu'il est impossible d'obtenir sans des motivations valables. Enfin, nous sommes retournés à Paris et avons pris une chambre dans un hôtel rue du Bon Marché que nous connaissions tous. Le 26 mars au matin, nous avons appris que Vangelis avait débarqué et nous sommes allés frapper à sa porte. Il était stupéfait de nous trouver là, nous lui avons raconté nos déboires et avons décidé de rester à Paris, puisqu'il n'était plus question de rentrer en Angleterre sans avoir obtenu un permis de séjour. Nous sommes encore restés quelque temps dans cet hôtel, Lucas et moi, tirant chaque nuit à pile ou face entre le grand lit et le divan de la chambre que nous partagions. Puis nous avons déménagé, puisque au Bon Marché il était interdit de se doucher après 20 heures, et nous nous sommes installés à l'hôtel Mazarin rue Mazarine, dans des chambres à vingt francs la nuit, petit déjeuner inclus, dans le quartier le plus chaud de Paris. Pendant ce temps, la révolte grondait de plus en plus et nous voilà, trois Grecs qui parlions à peine le français et avec nos pauvres finances qui s'amenuisaient de jour en jour, en plein « mai 68 ».

Vangelis et Lucas passaient des heures en attente au bureau de poste, à essayer d'obtenir des communications téléphoniques avec Athènes, pour se faire envoyer un peu d'argent par leurs parents. Et ce sont, merci à eux, ces deux ou trois mandats qui nous ont permis de tenir le coup en attendant de meilleurs jours. Puisqu'il n'était même plus question, vu les circonstances, de quitter Paris même si nous l'avions voulu, il fallait nous organiser rapidement pour faire un enregistrement. Vangelis était déjà sous contrat avec Phonogram Grèce, et nous apprenons que début mai se tenait une conférence internationale de Phonogram. Nous nous sommes pris tous les trois par la main, et sommes allés voir les grands patrons de la maison de disques à l'hôtel de la Trémoille où avait lieu cette réunion. Nous leur expliquons la situation, et ils nous proposent un contrat draconien d'enregistrement exclusif pour une durée de six ans, y compris des chansons que nous écririons, avec un pourcentage de 2 % pour tous les trois (soit même pas 0,7 % chacun) et une avance totale de 200 dollars (mille francs) qui devaient nous permettre de vivre jusqu'à ce que nous commencions à toucher des droits sur la vente des disques (les répartitions se font tous les six mois). Un vrai pont d'or! C'était un des pires contrats de l'histoire de la discographie. Nous étions furieux, mais nécessité faisant loi, nous avons signé. Au moins, nous allions pouvoir enregistrer quelque chose. Dans l'esprit de Phonogram, bien sûr, ces trois pauvres Grecs n'avaient aucune chance de réussir en France où c'est déjà suffisamment dur pour les Français, et où les seuls étrangers qui y font une carrière sont d'origine anglo-saxonne et chantent en anglais.

La situation des musiciens et des pop stars n'est vraiment pas aussi dorée que beaucoup se l'imaginent. Lorsqu'on débute, la seule chose intéressante est un contrat avec une maison de disques pour avoir une chance de faire un enregistrement, et une avance sur royalties pour acheter du matériel. Évidemment les hommes d'affaires profitent de la situation de dépendance totale de l'artiste pour lui imposer un contrat par lequel, si par la suite il a du succès, la plupart des bénéfices leur reviendront directement, et pour une telle durée qu'il ne pourra pas réviser les conditions, ni signer avec une autre compagnie qui ferait des propositions plus intéressantes. C'est la règle du jeu, et c'est parce qu'elle est si dure qu'il y a tant d'artistes qui y perdent âme, santé et courage. Bien sûr, une fois que le succès est établi, il y a généralement moyen de discuter pour que tout le monde trouve un avantage à la situation. Mais le paradoxe est que, alors qu'artistes et maisons de disques sont du même côté de la barrière, puisque leur intérêt commun est de vendre des disques, en pratique ils se retrouvent souvent comme des ennemis où l'un essaie de profiter de l'autre, et où la bagarre pour la plus grosse part du gâteau finit par nuire à la carrière et au succès des deux parties. Et bien sûr, lorsqu'on débute, on ne connaît pas la règle du jeu.

Entre temps, notre matériel est arrivé de Grèce et nous nous sommes installés pour répéter dans une cave de quatre mètres carrés du côté de la porte d'Italie. C'est là qu'est né « Rain and tears ». Vangelis a composé la mélodie, et les paroles ont été écrites par un jeune auteur que la maison de disques nous avait présenté : Boris Bergman. Enfin, nous nous sommes retrouvés pour l'enregistrement du 45 tours au studio Blanqui qui était équipé d'un magnétophone à quatre pistes et loué pour un après-midi. Phonogram nous avait délégué une de ses secrétaires pour faire les chœurs, et Vangelis avait la diarrhée, ce qui n'était pas étonnant, vu la façon dont nous nous nourrissions : merguez, hot dogs, sandwiches et cornets de frites, dans les bistrots du Quartier Latin. Il était temps. Le lendemain le studio fermait ses portes, c'était la grève générale, il n'était plus question de travailler. Mais quelques semaines plus tard, « Rain and tears » d'« Aphrodite Child » était numéro un au hit parade. Lorsque Phonogram nous a annoncé qu'on avait un « tube », on ne savait même pas ce que cela voulait dire. Mais nous n'étions pas plus riches pour autant. Les deux cents dollars se sont vite épuisés, mais les propositions de concerts ont commencé d'affluer et nous avons bientôt été pris dans un tourbillon de succès et de folie. Dès le mois de mai, nous avons joué à Paris au Psychédélic, le club alors à la mode de la rue de Ponthieu, où nous avons rencontré Jean Bouquin qui y tenait la boutique de vêtements où le tout Paris se fournissait en uniformes hippies, et où nous nous sommes habillés de pied en cap : chemises à jabot et à manches bouffantes, costumes de brocards et satins rebrodés, longues écharpes indiennes, feutres emplumés, etc. Notre premier engagement en province eut lieu à Biarritz. Bien entendu, nous n'étions pas organisés; nous avons embarqué le matériel dans un camion emprunté à Claude François, et pris la route en pleine zizanie du mois de mai, conduits par Jean. Un peu avant Bordeaux, nous sommes arrêtés par un barrage de C.R.S., mitraillettes au poing; nous parlions à peine le français, n'avions pas nos papiers, seulement nos gueules de métèques, et Jean qui, bien sûr, n'avait sur lui ni permis de conduire, ni assurance ou carte grise arrache de sa veste l'étiquette qui portait sa marque et la brandit sous le nez des gendarmes, déclarant « Jean Bouquin, tailleur de Brigitte Bardot ». Je n'ai pas bien suivi la suite des discussions et je ne sais pas comment nous en sommes sortis sans encombre.

Le tube de l'été

Au mois de juin, nous sommes passés à l'Olympia pendant une semaine en première partie de Sylvie Vartan et nous avons fait un véritable triomphe. C'est drôle comment le destin fait les choses : les événements de mai 68 nous ont bien paniqués, mais c'est peut-être grâce à eux que le succès est venu si vite. A l'époque tout le monde écoutait vingt-quatre heures sur vingt-quatre la radio qui ne diffusait que des bulletins d'informations entrecoupés de musique. Je crois que nous avons fait le dernier enregistrement de la saison, plus personne ne pouvait tenter « le tube de l'été » et c'est nous qui l'avons décroché.

Enfin, nous avons été engagés pour jouer pendant l'été dans les boîtes du Midi. Nous sommes d'abord allés au club de Valbonne où, bien qu'étant numéro un au hit parade, nous ne touchions que cent francs par soirée. C'était loin d'être le Pérou, mais cela nous permettait au moins de manger dans des restaurants corrects. Et comme j'aime la cuisine provençale, naturellement, peu à peu, le succès aidant, j'ai regrossi.

Les comportements alimentaires varient selon les personnes. Pour moi, la bouffe est plutôt une célébration : quand je suis content, j'ai envie de manger, et l'anxiété me coupe l'appétit; et après toutes ces inquiétudes, le succès soudain et l'air du midi m'ouvraient l'estomac.

Nous avions signé un contrat pour jouer dans un bateau grec échoué à Port-Barcarès. Et, je ne sais quel signe le ciel avait voulu m'envoyer, je me trouve face au « Lydia », le bateau qui nous avait transportés en 1961 d'Alexandrie au Pirée, transformé en night-club-casino. Je l'ai interprété comme un présage favorable. Puis nous nous sommes produits au Byblos à Saint-Tropez où nous avons été logés dans une villa à moitié construite, mais où nous avons vraiment commencé à nous faire des relations et à gagner l'appréciation et l'amitié du public qui lance les modes.

Pendant les deux années qui ont suivi et qu'a duré Aphrodite Child, nous avons enregistré cinq simples (« Rain and tears », « End of the world », « It's five o'clock », « I want to live » et « Spring Summer Winter and Fall ») et deux albums, et nous avons chaque fois décroché un numéro un, alors que, fait unique, nous étions le seul groupe européen à s'imposer sur tout le continent en chantant en anglais. Dans le monde de la musique pop, il existe un certain snobisme : seule une origine anglaise ou américaine confère aux musiciens un cachet de sérieux et d'authenticité. Nous avons préféré, surtout au début, ne pas trop nous faire connaître comme individus car, en tant que Grecs, nous aurions sûrement été victimes d'un préjugé défavorable.

C'est déjà insensé de repenser à ce que nous avons dû faire et à la façon dont nous avons été traités, alors que nous étions le premier groupe européen, numéro un en Allemagne, Hollande, Belgique, France, Italie, Espagne, Portugal, Suisse. Mais le succès était venu trop vite sans que nous ayions une réelle expérience dans ce métier, surtout en pays étranger, et nous étions facilement à la merci des escrocs.

Pendant l'été 1969, on nous avait organisé une tournée en Italie et nous devions jouer le 15 août dans le plus grand club de Naples. Nous quittons Paris en voiture le 14 août dans la cohue et la canicule, et au bout de vingt heures de conduite non stop, arrivons à une adresse fantôme : l'endroit n'existait même pas. Deux jours plus tard, nous étions engagés dans une station balnéaire très réputée. Nous arrivons dans une ville de vacances familiales, très sale, dans une ambiance tout à fait fellinienne. Nous demandons à voir la salle de concert, et on nous montre une plate-forme en béton amarrée en plein milieu de la baie; scandale, et à notre refus de jouer dans ces conditions, apparaît une bande de mafiosos à mines patibulaires qui nous menace de balancer le matériel à la mer : bien obligés de s'exécuter.

Un succès grossissant

Au début d' « Aphrodite Child », avec la célébration du succès, j'ai grossi de cinq kilos. Puis Vangelis m'a beaucoup poussé à maigrir, j'étais le chanteur, celui qui est en avant et qui représente l'image du groupe, il fallait que je sois séduisant. Je me suis mis à la gymnastique. Je me suis inscrit dans une salle de sports place Clichy, et comme toujours, j'ai dépassé les limites. C'est devenu complètement obsessionnel, je ne me déplaçais plus sans mon sac de sport, je me levais le matin pour faire des exercices puis je me recouchais, j'en oubliais presque la musique, à tel point que Vangelis commençait à s'énerver.

Je suis allé voir un médecin qui m'a donné des extraits thyroïdiens, et à nouveau du Cafilon. Inutile de dire l'état dans lequel j'étais. D'autant plus que j'avais fait la connaissance d'une fille qui m'a initié au haschich. Je ne savais plus où je me trouvais. Je voulais acheter la Tour Eiffel. C'était peut-être un signe avant-coureur de ma folie des grandeurs. Enfin, avec ce traitement, j'ai atteint 74 kg, ce qui était la période la plus mince de ma vie. Je me suis marié avec Monique, avec qui j'ai eu ma fille Emilie. Nous vivions assez simplement dans un petit appartement, nous avons acheté quelques meubles, rien d'extraordinaire. C'est aussi une question d'âge, j'étais très jeune et c'était plutôt ce succès tout neuf dont je profitais, nous nous amusions beaucoup, nous avions toutes les filles à notre disposition, nous rencontrions des tas de gens, nous découvrions Paris et sa faune, je n'avais pas besoin d'autre chose.

Pendant deux ans nous avons eu tube après tube, mais Vangelis n'était pas satisfait. Nous faisions des chansons, mais il avait envie de produire une musique plus sérieuse, plus continue, comme celle qu'il avait toujours fait tout seul et avec laquelle il pensait pouvoir conquérir les marchés anglais et américains. Musicalement, nous n'avions pas vraiment de différends. J'ai toujours eu une totale confiance en Vangelis sur ce plan-là et j'ai toujours aimé et admiré son travail, mais il voulait arrêter les tournées et passer plus de temps en enregistrement alors que financièrement je ne pouvais pas tenir le coup. C'était l'argent des tournées qui me permettait de vivre quotidiennement, puisque notre mirifique contrat ne nous dispensait qu'au compte-gouttes les fruits de notre travail, et que durant les périodes d'enregistrement, la maison de disques payait les dépenses de studio, mais pas les pauvres musiciens que nous étions encore, en dépit du succès. Nous devions donc réclamer des avances sur royalties, mais Phonogram, qui mourait de peur à l'idée d'un changement d'orientation du groupe, n'était pas prêt à nous faciliter la tâche. Il n'est pas aisé de changer d'image lorsqu'on en a une déjà bien établie. Le public attend et réclame ce qu'il connaît, il n'a pas forcément envie de trouver de la bière dans une bouteille de Coca Cola, en prenant un tel virage on risque de perdre une audience et de ne pas forcément en retrouver une nouvelle; c'est d'ailleurs le même risque que je prends maintenant, je ne sais pas si mon public va autant m'aimer mince qu'obèse. Mais Vangelis est très entêté et sait tout à fait ce qu'il veut. Et l'enregistrement de « 666 », un double album ambitieux basé sur le texte de l'Apocalypse de Saint-Jean, était un moment critique dans notre carrière et un grand risque à courir. Il pouvait d'ailleurs financièrement se le permettre plus que moi puisqu'il écrivait toutes nos musiques et touchait des droits d'auteur de la Société des Auteurs. Mais lorsque Phonogram a entendu les bandes magnétiques des enregistrements réalisés durant les trois mois de studio qui avaient coûté une fortune, ils ont vraiment paniqué et il y a eu un grand scandale, une engueulade terrible a éclaté entre Lucas et Vangelis. C'est lui qui traitait toujours les affaires avec la maison de disques, personnellement je ne me suis jamais tellement intéressé à l'aspect « business » des choses à cette époque-là. Mais finalement, un groupe c'est comme un couple, en pire, puisqu'il y a plus d'intéressés; lorsqu'on a trop de différences de mentalité et d'objectifs, on finit toujours par se séparer. Et nos carrières respectives l'ont démontré par la suite, nous n'avions pas les mêmes buts. Si nous avons tous les deux fait une carrière internationale, c'est avec des méthodes différentes : Vangelis s'est enfermé dans son studio alors que j'ai parcouru le monde; il est instrumentaliste-compositeur et je suis chanteur, ce n'est pas la même chose.

Enfin Vangelis a terminé tout seul cette Apocalypse avec beaucoup de problèmes, budget dépassé, censure sur le fameux morceau où Irène Papas, orgasme en prononçant les paroles du Christ « Je suis, J'étais, Je serai » et le disque n'est sorti qu'un an plus tard. Acclamé comme un chef-d'œuvre par la plupart des critiques, il est d'ailleurs devenu une œuvre classique qui continue de se vendre très régulièrement, et de maintenir la réputation d' « Aphrodite Child ».

Lucas et moi sommes repartis en tournée pour gagner l'argent dont nous avions besoin, et comme nous avons conservé le nom d' « Aphrodite Child », les disputes ont continué.

Heureusement, Phonogram m'a immédiatement soutenu pour que j'entreprenne une carrière solo. J'étais quand même très inquiet. J'avais beau être le chanteur du premier groupe européen, ce n'était pas du tout sûr que je réussisse en tant que Demis Roussos. Entre temps, j'avais arrêté de prendre des amphétamines et aussitôt, l'anxiété aidant, j'avais regrossi et pesais 80 kg. Je suis alors parti en tournée en Italie et ce fut le succès immédiat. C'est d'ailleurs un fait caractéristique de ma carrière, j'ai conquis mon public sur scène, pays après pays, sans être précédé d'un tube discographique. Ensuite j'ai tourné en Espagne, en France et chaque fois, je devenais numéro un. Mon premier tube a été « We shall dance ».

Les pâtes de la tournée italienne ne m'ont pas épargné. Un voyant m'a dit un jour que j'avais vécu une vie antérieure dans le sud de l'Italie, et si j'en crois ma passion pour les spaghettis, j'ai sûrement un antécédent italien!

« Lady Butterfly »

C'était un tournant très important dans ma vie. A la fin de 1971, je me suis séparé de Monique et en 1972, j'ai rencontré Dominique au cours d'une tournée en France où j'étais en première partie de Joe Dassin. Dominique était venue à Montpellier, alors qu'elle habitait Nîmes avec ses parents, pour le concert de Joe. Comme elle le connaissait, elle est venue dans les coulisses à l'entr'acte et lui a demandé de me présenter, tant elle était fascinée par ma voix et ma présence. J'étais si impressionné par sa beauté que je lui ai déclaré théâtralement : « Je ne sais pas d'où elle vient ni à qui elle appartient, mais Dieu qu'elle est belle »! Nous nous sommes rencontrés à nouveau un mois plus tard dans des circonstances qu'elle avait un peu arrangées, et de ce jour nous ne nous sommes plus quittés. Le succès des deux dernières années m'avait avantagé d'une vingtaine de kilos, ce qui fait que j'en pesais environ 98. Mais Dominique aimait mes rondeurs et tout était pour le mieux dans le meilleur des mondes. Nous nous sommes installés dans mon appartement de Neuilly où nous n'avons passé que quelques nuits puisque je devais tourner incessamment autour de l'Europe et que Dominique m'accompagnait partout. Elle était très libre car son fils Alexandre, qu'elle avait eu d'un premier mariage, vivait chez ses parents, et nous avons passé une année de rêve. Dominique est une femme d'un grand raffinement – je l'avais surnommée « Lady Butterfly » – qui aime tant la belle vie et les bonnes choses, et nous avons navigué de palace en auberge, de taverne en restaurant de luxe. Dominique a entrepris de faire mon éducation et d'ouvrir mon intérêt aux subtilités françaises que mes racines orientales ne m'avaient pas dévoilées. Nous avons fait des festins chez les meilleurs cuisiniers de France : Troigros, Bocuse, Roger Vergé, etc. D'ailleurs à partir de ce moment, chaque fois que je faisais une tournée musicale, j'arrangeais en même temps une tournée gastronomique et il est arrivé plus d'une fois que nous avalions plus de quatre cents kilomètres aller-retour pour faire un gueuleton, alors que j'avais chanté la veille et que je devais retourner à l'hôtel le soir pour des interviews. La plupart du temps, nous arrivions au restaurant tellement épuisés que nous n'avions même plus faim et cependant, comme nous ne pouvions manquer une occasion pareille, nous nous sentions obligés de faire honneur au menu. Les noms des mets sonnent à mes oreilles comme la plus douce des musiques et suffisent à réveiller mon appétit à tel point que, à mon habitude, je voulais goûter à tout et commandais presque la totalité de la carte.

Tout ceci est arrivé au fur et à mesure que mon succès grandissait et que je gagnais plus d'argent. Je me suis trouvé entraîné dans une sorte de tourbillon entre la gloire, l'argent, l'estomac, l'amour et la publicité. Dominique me faisait découvrir les meilleurs tailleurs, bijoutiers et chausseurs parisiens, d'autant plus que l'extensibilité de mon tour de taille m'obligeait de plus en plus à m'habiller sur mesures.

Les mille et une nuits

En 1974, nous avons eu envie d'un foyer, d'une maison qui serait aussi un palais, et nous avons acheté la demeure de Maisons Laffitte, dans les environs de Paris. Je l'ai tout de suite adorée car elle avait une âme, et nous avons décidé d'y mettre notre empreinte, c'est-à-dire de tout refaire. Dominique a souvent essayé de me freiner dans mes délires décorateurs, mais rien n'était assez beau pour abriter notre romance et j'ai souvent, je dois l'admettre, dépassé les limites du bon goût. J'ai voulu un jour lui faire la surprise de l'illumination du jardin; nous avions des arbres centenaires, des vieilles statues et colonnes abritées dans des buissons touffus, des parterres et massifs qui étaient régulièrement replantés avec les fleurs de saison les plus odorantes. J'avais donc commandé des spots, et à mon habitude, j'avais vu trop grand et en avais fait placer cinq sur chaque arbre, orientés en direction de la maison. Lorsque le soir j'ai tout allumé pour qu'elle admire le résultat, nous avons éclaté de rire, on aurait dit Versailles! Et on se serait presque crus en plein jour tant la lumière était aveuglante. Enfin puisque ces maudits spots étaient là, ils y sont restés, et chaque fois que nous avons fait une fête dans le jardin, cela devenait un son et lumière, ce qui nous a tout de même permis d'y tourner quelques films.

La maison est bientôt devenue un vrai décor de théâtre où nous avons joué les mille et une nuits. La chambre était laquée noire, avec un lit large comme un champ de courses auquel on accédait par deux marches, et qui était surmonté d'un baldaquin de dentelles anciennes que nous avions dû commander spécialement, puisque Louis XV ne dormait pas dans un lit « king size ». La salle de bains était de style romain avec des colonnes et un sol de marbre, une baignoire ronde et une robinetterie plaquée or. Il y avait une immense entrée pavée de dalles de marbre noires et blanches où atterrissait un grand escalier de pierre blanche que nous avons aussi fait construire après avoir abattu deux murs; la cage d'escalier était ornée de vitraux à mon chiffre, et cette entrée était surmontée d'un gigantesque lustre de verrerie que j'avais fait venir de Londres en pièces détachées. Dominique a passé quinze jours à le remonter, puis il a fallu payer une fortune des spécialistes pour le mettre en place, et lorsque la tâche fut accomplie, elle faillit piquer une crise de nerfs, lorsqu'elle vit dans un grand magasin parisien le même lustre, tout monté, et à la moitié du prix qu'il avait fini par coûter.

Tous les murs étaient tendus de soie, les rideaux étaient ornés des passementeries les plus fines, nous avons acheté des canapés confortables et des meubles anciens de grand prix. Je savais ce que je voulais et Dominique pensait à tous les détails. La cuisine, qui était sans doute la pièce la plus importante, le centre des opérations, était immense. Elle était divisée en deux par une grande rôtisserie qui provenait d'un restaurant. La partie cuisine-atelier gastronomique contenait tout le matériel autant ancien que moderne pour confectionner les festins les plus somptueux qu'on puisse imaginer : casseroles en cuivre, fours au bois et fours électroniques, mixers, râpeurs, malaxeurs, hachoirs, pots et cuillers... L'autre partie contenait une immense table de bois et servait de lieu de ralliement à toute la maisonnée. C'est là que se tenaient la plupart du temps le personnel et les enfants qui ne s'intéressaient nullement au rêve que nous étions en train de vivre. Aux fastes des salons et de la salle à manger, ils préféraient de loin les charmes de la cuisine et du grenier.

Nous employions six personnes : il y avait Micheline qui s'occupait exclusivement de l'entretien du linge de table et de l'argenterie, le jardinier qui avait la charge du parc et des animaux : j'avais huit chiens dont trois bergers allemands et un dobermann spécialement dressés pour assurer la garde de la maison et qui étaient lâchés en liberté dans le jardin pendant la nuit. Personne n'a osé s'y risquer. Leto, était féroce; je l'emmenais en tournée et il restait dans ma loge pour garder la mallette qui contenait les finances. Par la suite, la police me l'a acheté pour vingt mille francs.

Les délires gastronomiques

La table des Roussos était célèbre dans le monde entier. Il m'est arrivé de recevoir des demandes de personnalités étrangères qui sollicitaient l'honneur d'être reçues chez moi lors de leur passage à Paris. Nous recevions trois fois par semaine, que je sois là ou non, et Dominique est devenue l'organisatrice en chef des festivités. C'est une maîtresse de maison absolument parfaite qui prend son plaisir à satisfaire les désirs de chacun. Et nous avons vite acquis la réputation de la meilleure table du show business français, dépassant même celle d'Eddie Barclay, car en plus de la qualité des mets nous offrions l'opulence. Lorsque je servais du foie gras, et seulement à des convives qui l'aimaient, puisque Dominique trouvait toujours le moyen d'être au courant des préférences de nos invités, c'était à la cuiller, et chacun en avait quatre ou cinq s'il le désirait, et les truffes étaient servies fraîches, entières et à part (pour ne pas gâcher le goût du foie gras). Bien que nous ayons un chef à demeure, Marc, un jeune garçon formé chez Pauline, et qui était un saucier de grand talent (le signe des vrais cuisiniers d'exception), nous faisions souvent appel à Gaston Lenôtre lors de nos réceptions. Nous étions généralement entre dix et vingt personnes à table, mais il y en avait toujours suffisamment pour cinquante : déjà je mangeais pour quatre, et je ne voulais pas être pris de court au cas où il y aurait eu deux autres phénomènes de mon acabit. (D'ailleurs tous les membres de notre personnel ont pris des kilos lors de leur service à « Maison La Frite »). Et il est pratiquement impossible de préparer dans une seule cuisine un tel nombre de couverts sans avoir recours à un traiteur. Lenôtre assurait donc la relève avec ses vingt-quatre maîtres d'hôtel, ses feuilletés de saumon frais (un de mes plats préférés) et ses pièces montées ou surtout son « succès » : ce miracle de gâteau de meringues et de praliné recouvert de sucre glace et entouré d'un ruban doré.

Un menu type aurait été par exemple :

Foie gras entier tiède, truffes fraîches sous la cendre.
Saumon en croûte sauce mousseline à l'aneth.
Faisans sauvages rôtis reconstitués avec leurs plumes.

Sorbets.

Pièce de bœuf de charolais rôti aux cèpes.
Batavia à la crème, aux truffes et au citron.
Plateau de 50 différentes sortes de fromages
Pain aux noix.

Cassolette de sorbets en nougatine.
Gâteau à la mousse de fruits de la passion.
Café.
Petits fours.

Vins

- Château d'Yquem 67.
- Chassagne Montrachet 71.
- Laffite Rothschild 61.
- Champagne Cristal Roederer 71.
- Porto 1948.
- Armagnac hors d'âge.
- Cognacs, etc.

J'avais une cave extraordinaire qui avait été constituée au cours de ventes aux enchères. Parce que si je suis plutôt glouton, en ce qui concerne les alcools je suis un vrai gourmet et un bon nez! Je ne peux pas supporter un mauvais vin. Je n'ai jamais été un vrai buveur, je ne bois pas pour me saoûler mais pour le plaisir de déguster. Je préfère de l'eau ou un Coca-Cola à un vin médiocre. Alors, j'avais collectionné les Laffite Rothschild, Château Margaux, etc., et aussi les bons vieux armagnacs pour lesquels j'ai une tendresse spéciale. Je crois qu'il n'y a rien de pire pour la digestion qu'une piquette. Si on boit un bon vin, on n'a pas mal à l'estomac et rarement la gueule de bois, mais le gros rouge détruit le tube digestif. Par contre, une nourriture grossière ou simple, pour autant qu'elle ne soit pas avariée, n'a jamais fait de mal. Il faut dire que j'ai un estomac en béton et d'une contenance quasiment sans limite et je n'ai rencontré qu'une personne qui puisse me faire concurrence : Ivan Rebroff. J'ai fait sa connaissance en Scandinavie où nous avons dévoré à nous deux un mouton entier. Je ne pourrais pas dire qui a surpassé l'autre, car ce n'était même pas une compétition, mais peut-être est-ce lui car il est réellement colossal, il doit bien mesurer deux mètres. Il aurait pu être amusant de tester nos capacités respectives.

Mais j'ai étonné beaucoup de monde. Un jour que Guy Lux était reçu à la maison, il se voit servir la seule salade qu'il supporte : une frisée aux lardons au vinaigre de framboise; il en est tombé à la renverse. Dominique s'était renseignée sur ses goûts auprès d'un restaurateur qu'il fréquentait régulièrement. Elle tenait particulièrement à ne pas servir du caviar à qui ne l'aimait pas, et à offrir charcuterie et cassoulet à ceux dont c'était le péché mignon, et faisait sur les préférences de chaque convive une enquête approfondie.

La table elle-même était toujours somptueuse : nappe de dentelle fine, argenterie et cristaux que j'avais achetés à Londres et tous les plats et ustensiles spécialisés pour tous les genres possibles de mets. Nous n'avons jamais organisé de grandes réceptions, des bals de deux cents personnes; je préfère les soirées plus intimes où l'on peut entretenir des relations avec tout le monde et s'occuper de chaque invité. Et puis je n'aime pas les buffets où on ne peut grapiller que des petits canapés ou des mini-pizzas : je préfère une belle table bien dressée, qui est un plaisir de tous les sens et offre une profusion de mets où l'on peut puiser sans restrictions.

Bien sûr quelquefois j'avais des brûlures d'estomac ou la diarrhée mais généralement, après un bon dîner je me sentais bien dans ma peau, satisfait comme un poisson dans l'eau. Ce n'est que plus tard que j'ai commencé à ressentir des angoisses et des sensations d'étouffement, mais pas à Maisons Laffitte. Mon estomac était tellement dilaté que normalement, pour le remplir, j'avais besoin d'énormes quantités. Et ces festivités qui se répétaient trois fois par semaine ne me suffisaient pas, car je devais faire chaque jour deux gros repas, avec entrée, viande, légumes ou pâtes, fromage et dessert, que je sois à la maison ou à l'hôtel. Je crois que Dominique a réussi à traverser cette période sans grossir car elle mangeait de tout, mais en quantité raisonnable, et seulement les soirs de réception, en fait elle ne mangeait que trois fois par semaine. Mais je n'en avais ni la volonté ni le désir, je dois admettre que j'avais envie d'être gros.

J'avais peut-être, malgré le succès, une insatisfaction mal définie pour laquelle il me fallait compenser car j'ai une nature très anxieuse. Mais en cas de crise, si je suis dans un état de tension aiguë, je ne peux rien avaler. Si, par exemple, on m'annonce une mauvaise nouvelle à dix heures du matin, je ne vais pas déjeuner; par contre, si à six heures du soir j'apprends que tout est arrangé, alors je vais me taper un bon dîner. Mais en général, il est bien évident qu'un bon repas me donne une grande satisfaction et me calme. Normalement, il faut toujours que je m'agite, je ne tiens pas en place; pendant la digestion je m'installe dans un bon fauteuil, je me détends et j'oublie tous mes soucis, il faut bien le reconnaître.

Le pouvoir de l'analyse

Je suis en train de réaliser peu à peu depuis que j'ai entrepris un régime sérieux, que pendant mes années pachesques je n'ai jamais vraiment réfléchi aux raisons pour lesquelles j'agissais et aux conséquences du genre de vie que je menais. Je prenais mon plaisir et tout me réussissait. Mais maintenant, plus j'analyse mon comportement, plus je comprends les motivations qui m'ont fait maigrir, celles qui m'ont fait grossir et surtout les raisons pour lesquelles je me maintiendrai relativement mince, Dieu me protège!

Ce livre j'en prends conscience chaque jour, agit comme une psychanalyse. J'étais très inquiet à propos de la perte des derniers kilos et surtout de la stabilisation de mon poids, et je sens que ces discussions vont être un facteur de réussite déterminant. C'est parce que je commence à réaliser les raisons profondes pour lesquelles j'ai décidé de devenir obèse, que je peux réussir une telle métamorphose. L'esthétique n'est pas suffisante. Bien sûr, j'ai plaisir à plaire à nouveau pour mon physique, à avoir une apparence décente et à m'habiller normalement mais ce n'est pas l'essentiel. Je suis certain que la raison pour laquelle tant de candidats à l'amaigrissement essuient des échecs répétés, comme je l'ai moi-même vécu, est qu'ils n'ont pas trouvé une motivation réelle, profonde et essentielle. On arrive à se contrôler un moment par le seul pouvoir de la volonté et invariablement on finit par craquer. La volonté doit être soutenue par un désir réel de changement. Ce n'est qu'en comprenant mon passé et mon présent que je peux contrôler mon futur.

– *Véronique :* je crois que tu as saisi les conditions sine qua non de réussite d'une cure d'amaigrissement : la volonté seule ne suffit pas, on ne peut pas se priver éternellement, s'emprisonner pour toujours dans une discipline rigide et aveugle. On doit comprendre les raisons pour lesquelles on agit, dans un sens comme dans l'autre, savoir pourquoi on mange et pourquoi on veut maigrir. Et c'est la compréhension qui peut provoquer une transformation des désirs eux-mêmes et, à la limite, supprimer la nécessité du contrôle de soi par la volonté, puisque le besoin lui-même n'existe plus. C'est un Grec, Socrate lui-même, qui a énoncé cette règle d'or qui devrait présider à toute action « Connais-toi toi-même ». C'est pour cela que je suis convaincue qu'il est nécessaire de comprendre la physique et la chimie du corps et de l'esprit humain, les mécanismes d'assimilation et de métabolisme, d'analyser la fonction de la nourriture et les conséquences de tout comportement alimentaire, autant généralement pour toute l'espèce humaine que dans le cas particulier de chaque personne qui désire maigrir. Car une alimentation équilibrée entraîne automatiquement un poids normal. Mais, en ce qui te concerne, qu'est-ce qui t'a fait grossir?

– *Demis :* Je me suis trouvé pris dans une sorte de cercle vicieux. Bien sûr, comme je te l'ai dit, j'ai toujours été gros et j'ai toujours aimé la bouffe. C'était donc une réaction naturelle, lorsque le succès et l'argent sont venus, de vouloir me payer mes plaisirs favoris. Ma vie est devenue comme la réalisation d'un rêve d'enfant. Pourtant c'est un rêve que je n'avais jamais fait de cette façon : lorsque j'ai quitté la Grèce, je voulais faire une carrière, avoir du succès pour me réaliser, pour ma satisfaction personnelle, parce que j'aimais la musique, j'aimais chanter et que le succès est la voie de la liberté artistique (du moins, c'est ce que je croyais, et ça ne l'est que si on ne se laisse pas prendre au piège). Je voulais faire quelque chose de ma vie, mais je ne cherchais pas à faire fortune, ce n'était pas la chasse au trésor. La gloire, avec tout ce que cela comporte, m'attendait au tournant, et je me suis pris au jeu. Peut-être ne l'aurais-je pas fait tout seul mais j'ai trouvé une partenaire. Dominique s'est amusée autant que moi à jouer au pacha et à sa femme, à leurs fastes, leur suite et leurs splendeurs, à construire un palais tout en restant nomades. Ce fut notre fantasme commun, un des piliers de notre relation. Et elle a fait tout ce qu'il fallait pour que ce soit une réussite. Les Gémeaux comme moi sont des personnes très sociables qui aiment s'amuser, à qui la présence d'amis est nécessaire, qui ont besoin de briller en société. Ce sont de bons vivants et des gens très versatiles et adaptables, d'excellents acteurs, capables de profiter pleinement des situations dans lesquelles ils se trouvent. Mais ils sont souvent dispersés, instables et mal organisés, et ont besoin à leurs côtés d'une présence qui sache canaliser leurs instincts et donner une assise à leur imagination. Les Verseaux (comme Dominique) sont des idéalistes qui vont jusqu'au bout de leurs convictions, des personnes très intelligentes et volontaires qui sont capables de tout mettre en œuvre et de remuer ciel et terre pour réaliser leurs plans. À nous deux nous avons donc rêvé et réalisé nos rêves, j'ai toujours rêvé d'être acteur et j'ai choisi ma propre vie comme scène. Nous avons construit le décor à Maisons-Laffitte. Et très vite nous avons compris que ces personnages très séduisants constituaient un merveilleux soutien de relations publiques. J'ai sans doute entraîné le public dans mon rêve et la presse était ravie de relater mes extravagances et de publier les photos de mes excès. Les journalistes qui pourtant en ont vu d'autres, ont été eux-mêmes souvent abasourdis par notre mode de vie. Nos convives passaient souvent des séjours au cours desquels, entre le petit déjeuner, le déjeuner et le dîner, ils ne quittaient pas la table.

Lorsque j'ai fait mon premier « Numéro Un » pour la télévision, nous étions avec Maritie et Gilbert Carpentier, les producteurs de l'émission, au studio Davout pour faire quelques enregistrements préparatoires. Vers huit heures du soir, Gilbert déclare qu'il a faim, mais comment trouver quelque chose de décent à manger à la porte de Montreuil à part des sandwiches au café du coin. « Qu'à cela ne tienne » déclare Dominique qui prend Gilbert par la main et l'emmène jusqu'à la Rolls qui était stationnée dans la rue. Elle ouvre le coffre, et apparaissent comme par miracle des plateaux d'argent remplis de charcuterie, canapés, saumon fumé, macédoine, etc., qu'elle avait pris au passage chez Lenôtre. Et voilà le chauffeur, à la surprise et la joie de tous, qui amène ces plateaux de victuailles dans la cabine d'enregistrement.

Elle était le bon génie qui réalisait nos vœux. Pendant ces quelques années elle a consacré son temps à organiser parfaitement ma vie de pacha. Et je peux dire qu'entre les préparations des dîners, la décision des menus, le marché (on nous livrait la plupart des ingrédients à domicile mais il y avait certains produits, comme un fromage aux raisins qu'on ne trouvait qu'à Saint-Germain-en-Laye et qu'elle devait aller choisir personnellement), la décoration de la maison, les séances chez le coiffeur, le choix des robes et de mes djellabas, sans compter le soin des enfants, c'était un travail à plein temps.

La vie d'artiste

Nous avons eu de grands moments de délire, de plaisir et de joie, mais malheureusement ils ne duraient jamais longtemps. Je passais le plus clair de mon temps en tournée et elle restait à la maison avec les enfants. Pendant mes absences elle continuait le même train de vie et venait de temps en temps me rejoindre pour m'accompagner quelques jours au cours de mes déplacements, mais elle ne pouvait pas rester trop absente. Elle m'a toujours dit que c'est pour elle un perpétuel déchirement de toujours devoir choisir entre demeurer avec les enfants et être auprès de moi. Pendant quelques années, j'ai vraiment parcouru le monde. Je crois qu'en 1975, l'année de mon grand succès en Angleterre, et partout ailleurs, avec « Forever and Ever », j'ai dû donner trois cents concerts.

Ces tournées, si elles sont indispensables à la carrière d'un chanteur qui doit toujours garder un contact physique avec son public et qui, aussi, rapportent beaucoup d'argent, sont très dangereuses pour la vie privée et la santé. Lorsqu'on parle de la vie d'artiste comme insouciante et dorée, on se fait vraiment une fausse idée de la réalité. Une tournée veut dire voyager presque tous les jours, dormir tous les soirs dans un lit différent, prendre tous ses repas au restaurant ou, quand on manque de temps, avaler sur le pouce des sandwiches et des Coca-Cola, avoir très souvent à subir un décalage horaire, manquer de sommeil, être perpétuellement sous pression, en retard, courir d'un rendez-vous à l'autre, vivre entre hommes, rencontrer des centaines de gens que l'on ne connaît pas, que l'on ne reverra probablement jamais, et à qui l'on se doit cependant d'être aimable, et même souvent franchement amical. C'est une vie complètement déréglée où l'on perd facilement contact avec la réalité, et que de nombreux artistes ne trouvent la force d'affronter que dans les drogues ou l'alcool. Les seuls couples qui résistent à cette épreuve sont ceux qui se déplacent ensemble parce qu'ils travaillent ensemble. Même avec tout le désir du monde, une femme ne peut pas se borner à assister à des concerts ou des répétitions, puisqu'on ne peut trouver aucune autre occupation lorsqu'on se traîne d'hôtel en hôtel dans des villes où on ne connaît personne. Et dès qu'il y a des enfants, la question ne se pose même plus, ils ont trop besoin de stabilité.

En me tenant constamment éloigné de ma famille, ces tournées ont beaucoup affecté ma vie privée. Mais elles étaient alors indispensables à établir ma carrière, créer et maintenir le contact avec le public, et gagner l'argent nécessaire à assurer notre train de vie (sans compter le plaisir certain que je prenais à voyager), bien que, en tournée, entre les hôtels, les restaurants, les centaines d'invitations à dîner qu'on est obligé de payer et l'ennui qui s'installe, on a tendance à claquer des fortunes sans le réaliser.

Mais nous étions jeunes et célèbres, nous avions envie de profiter de tout ce que la vie nous offrait, de dépenser sans compter, de brûler, sur tous les plans, la chandelle par les deux bouts. Et j'ai claqué une véritable fortune : j'ai vendu plus de trente millions de disques, dont quinze millions de copies de « Forever and Ever », j'ai donné un millier de concerts et une bonne partie de cet argent est partie en plaisirs : bouffe, boissons, vêtements, bijoux, voyages, voitures, cadeaux, etc. Tout ce que l'on peut imaginer, mis à part la drogue et le jeu, deux vices auxquels, heureusement, je ne me suis jamais adonné. Je payais plusieurs dizaines de milliers de francs par mois de salaires de personnel de maison. Le boucher de Maisons-Laffitte a fait une dépression nerveuse lorsque nous avons déménagé : il a vu la faillite poindre à l'horizon en apprenant qu'il y aurait désormais dans son budget un trou fatal correspondant au montant de sa note mensuelle : entre les chiens, le lion, qui dévorait chaque jour trois kilos de bourguignon, et moi, nous formions une belle bande de carnivores.

J'ai eu en effet un jour l'idée saugrenue de ramener une petite lionne à la maison. Et histoire classique, elle a vite grandi, on a dû l'enfermer dans le chenil qui bientôt n'était plus assez solide. Dominique tremblait de peur pour Cyril qui n'avait que deux ans et j'ai dû finir par la donner au zoo de Fréjus.

Enfin, comme j'en étais arrivé à payer un à deux millions

d'impôts sur le revenu par an, et que finalement je commençais à en avoir marre d'avoir à entretenir un palais dont je ne profitais que si peu, j'ai préféré devenir résident monégasque, ce qui m'est facile puisque je ne suis pas français.

Nous avons donc organisé un dernier dîner laffittien en guise de bouquet final, et comme j'avais décidé d'aller passer un moment aux États-Unis, nous avions fait faire un gigantesque gâteau en forme de drapeau américain. En 77, j'ai donc pris un appartement à Monte-Carlo où s'est installée toute la famille, puis au bout de quelques mois avec quand même un grand pincement au cœur, j'ai mis la maison en vente.

J'ai eu beaucoup de candidats à l'achat dont un Arabe qui voulait en acquérir tout le contenu : le linge, la vaisselle, l'argenterie, le mobilier, c'est tout juste s'il ne m'a pas demandé de continuer d'y habiter. Ç'aurait été une bonne affaire, mais il y avait certaines choses, comme l'argenterie, dont je ne voulais me séparer à aucun prix et j'ai refusé. Enfin s'est présenté un acheteur qui nous convenait, il voulait la maison telle qu'elle était décorée ainsi qu'une partie du mobilier. C'est alors, pendant cet hiver où il a fait si froid, que Dominique reçoit un coup de téléphone des voisins lui annonçant que de l'eau coulait dans la maison. Elle se précipite affolée pour constater le désastre : le gardien, qui s'était absenté pour une huitaine de jours, avait oublié de faire la vidange des radiateurs et toute la tuyauterie avait éclaté : les plafonds s'étaient fendus, les parquets s'étaient soulevés, les tentures de soie avaient craqué, une vision de désolement total : il y avait pour six cent mille francs de dégâts et nous avons été obligés de vendre au rabais.

Hollywood

Dominique et les enfants ont passé deux ans à Monaco, tandis que j'ai continué de tourner, d'enfler et de m'enrichir, jusqu'à ce que, pour compléter le trip mégalomaniaque, nous allions en juin 1979, nous installer à Hollywood. Nous avons commencé par faire l'erreur que font tous les Européens lorsqu'ils arrivent à Los Angeles : prendre une maison dans les « Flats de Beverley Hills » que l'on croyait être le meilleur endroit et qui est en fait le pire à cause de la pollution. Puis nous avons émigré vers Malibu, la plage de Los Angeles, où nous avons loué une villa magnifique dans la Malibu Colony, en bord de mer.

Los Angeles est presque entièrement habitée par des gens du spectacle, des acteurs, des chanteurs, des producteurs, qui se déplacent beaucoup et n'hésitent pas à louer leurs maisons pendant leur absence, quitte à eux-mêmes habiter à l'hôtel ou à prendre un autre endroit lorsqu'ils reviennent. C'est pour cette raison qu'on trouve très facilement des demeures à louer, avec tout le confort à l'américaine, une salle de bains pour chaque chambre, vidéo, piscine, jacuzzi, tennis, bien que souvent la décoration soit un peu froide et impersonnelle. La seule vraiment belle maison que j'ai vue est celle que j'ai louée l'année dernière à Beverley Hills, qui contenait des trésors de meubles anciens et d'objets de collection car elle appartenait à des décorateurs. J'ai toujours été étonné par le fait qu'ils pouvaient la louer ainsi avec toutes leurs affaires personnelles, ce qui est une attitude typiquement américaine; leur matérialisme est tellement poussé qu'ils en arrivent à se détacher complètement de leurs possessions, tant ils sont certains de pouvoir tout remplacer. Inutile de préciser que tout est parfaitement assuré et gardé par des systèmes d'alarme.

Sur la lancée de nos habitudes françaises, nous avons recommencé à organiser des dîners, mais Hollywood n'est pas Paris et lorsque j'ai servi du Laffite Rotschild et qu'on m'a demandé du Coca-Cola pour le diluer, j'ai vite compris que je ne pourrais plus jouer la même carte. Les Américains ont des goûts alimentaires complètement différents des nôtres. Ils ne prennent aucun plaisir à la confection des repas, ne veulent pas voir ni toucher un cadavre d'animal, et ont l'obsession de l'hygiène ou du moins ce qui en a les apparences.

A part les deux épiciers de luxe, Jurgensen et le Chalet Gourmet, qui stockent des produits européens, il n'y a pas de petits commerçants, ni boucher, ni poissonnier, ni boulanger. On se fournit dans les supermarchés de viande prédécoupée et de poisson sans queue ni tête et surgelé (ce qui est une garantie de fraîcheur); les huîtres sont lavées et brossées à l'eau douce afin d'être propres et brillantes et totalement dépourvues de leur odeur iodée. Les fruits et les légumes sont énormes, brillants et colorés, mais n'ont aucun goût car ils ont poussé artificiellement à l'aide d'engrais chimiques. On ne trouve ni baguette, ni croissant; tout est emballé et étiqueté avec la liste précise de tous les ingrédients et additifs qui enrichissent les denrées les plus simples : l'étiquette d'un paquet de pain de mie en tranches annonce qu'ont été inclus dans sa fabrication nombre de vitamines, produits chimiques aux noms barbares, colorants et préservatifs. Les goûts et les odeurs dégoûtent les Américains, bref, il est impossible dans ce pays de faire de la gastronomie.

A l'occasion d'un dîner, Dominique avait décidé de servir un feuilleté de ris de veau qu'elle avait réussi à se procurer à grands frais auprès du seul boucher de Los Angeles. Lorsqu'il a été présenté sur la table et qu'on a expliqué de quoi ce mets était composé, tout le monde a verdi et a refusé d'y goûter, quel fiasco!

Les réceptions là-bas ont lieu dehors autour des piscines et du barbecue. Le menu n'a aucune importance et est toujours le même : hamburgers et spare-ribs grillés et trop cuits, salades, pommes de terre en « robe des champs », mayonnaise en conserve, Coca-Cola et vin californien, qui est d'ailleurs très buvable. La réussite d'une « party » ne provient pas de ce qu'il y a sur la table mais des personnalités qui s'y trouvent. Nous nous sommes donc mis aux barbecues et avons essayé d'y apporter une touche personnelle en grillant un cochon entier : désastre à nouveau, la vision de cet animal, enfilé sur une broche et qui semblait écouter les propos de nos convives de ses oreilles roussies ne les a pas vraiment inspirés. Enfin, comme j'allais souvent en Europe pour travailler, je mangeais toujours au même rythme et je continuais d'enfler.

Pendant que je grossissais et que j'évoluais autour de 120 à 130 kgs, je ne voulais écouter personne, ni Dominique, ni les médecins, ni le miroir. J'avais tout simplement envie de m'éclater et d'être gros. Dominique, qui pourtant appréciait le confort de mes rondeurs au début de notre relation, a commencé à s'inquiéter lorsque j'ai vraiment dépassé les limites du bon sens et de la bonne santé. Elle me poussait à aller voir le médecin et à faire des analyses qui ont montré que j'avais des taux trop élevés de cholestérol et de triglycérides. Mais je ne voulais pas me laisser influencer par ces avertissements, d'autant plus que les électrocardiogrammes étaient toujours hypernormaux.

J'ai paraît-il, comme mon frère d'ailleurs, un cœur plus gros que la moyenne qui ne s'est pas du tout laissé envahir par la graisse, c'est ce qui m'a sauvé.

J'ai malgré tout entrepris quelques tentatives de régime, mais elles se sont toujours avérées infructueuses, car je m'arrêtais en cours de route : en fait, je n'avais pas décidé de maigrir. C'est ainsi qu'en 1979, alors que je pesais 130 kgs, je suis allé faire un séjour en Suisse, dans la clinique du Docteur Cambusat. Y ai passé dix jours pendant lesquels on ne m'a rien donné à manger, j'avais droit à un demi-pamplemousse matin et soir plus une espèce de thé qu'il fallait utiliser soit en boisson soit en bain de pieds. Naturellement à ce régime-là, j'ai fondu comme neige au soleil et j'ai perdu sept kilos que je me suis empressé de reprendre en quelques jours dès que je me suis réalimenté. Ce genre de méthode est tout à fait absurde et inutile à mon sens, sauf pour des gens qui savent exactement ce qu'ils font et qui décident de faire un jeûne au cours d'un régime plus général. Mais il est bien évident que si l'on supprime toute alimentation, on maigrit, mais comme on ne peut pas tenir le coup bien longtemps, qu'on se sent terriblement frustré et malheureux, et que l'on compte sur une prise en charge extérieure, dès que l'on reprend une vie normale, on reprend aussi les kilos fugitifs.

Cent quarante-sept kilos

Enfin un matin de juin 1980, je suis monté sur la balance elle accusait 147 kilos, et là, j'ai vraiment eu peur. D'autant plus que depuis un certain temps, je commençais à avoir des problèmes. J'avais des vertiges, mon dos me faisait souffrir, sous la douche je n'arrivais plus à me frotter sans ressentir des douleurs musculaires, j'avais des crampes, et si je devais monter un escalier, j'étais immédiatement essouflé. J'étais devenu souvent sujet à des crises d'angoisse qui me réveillaient la nuit avec des sensations d'étouffement. Mais, en fait, des problèmes physiques, ça faisait déjà un moment que j'en souffrais, et ils ne m'inquiétaient pas outre mesure. Je ne me sens pas facilement menacé, il me fallait d'autres raisons de maigrir et la vie hollywoodienne a été un des facteurs déclenchants qui ont provoqué une prise de conscience : j'ai fait une « overdose », un genre d'indigestion psychologique. Bien que j'étais rapidement devenu un personnage qui alimentait les colonnes des potins locaux, je n'étais pas le seul à me faire remarquer par mes extravagances et surtout pas le plus grotesque, Liberace et Liz Taylor me battaient au finish. Et puis, comme je l'ai dit, les Américains ne se laissent pas du tout impressionner par la bouffe. Au contraire, les Californiens sont complètement orientés vers une conscience physique et ont une nette tendance au narcissisme. Tout le monde est beau, mince, bronzé, athlétique. Ils s'habillent en survêtement de sport, « joggent » tous les matins, nagent, jouent au tennis, fréquentent assiduement les clubs de sport, suivent des régimes, se bourrent de vitamines. Les maisons sont toutes équipées de piscines, jacuzzis, tennis, salles de gymnastique remplies d'instruments de torture, poids, élongateurs, machines à pédaler, à ramer, à courir, à masser. Femmes et hommes se construisent des muscles, s'admirent ou se critiquent mutuellement et ne parlent que de leur physique. Mon image pachesque qui avait si bien marché commercialement en Europe, n'avait plus le même impact ni la même raison d'être dans ce nouveau monde. Je ne pouvais donc plus justifier mes excès vis-à-vis de mes proches ou de moi-même, par des motifs pratiques et mercantiles.

Et puis mes expériences de ces dernières années avaient été tellement intenses et multiples que j'avais fini par me lasser de jouer l'enfant gâté qui n'a qu'à faire un signe pour que tous ses désirs lui soient amenés sur un plateau d'argent.

C'est alors que j'ai commencé à ressentir mon poids comme une infirmité, d'autant plus que je me rendais compte que Dominique était gênée de vivre avec un homme qui accusait dix ans de plus que son âge et qui, je dois bien l'avouer, ne ressemblait que de très loin à celui qui l'avait tant séduite des années auparavant.

Chaque fois que je rentrais de voyage, elle était surprise par mon volume et me suppliait d'arrêter mes goinfreries, et elle était tout à fait attristée par les photos qui paraissaient dans la presse, comme celle où je suis en maillot de bain, près de la piscine, arborant des seins qui retombent sur un ventre rebondi comme une mappemonde. Mais on s'habitue à ceux que l'on côtoie quotidiennement : je m'étais trop fait à ses plaintes et elle ne me voyait plus tel que j'étais. En plus, je dois admettre que sexuellement, je manquais de souplesse et de résistance, sans mentionner la différence de poids entre partenaires qui réduit le nombre de positions possibles.

Peut-être a-t-elle pensé qu'en employant les grands moyens elle avait une chance de me toucher : elle m'annonça que si je ne maigrissais pas elle me quitterait.

Pour essayer de l'amadouer et de lui faire plaisir, je décidai de lui offrir pour son anniversaire une grande fête dans la plus pure tradition hollywoodienne. Ce devait être un bal costumé sur le thème des Mille et Une Nuits. J'avais envoyé cent cinquante invitations sous forme d'une boîte mauve et dorée qui, lorsqu'on l'ouvrait, laissait s'échapper les effluves du parfum Shalimar de Guerlain et une cascade de pierres précieuses. Le gâteau, qui coûtait trois mille dollars, serait construit comme un palais oriental de la taille d'une table. Le jardin devait être couvert de voiles de tulle, un pont aurait traversé la piscine où évolueraient des cygnes, à minuit on y aurait déversé des tonnes de gardénias et un orchestre de quarante violonistes auraient joué « Happy Birthday », le service aurait été assuré par des jeunes acteurs et actrices tous plus beaux les uns que les autres et à moitié dévêtus, et Dominique devait avoir pour son seul service deux petits Noirs qui la suivraient partout en agitant des éventails de plumes d'autruche.

Mais elle a tenu bon et a tout annulé quinze jours avant la date prévue, avançant que si l'on devait se séparer, il n'était pas question pour elle d'accepter une telle célébration.

Quelques mois se sont encore écoulés, sans qu'une décision ne soit réellement prise, pendant lesquels j'ai rencontré une astrologue qui m'a annoncé des choses étonnantes : que j'allais complètement changer mon mode de vie, maigrir, me séparer de ma femme, retourner en Europe, recommencer une nouvelle carrière et devenir acteur. Elle m'a aussi parlé d'une possibilité de mort prochaine. Dominique a également consulté quelqu'un qui lui a dit que si je ne maigrissais pas dans les six mois à venir, j'allais mourir. Ça m'a quand même inquiété.

En Californie personne ne lève un doigt sans prendre l'avis d'un mage. Robert Stigwood, qui produisait les Bee Gees, m'a présenté à cette femme et je me suis laissé tenter. Et il se trouve que tout ce qu'elle m'a prédit s'est réalisé, à part ma mort et ma carrière cinématographique. D'ailleurs, bien que je sois devenu musicien, j'ai toujours rêvé d'être acteur. Jusqu'à présent l'occasion ne s'est pas présentée. Il faut dire que ma silhouette ne me prêtait pas à une multitude de rôles. Mais maintenant que j'ai repris une apparence à peu près normale, j'espère avoir de nouvelles possibilités.

Au Brésil, j'ai vu une autre voyante. C'était une vraie sorcière, une cinquantaine d'années, des cheveux gris hirsutes, un maquillage vert et mauve, vêtue de haillons de dentelles. Elle a pris la main de Dominique, l'a posée sur un verre d'eau et lui a révélé que son fils Alexandre était malade (ce qui était exact), lui décrivant son caractère, ses problèmes, puis elle lui a annoncé que son mari allait mourir. Nous étions terrifiés.

– *Véronique :* En astrologie ou en voyance, la mort ne veut pas forcément dire la mort physique, cela peut signifier la mort d'un personnage, en tout cas, la mort du pacha ou pour ta femme, la fin de ton rôle de mari, la séparation du couple.

– *Demis :* Cette conjonction de circonstances, de conseils, de signes et de menaces a fini par me faire réfléchir, et j'ai enfin réalisé qu'avec mes 145 kg, je risquais bel et bien un enterrement de première classe. La grenouille s'était faite aussi grosse que le bœuf, et était sur le point d'éclater. C'est ainsi que je pris la décision de maigrir.

Le signal de départ

Depuis un certain temps je faisais semblant de faire attention : à midi, je mangeais une sole grillée, mais le soir, je me rattrapais avec des spaghettis ou des gâteaux. Je n'étais pas sérieux mais j'étais préoccupé par mon poids. Enfin, au mois de juin, je crois bien que c'était le 10, je me suis donné le signal de départ, et j'ai décidé de couper les hydrates de carbone, à savoir le sucre et les féculents. Pendant une semaine, j'ai mangé de tout, sauf du pain, du riz, des pâtes, pas de gâteaux ni de sucre dans le café, mais je mangeais des fruits. Au bout de sept jours, j'avais très peu perdu, environ un kilo, ce qui n'était pas suffisant. En fait c'était la faute des fruits et de la viande rouge. En Amérique, elle est très bonne, mais elle contient beaucoup d'additifs, préservatifs et produits chimiques qui sont très nuisibles à un régime, car ils empêchent les mécanismes normaux de digestion.

– *Véronique :* C'est aussi parce que la viande rouge contient énormément de matières grasses, même un filet de bœuf sans blanc apparent contient 35 % de gras dans la fibre de la viande donc seulement environ 65 % de calories protéinées. La viande rouge est la plus grasse des viandes, mis à part le porc.

– *Demis :* Ce n'était pas normal de perdre si peu en début de régime avec tous les kilos superflus que j'avais. Cette première semaine, je prenais trois repas, en mangeant à ma faim, quatre hamburgers par repas, mais sans pain, avec de la salade. La deuxième semaine, j'ai continué de manger la même chose, mais en supprimant le repas du soir : même résultat, un kilo de moins, un coup d'épée dans l'eau. Pendant ce temps-là, je me suis renseigné, j'ai discuté avec des gens qui avaient fait des régimes. Tout le monde parlait de la méthode Scarsdale et la troisième semaine, je l'ai essayée. C'est un régime assez équilibré à base de protéines maigres, de légumes verts et de fruits, sans gras ni sucre. Le régime est très précis, chaque repas est exactement composé et on doit le suivre pendant des périodes de quinze jours, alternées de quinzaines de régime moins strict. Il se compose de 43 % de protéines, 22,5 % de gras, 34,5 % d'hydrates de carbone. Il est garanti de perdre en moyenne une livre par jour. Je l'ai suivi à la lettre pendant une semaine et j'ai perdu deux kilos. C'était déjà mieux, mais ce n'était ni suffisant ni à la hauteur des résultats escomptés : ce n'était pas le bon régime pour moi. J'ai pensé essayer la méthode Atkins mais j'en ai tout de suite compris les dangers et j'y ai renoncé. Elle est entièrement basée sur la suppression des hydrates de carbone, en autorisant tout le reste et particulièrement tous les corps gras, la charcuterie, les fromages, mais ni légumes, ni fruits, ni féculents. Ce n'est vraiment pas bon, très écœurant.

Danger Atkins

– *Véronique :* C'est un régime très dangereux qu'il ne faut conseiller à personne. Le principe en est le suivant : si on ne mange aucun hydrate de carbone, on ne peut pas métaboliser les graisses et les protéines qu'on consomme, et on utilise les réserves de graisse pour se procurer de l'énergie. Le problème est que d'une part on puise beaucoup sur les muscles et d'autre part on provoque un empoisonnement aux corps gras avec un très grand danger de faire monter le taux de cholestérol. En plus, la suppression des fibres alimentaires entraîne souvent la constipation, et toutes ces toxines en provenance des produits animaux ne peuvent être correctement éliminées.

– *Demis :* Une fois encore, je ne savais pas tout ça, mais rien que l'idée de manger des sandwiches composés d'une tranche de jambon entre deux morceaux de gruyère tartinés de mayonnaise me dégoûtait. Là-dessus, je devais partir en Europe, et puisque j'allais passer deux semaines en Italie où l'on trouve du très bon poisson et des légumes bien frais, un peu comme en Grèce, je décidai d'en profiter. De plus, le régime Scarsdale m'avait mis la puce à l'oreille en ce qui concerne la viande rouge, puisqu'il ne l'autorise qu'une fois par semaine. Comme je devais manger dans les restaurants, je pris deux repas par jour de poisson grillé ou poché et de légumes verts cuits à la vapeur, courgettes, haricots verts, épinards, sans huile ni beurre ni pain. En deux semaines, et en mangeant à ma faim, j'ai perdu six kilos. Ce résultat m'a encouragé et j'ai pensé avoir trouvé la méthode qui me convenait. Malgré tout, j'avais abandonné dix kilos en cinq semaines et je retournais en Californie assez content de moi.

Là, Gorgio Moroder, le producteur de Donna Summer, me conseille d'aller consulter un docteur qui l'avait fait maigrir de quinze kilos : le genre de médecin chic de Beverley Hills. Il m'examine sur toutes les coutures, me fait des analyses de sang qui montrent des taux dangereux de triglycérides et de lipides et me taille un régime sur mesure où il me supprime le déjeuner et m'autorise la viande rouge le soir en recommandant un œuf au petit déjeuner. Je suis rentré chez moi et ai réfléchi sur mes différentes expériences et les conseils qui m'avaient été donnés de toutes parts. Le poisson et les légumes verts italiens m'avaient bien réussi, la viande était dangereuse, peut-être fallait-il sauter des repas, et je me suis souvenu qu'un des principes du docteur Cambusat chez qui j'avais été en Suisse, était la dissociation : si on avait trop faim, il autorisait un aliment par repas à l'exclusion de tout autre : j'allais essayer de combiner le tout.

La méthode Demis

Je commence le lendemain : tous les matins un jus de pamplemousse, pour la vitamine C et l'énergie, et un café noir pas trop fort, sucré avec un édulcorant le « Sweet and low »; on m'avait dit que c'était le moins nocif. Et, bien que le café américain ne soit guère plus parfumé que de l'eau chaude, je ne peux pas le boire sans sucre. En plus, un jour sur deux, je mangeais un œuf à la coque. On m'avait conseillé un pain hautes protéines, le pain Pritikin, fait avec du lait, des œufs et de la farine complète. Mais j'ai préféré ne pas y toucher, tant qu'à faire, je supprimerai complètement le pain. A midi, Maxine, la cuisinière me préparait une grande assiette de légumes verts cuits à la vapeur : épinards, courgettes et haricots verts, et un litre au moins d'eau minérale.

Chaque fois que je sentais venir un petit creux je me remplissais l'estomac avec de l'eau. Bien sûr, quand on est à jeun, on l'élimine très vite, mais cela fait beaucoup de bien à l'organisme en stimulant les reins et les mécanismes d'élimination des toxines. Toutes les demi-heures, j'avalais donc un grand verre d'eau. En plus, chaque matin je prenais une pilule multi-vitamines et du potassium que le médecin m'avait recommandés. Enfin les légumes n'étaient assaisonnés qu'au jus de citron. Et le docteur m'a formellement interdit le sel. Il retient l'eau dans les tissus et les aliments naturels contiennent suffisamment de sels minéraux sans qu'on ait besoin d'en rajouter. D'ailleurs on s'y habitue très vite et en fait, on découvre que les légumes ont tellement de goût en eux-mêmes qu'on n'a pas vraiment besoin d'ajouter des condiments.

L'après-midi, si j'avais un creux, je croquais deux ou trois branches de céleri avec un petit pot de fromage blanc à 0 % de matière grasse. Et je descendais encore une bouteille d'Évian et de Contrex.

Vers six heures, j'avais droit à un poulet entier bouilli avec des herbes, des carottes, des oignons, une sorte de poule au pot, sans sel ni matières grasses. Je ne mangeais que la viande, pas la peau. Le lendemain, c'est-à-dire, en alternance, c'était un kilo ou un kilo et demi de poisson maigre, style turbot, sole, loup, dorade, les poissons à chair blanche, grillé ou poché.

Je n'allais que très rarement au restaurant. Et lorsque je ne pouvais l'éviter, je m'armais de patience d'ange et regardait mes voisins avaler leurs spaghettis alors que je ne commandais que du poisson nature.

Je le préfère au poulet. C'est meilleur et c'est plus sain. On sait comment sont fabriqués les poulets. D'ailleurs j'ai peu à peu multiplié les repas de poisson, car je les trouvais de plus en plus agréables et satisfaisants.

Emploi du temps

Pendant l'été 80, je n'ai pas travaillé. Bien sûr, le médecin m'avait conseillé de faire de l'exercice, mais je n'en avais pas fait depuis longtemps, et avec le poids que je me trimballais, je n'étais pas très vigoureux. Je pédalais quand même tous les matins une vingtaine de minutes sur une bicyclette immobile, et l'après-midi, je marchais environ trois kilomètres sur le bord de la plage. Et Malibu, au coucher de soleil est comme un décor de théâtre, un vrai régal des yeux et des odeurs venues de l'océan. Je me couchais assez tôt et à dix heures je ronflais. Un régime fatigue, et j'avais vraiment besoin de sommeil. Je ne me suis jamais couché aussi tôt de ma vie. En plus, quatre fois par semaine, je buvais un grand verre de lait écrémé avant de me coucher. Il paraît que le lait calme et aide à bien dormir, c'est vrai, et comme souvent la faim énerve, ces verres de lait ont été très précieux pour mon équilibre nerveux.

– *Véronique :* C'est le calcium contenu dans le lait qui a un effet sédatif.

– *Demis :* C'était aussi pour le calcium nécessaire aux os et aux dents que je le buvais. Il le fallait puisque je ne mangeais aucun fromage à part celui à 0 % et encore, pas tous les jours.

Au début, aucun fruit, aucune salade, ni tomate, ni carotte. Quelquefois des poireaux. J'avais l'impression que les crudités me feraient grossir. Ce n'est qu'au bout de trois mois que j'ai commencé à manger des fruits. Des fraises ou des pommes vertes quatre fois par semaine au petit déjeuner ou dans l'après-midi. J'ai ainsi tenu le coup sans faire un seul écart, jour après jour, et en sept mois, j'ai perdu 47 kilos, soit un kilo et demi par semaine. C'était spectaculaire. Je me pesais tous les matins à jeun, après avoir été à la toilette. Bien sûr, d'un jour à l'autre, on observe des variations. Quelquefois, je perdais un kilo, quelquefois rien. Et je devenais fou. Je faisais des choses idiotes, comme de me peser dans l'après-midi : j'accusais un kilo de plus que le matin et je me déprimais pour rien. On a des cycles, je crois, des moments où on est plus lourd que d'autres selon que l'on retient plus ou moins l'eau dans les tissus. Hier, par exemple, j'ai mangé du poulet bouilli et du fromage blanc et je me suis retrouvé ce matin avec un demi-kilo de plus qu'hier, alors qu'ayant mangé, avant-hier, des choses plus grossissantes, j'avais quand même perdu quelques centaines de grammes.

– *Véronique :* Peut-être fais-tu une réaction tardive à ton repas d'avant-hier?

– *Demis :* Ou je me suis trop énervé!

– *Véronique :* Est-ce que cela t'est arrivé de perdre deux kilos en un jour?

– *Demis* : Jamais, sauf lorsque j'ai jeûné. En sept mois, j'ai fait trois jeûnes complets de vingt-quatre heures. Chaque fois j'ai perdu deux kilos dont j'en reprenais un le lendemain.

– *Véronique :* N'as-tu pas eu besoin de te faire suivre par un médecin?

– *Demis :* A Paris, j'ai vu le docteur Bellaiche qui m'a prescrit des oligo-éléments, du cuivre et de l'argent, du ginseng russe, du potassium et du magnésium. Ils m'ont fortifié mais aussi donné faim. Il m'a également fait des analyses qui montraient une nette amélioration de mes taux de triglycérides et cholestérol.

Des compléments importants

– *Véronique :* As-tu eu des faiblesses par moment?

– *Demis :* Pendant l'été, deux ou trois fois, j'ai eu des étourdissements. Et c'était les jours où j'avais oublié de prendre mon potassium. Une nuit je me suis réveillé en pleine panique, sueurs froides, chair de poule, sensations d'étouffement. J'ai diagnostiqué une crise de manque de sucre et avalé une cuiller de miel. En Suisse, on nous en donnait une par jour, pour l'énergie, puisqu'on ne mangeait quasiment rien, mais avec la recommandation de ne pas boire pendant l'heure qui suivait. Car le miel mélangé à l'eau devient de l'eau sucrée qui va directement se fixer dans les cellules, alors que pris seul, il se digère plus lentement et permet de tenir le coup plus longtemps. C'est un bon truc à condition de ne pas le mélanger à d'autres aliments, et de ne pas le prendre comme dessert.

Une fois encore la base de mon régime est la dissociation et c'est ce qui m'a permis de ne pas mourir de faim. Avec la taille de mon estomac je n'aurais jamais pu suivre un régime basses calories. C'est seulement en dissociant les prises alimentaires, en ne mangeant qu'une seule catégorie d'aliment par repas que j'ai pu continuer de manger les quantités qui me satisfaisaient. C'est de la chimie pure et simple.

Je ne peux pourtant plus affronter un poulet entier, seulement un demi. L'estomac se rétrécit peu à peu. L'autre soir, lorsque nous sommes allés ensemble au restaurant, j'ai commandé une double portion de turbot, ce qui doit faire environ 800 grammes alors qu'en début de régime, j'en avalais bien le double.

– *Véronique :* As-tu eu des crises de manque psychologique

pendant ces sept mois, des moments où tu as eu envie de tout laisser tomber?

– *Demis :* Jamais. Je m'étais fixé un but bien précis, et chaque jour, la balance et mon tour de taille me prouvaient que je réussissais. J'étais au contraire plein d'optimisme et je trouvais un grand plaisir à perdre tous ces kilos. Plus je maigrissais, plus j'étais stimulé et j'avais envie de fondre encore plus. Je ne pensais qu'à ça et je comptais les points. C'était devenu une espèce de jeu auquel je gagnais à tous les coups. Je pensais avec bonheur à mon repas du soir où j'allais déguster un poulet bouilli. Ce n'était pas de la grande gastronomie, mais c'était un moment très agréable de la journée. J'avais non seulement le plaisir de manger, mais aussi celui de savoir que ce que je mangeais ne me faisait pas de mal, et qu'à chaque bouchée je m'amenuisais. Mes goûts culinaires se sont vraiment transformés : j'ai appris à apprécier des choses simples, des goûts purs. Un broccoli, c'est magnifique, c'est sucré, c'est salé, un épinard n'a pas la même texture qu'un haricot vert, une courgette est terriblement juteuse, le chou a un goût de noisette, et le céleri croque bien sous la dent. Un poisson est plein de tous les parfums de la mer et il est imbibé de sel et d'iode. Plus je découvrais du plaisir à manger sainement et plus il m'était facile de suivre mon régime.

Coupe-faim

Il y a autre chose que j'ai compris et qui m'a beaucoup aidé, c'est lorsque l'on a faim que l'on maigrit, et plus on peut résister à la faim, plus cette journée a des chances d'être profitable. J'ai trouvé une bonne méthode : si à 3 heures mon estomac crie famine, je le laisse crier un moment, à 3 h 20, j'avale deux grands verres d'eau, et à 3 h 30, quand il s'est calmé, je croque deux branches de céleri. Il est très dangereux de manger quand on a très faim, d'abord on a tendance à se jeter sur son assiette et à manger trop, et trop vite, ensuite j'ai l'impression que l'organisme profite d'autant plus de ce qu'on lui donne qu'il le réclame à grands cris.

Un régime devient automatiquement une obsession et comme je ne travaillais pas, j'ai beaucoup pensé. A mesure que je fondais et que mon corps changeait, j'ai commencé à réaliser qu'il ne s'agissait pas que d'une transformation physique. Je ne pouvais pas entreprendre une telle métamorphose sans réfléchir aux raisons pour lesquelles j'étais devenu si énorme et je ne voulais plus le rester. Et j'ai réalisé qu'en fait il s'agissait d'un changement très profond dans mes motivations, mes désirs et ma compréhension des choses de la vie, et que si je perdais mon ventre, ce n'était pas seulement pour des raisons esthétiques, mais aussi parce que le pacha avait assez vécu. En octobre, je suis parti faire une tournée en Argentine. J'avais une grande appréhension parce que d'habitude, le travail me donne faim. Lorsque je suis en tournée, ou en studio pour enregistrer, je suis tellement nerveux, anxieux et énergique, que lorsque j'arrête le soir, j'ai une telle faim que je boufferais les oreillers.

– *Véronique :* Pour beaucoup de gens, il arrive exactement le contraire. Personnellement, si je passe une journée à ne rien faire, j'ai tendance à grignoter ou même à faire la cuisine, pour passer le temps, alors que si je suis très occupée, j'oublie carrément de manger, mes pensées sont dirigées vers d'autres problèmes que ceux de mon estomac.

– *Demis :* Moi aussi, pendant un enregistrement ou le jour d'un concert, je n'avale rien du tout, c'est lorsque je m'arrête que je suis pris d'une faim de loup, comme s'il fallait que je compense pour les heures perdues. Même pendant ma période gargantuesque, lorsque j'avais un concert, je ne prenais qu'un déjeuner très léger et j'arrivais sur scène le ventre vide. Je me rattrapais au dîner. Enfin, finalement pendant cette tournée, j'ai très bien tenu le coup, et j'ai même énormément maigri. J'ai résisté à la tentation des steaks argentins qui sont un vrai délice et je m'en suis tenu au poisson-légumes verts.

Le premier écart

J'ai commis mon premier écart pour la nuit du Nouvel An. Nous sommes allés réveillonner avec des amis, au « Dôme », un bon restaurant français de Los Angeles. C'était vraiment trop difficile cette nuit-là de rester face au poisson bouilli quand tout le monde se tapait des coqs au vin ou des homards thermidor. En plus je célébrais autre chose, j'avais atteint le premier objectif que je m'étais fixé en début de régime : cent kilos. J'ai commandé du foie gras, du chevreuil et un gâteau, arrosés de Champagne. Je ne me suis pas gavé, car mon estomac s'était bien refermé. Mais j'ai eu comme un flash tout d'un coup dans ma bouche, une avalanche de goûts que je ne connaissais plus depuis des mois. C'était comme si je n'avais pas fait l'amour depuis longtemps. Enfin, tout est très bien passé, je n'ai pas été malade, mais ça m'a fait sortir de mon hibernation. Pendant tous ces mois, j'avais presque vécu comme un moine, et j'ai eu envie de sortir de ma coquille. Je suis resté en Californie jusqu'au 20 janvier, et j'ai recommencé à voir mes amis et à prendre des contacts professionnels. A Los Angeles, on se reçoit beaucoup et j'ai organisé des dîners pour lesquels j'ai cuisiné, un de mes grands plaisirs. Ensuite, je suis parti pour Cannes où avait lieu le M.I.D.E.M., grande foire annuelle de la musique. Et il y a, dans cette région, certains restaurants comme l'Oasis ou le Moulin de Mougins où on ne peut pas ne pas aller. J'avais prévu ce relâchement; en novembre, lors d'un séjour à Paris, j'avais vu le docteur Bellaiche, qui m'avait dit « attention je sais que tu veux perdre encore une vingtaine de kilos. Jusqu'à présent, grâce à Dieu, tu n'as pas eu trop de problèmes, mais si tu y vas trop fort, tu risques d'avoir des ennuis musculaires ou structurels ». C'est pour cela qu'il m'avait ordonné du magnésium et du calcium. D'autre part, je sais que la partie la plus délicate d'un amaigrissement est de le stabiliser, et que la meilleure méthode est de perdre lentement les derniers kilos, en se réhabituant doucement à une alimentation à peu près normale. Donc depuis le mois de janvier, je bouffe mais je fais attention. Si j'ai un dîner en perspective, je ne déjeune pas; j'évite les sucres, les féculents, le pain, évidemment de temps en temps je craque sur mon point faible : les pâtes. Hier soir par exemple, au restaurant grec, le baklava m'excitait mais comme j'avais mangé deux keftedes (boulettes de viande hachée frites) je me suis retenu. Malgré cela, j'ai continué de maigrir et de janvier à mai, j'ai perdu cinq kilos, soit un kilo par mois, ce qui n'est pas si mal. Avec cette nouvelle méthode, j'ai compris une chose essentielle : on ne grossit jamais en un jour. La preuve : il m'a fallu dix ans pour gagner 70 kilos et dix mois pour en perdre 50, donc si un jour je mange trop, le suivant je me mets au régime strict ou carrément à la diète. Le lendemain d'un bon repas la balance peut accuser 500 grammes de plus mais le surlendemain, ils auront disparu, ils n'auront pas eu le temps de s'installer. Je dois admettre que j'en ai marre du poulet bien que de temps en temps, je puisse encore l'apprécier. Et puis, ce qui m'aide beaucoup, maintenant, ce sont tes recettes. La situation idéale, c'est vraiment d'avoir quelqu'un comme toi qui sache faire la cuisine diététique. Vangelis a eu beaucoup de chance. Tu lui as sauvé la vie, il prenait le même chemin que moi. Du temps d'Aphrodite, il cuisinait beaucoup et très lourd, je vois que maintenant, il s'alimente d'une façon complètement différente.

– *Véronique :* Depuis que je le connais il a perdu vingt kilos. Mais son problème n'est pas identique au tien. Tu es glouton, il est gourmand, tu as besoin de quantités, il a besoin de goûts. Il lui serait tout à fait impossible d'être satisfait avec deux kilos de poisson sans sel, sans pain, sans sauce, et de renoncer totalement aux desserts. J'ai donc dû mettre au point un certain nombre de recettes, qui tout en étant savoureuses, contiennent un minimum d'éléments grossissants, graisse, sucre et féculents : le pain de soja contient 50 % de protéines et pratiquement aucun corps gras. La tourte aux épinards se compose essentiellement de protéines et de fibres, même chose pour le « gâteau au chocolat »; j'ai appris à utiliser les herbes et les épices qui donnent du goût sans apporter de calories, le poulet au fenouil et l'aiglefin à l'oseille, ne contiennent que de la chair. Mais c'est pour cette raison que Vangelis a maigri lentement. La méthode la plus efficace est la dissociation mais il ne peut pas la suivre à cent pour cent. Cependant comme c'est une personne très instinctive, il applique naturellement des principes de diététique : par exemple, il ne mange jamais de fruits en dessert seulement en dehors des repas. Or, les mécanismes chimiques de digestion font que d'une part, les sucres contenus dans les fruits sont beaucoup plus dangereux s'ils sont absorbés en même temps que des féculents ou que des graisses; d'autre part les fruits sont beaucoup plus faciles à digérer s'ils sont consommés seuls, alors qu'en combinaison avec d'autres aliments, ils provoquent des fermentations (gaz et ballonnements) : une tarte aux fraises à la crème est une véritable bombe. La digestion est un aspect très important du problème. Un régime sain ne doit pas seulement faire perdre du poids, mais aussi améliorer la santé, l'état général, la résistance aux maladies, la digestion. On considère normal d'avoir des gaz, de se sentir lourd après un repas, d'être obligé de prendre des Alka-Seltzer ou des tisanes digestives, de mal dormir, de grossir vers quarante ou cinquante ans, d'avoir des crises cardiaques ou des cancers, d'être constipé; or une grande partie de ces troubles sont dus à l'alimentation en vogue dans les pays dits « civilisés ». La plupart des gens se nourrissent d'une façon complètement anarchique, sans tenir compte de la chimie digestive ni des besoins de l'organisme. Ils consomment beaucoup trop de cadavre, d'aliments raffinés qui ont été complètement vidés de leurs éléments nutritifs, de produits chimiques et d'additifs, de café et de tabac qui bouleversent totalement l'équilibre nerveux et organique des humains. Mais n'as-tu pas remarqué toi-même une amélioration fonctionnelle?

Une meilleure assurance-vie

– *Demis :* Sans aucun doute. Avant le régime, j'avais très souvent des diarrhées que je soignais à coups d'Entobioform. Depuis que j'ai changé mes habitudes alimentaires, je n'ai eu besoin qu'une seule fois d'en prendre. Et c'était au cours de mon dernier séjour en Égypte. Mais je crois que j'ai été victime d'un empoisonnement car j'en présentais tous les symptômes, évanouissements, sueurs froides, diarrhée, chute de tension. En plus, mon état général s'est amélioré à tel point que la prime que je dois payer pour mon assurance-vie a diminué des deux tiers. Je viens de faire des analyses complètes du sang, électro-cardiogramme, radio du foie, et de l'estomac, tout est absolument normal. Autrefois la maison de disque refusait de me signer un contrat si je n'étais pas assuré.

– *Véronique :* Si on en croit les statistiques des compagnies d'assurance, soixante pour cent de la population est trop grosse, la moitié d'entre elle n'atteindra pas soixante ans et la majorité des survivants sera chroniquement ou organiquement malade. Le taux de mortalité par infarctus est deux fois plus élevé et le taux de mortalité diabétique est huit fois plus important chez les obèses que chez les gens normaux. En gros, chez un homme, pour chaque dix centimètres de plus du tour de taille par rapport au tour de poitrine, on peut enlever huit ans d'espérance de vie.

Quelles autres transformations physiques as-tu constatées?

– *Demis :* Mes mécanismes éliminatoires : j'urine beaucoup plus qu'avant c'est normal puisque je bois beaucoup d'eau. J'ai coupé le sel et je mange beaucoup de légumes qui ont souvent un effet diurétique comme le céleri; et c'est très bon puisqu'ainsi on se débarrasse des toxines accumulées au cours des années d'empoisonnement. Mais je vais moins à la selle, une fois par jour au lieu de trois, ce qui est normal, étant donné les quantités que je mange. Heureusement, je ne suis jamais constipé, ce qui arrive cependant à beaucoup de gens qui suivent des régimes. J'ai toujours eu une grande énergie, mais maintenant plus que jamais. En début de régime, naturellement, j'étais un peu fatigué, mais depuis que mon organisme s'est habitué à un nouveau rythme, mes forces ont décuplé. Pourtant je pouvais faire des choses étonnantes pour un obèse. Une fois à Madrid, le feu a pris dans ma chambre d'hôtel, j'ai couru sur le balcon, de là avec mes 145 kgs, j'ai sauté sur un arbre, et je me suis retrouvé sur le sol! On dit que la peur donne des ailes... Mais évidemment l'amélioration la plus agréable est celle de mes performances sexuelles. Avant, je finissais par ne plus avoir des rapports simples et normaux, ni physiques, ni psychologiques. Maintenant je peux faire l'amour toute la nuit sans me fatiguer, ni me poser des questions. Le docteur m'avait dit que le ginseng pourrait avoir un certain effet, mais je crois surtout que le meilleur aphrodisiaque est de ne pas manger. On ne peut pas faire l'amour le ventre plein. En plus, j'ai retrouvé confiance en moi. Autrefois, je savais que je plaisais aux femmes parce que j'étais une star et que l'attrait de la célébrité pouvait leur faire oublier un certain dégoût physique. Maintenant et je m'en suis surtout aperçu en Californie où je peux me promener sans que personne ne me reconnaisse, je plais d'une façon tout à fait anonyme. Et comme je me sens mieux et plus beau, j'ai aussi une attitude plus franche et plus directe avec les femmes.

La voix de la minceur

– *Véronique :* C'est extraordinaire de voir comment les standards de richesse et de beauté changent avec les époques et les cultures : dans la société occidentale contemporaine, les gens les plus beaux et les plus riches se doivent d'être minces, l'obésité est très mal portée, elle est devenue un symbole de faiblesse, de mauvaise santé, de malnutrition, de pauvreté, et une exception comme Demis Roussos ne fait que confirmer la règle. Même les femmes arabes, maintenant qu'elles fréquentent les grands palaces européens et s'habillent chez les grands couturiers, font attention à leur ligne; la minceur est devenue un signe de raffinement et d'éducation. Est-ce que ta voix a changé?

– *Demis :* Je sais que c'est sur ce chapitre qu'on m'attend au tournant puisque la croyance populaire soutient que si un chanteur maigrit, il perd aussi sa voix, bien que l'exemple de Maria Callas, subitement transformée en sylphide sans y perdre une once de talent ait démontré le contraire. Le souffle permet de contrôler la voix, le vibrato, le rythme, la diction, la coupure des mots. Et depuis que j'ai maigri, j'en ai naturellement beaucoup plus qu'avant. Je peux donc mieux contrôler ma technique. Mon ventre m'a, au contraire, souvent gêné dans ma liberté d'action et de mouvements. A partir du moment où je me sens en meilleure santé, où je me fatigue moins vite, où mon cœur et mes poumons remplissent au mieux leurs fonctions, mes performances dans n'importe quel domaine, et particulièrement celui que je connais le mieux et pour lequel je suis naturellement doué, le chant, ne peuvent qu'en bénéficier. Le ciel m'a béni à la naissance d'un don pour lequel nombre de Byzantins et de Romains perdirent leur virilité : une voix particulièrement haute. On m'a d'ailleurs souvent demandé si pour l'amour de l'art je n'avais pas consenti à ce sacrifice! Et il m'est arrivé de recevoir du courrier m'appelant « Chère Denise »!

Lorsque j'étais enfant de chœur à l'église byzantine d'Alexandrie, j'étais déjà celui qui chantait le plus haut et je ne pesais pas cent cinquante kilos! Ma voix m'appartient et tant que j'ai des cordes vocales en bon état, je n'ai certainement pas besoin d'une panse pour savoir l'utiliser, bien au contraire. Et puis, je suis bâti de telle façon que même si je perds encore une dizaine de kilos, mon thorax conservera à peu près la même capacité : j'ai toujours été muni d'un bon coffre de résonance.

S'habiller en prêt-à-porter

– *Véronique :* Je crois que tu ne seras jamais un gringalet; tu es quand même resté relativement imposant, bien que tu aies maintenant retrouvé des proportions humaines.

– *Demis :* Un nouveau plaisir auquel j'avais depuis longtemps renoncé est celui de pouvoir m'habiller en prêt-à-porter, cela faisait des années que je n'étais pas entré dans un magasin pour acheter un pantalon : avec mes presque deux mètres de tour de taille, je faisais un bon 54; Au début de ma « grossesse », j'achetais chez Bob Shop des jeans que l'on devait élargir en y rajoutant des triangles de tissu, de la taille au fond de la culotte. Les triangles se sont peu à peu élargis et j'ai dû porter des bretelles. Puis j'ai dû abandonner les pantalons normaux et j'ai trouvé la solution des pyjamas : pantalons de zouave bouffants (comme ceux que portait mon grand-père Artemios) retenus à la taille par un élastique et recouverts d'une chemise vague, style femme enceinte, avec des manches très larges et des fronces à la poitrine. C'est là que mes vêtements ont commencé à me coûter une fortune, puisque je devais aller les faire faire dans des boutiques de femme de très grand luxe, comme les Nuits d'Élodie à Paris ou Thea Porter à Londres. Et pour les tarifs, ils me voyaient venir de loin! D'autant plus que je choisissais des soies de grand prix pour la légèreté et l'aisance, mais qui laissaient à désirer quant à leur solidité. Pas un pantalon ne pouvait résister aux tensions qu'il subissait lorsque je m'asseyais, et je me suis retrouvé plus d'une fois le cul à l'air! Heureusement que mes chemises étaient assez longues pour recouvrir le désastre (je prévoyais le coup!). Sur scène j'avais opté pour les djellabas qui, outre de convenir à mon image, sont les vêtements les plus confortables qui soient. Là encore au début, je les achetais lors de mes voyages en Orient, puis j'ai dû les faire fabriquer à mes mesures dans des brocards magnifiques rebrodés d'or et de pierreries. L'impératrice d'Iran m'en a offert une de toute beauté.

Naturellement les chaussures aussi ont présenté un problème. Aucun talon ne résistait à mon poids, et j'ai descendu plus d'une fois des escaliers sur le derrière après les avoir brisés. J'ai donc dû aller me faire faire des bottes à talons renforcés chez Capobianco, rue du Faubourg-Saint-Honoré, que déjà en 1974, je payais plus de six mille francs la paire.

Seuls mes sous-vêtements ne m'ont jamais inquiété puisque je n'en porte pas. Je crois d'ailleurs que ce secret a dû être divulgué car j'ai souvent remarqué en bordure de scène, des spectatrices qui jetaient des regards inquisiteurs sous ma djellaba. Peut-être cherchaient-elles aussi à savoir si je n'étais pas une femme à barbe, et je suis sûr que plus d'une a vu la réponse.

Le tabac, le café et l'alcool

– *Véronique :* Quelles sont les conséquences néfastes du régime?

– *Demis :* Je me suis mis à fumer. C'est le réflexe oral qui joue. Il faut se mettre quelque chose sous la dent, alors au lieu de croquer un chocolat, on fume. J'en étais arrivé à deux paquets par jour. Maintenant j'ai réduit à un, mais c'est beaucoup trop et je sais qu'il faut que je m'arrête avant qu'il ne soit trop tard. Pourtant je ne suis pas encore drogué, la preuve en est que pendant ces quelques semaines où j'ai enregistré en studio, je n'ai pas fumé et ça ne m'a pas manqué. Fumer, c'est aussi une façon de passer le temps et d'essayer de se calmer. Il faut dire que je suis passé par des moments très pénibles puisque, avec Dominique, nous étions en pleine crise. C'est pour les mêmes raisons que je bois trop de café. Plus je suis anxieux, plus j'ai envie d'en boire, et plus je suis énervé, c'est un cercle vicieux. En plus, j'ai l'impression que le café fait grossir.

– *Véronique :* Ça peut être vrai : le café a une action directe sur la sécrétion d'insuline qui contrôle le taux de sucre dans le sang et il peut empêcher l'amaigrissement chez certaines personnes. Il vaudrait mieux que tu boives du décaféiné ou du succédané.

– *Demis :* Une autre chose qui m'inquiète un peu, c'est que je me suis mis à boire de l'alcool. Je ne suis pas alcoolique, mais lorsque je me sens déprimé, un verre m'aide à me détendre, à oublier et à bien dormir. Je ne l'ai jamais fait pendant la période d'amaigrissement intensif parce que je sais que l'alcool fait terriblement grossir et suffit à ruiner l'efficacité d'un régime, et maintenant, je le fais d'une façon intelligente et contrôlée. Je ne bois pas d'alcool au repas, (sauf au restaurant) mais je peux avaler d'un coup 3 ou 4 double vodkas lorsque j'en ressens le besoin.

– *Véronique :* Tu as tout à fait raison : la vodka est le plus sain des alcools dans la mesure où elle ne contient ni sucre, ni impuretés. Durant le processus de fabrication, elle est passée sur des charbons ardents, ce qui en fait l'alcool le plus pur qui existe. Je parle de la vraie vodka, russe ou polonaise bien entendu. En la buvant en dehors des repas, tu appliques encore le principe de la dissociation. Mais il vaut mieux ne pas exagérer. Tout le monde connaît les conséquences désastreuses de l'alcoolisme sur le physique et le psychisme. Un des meilleurs moyens d'éliminer les toxines et de brûler les calories apportées par des excès de boisson est une bonne suée, provoquée par l'exercice. Te dépenses-tu physiquement?

Le tonus musculaire

– *Demis :* Malheureusement pas autant que je le devrais. Ma « grossesse » a duré dix ans, et un amaigrissement brutal est évidemment une rude épreuve pour la peau et les muscles. Je sais que l'exercice et la musculation sont les seules façons de remodeler un corps dont les fibres musculaires et dermiques risquent de perdre une partie de leur tonus et de leur élasticité. Mais, et j'en remercie le ciel, sur ce plan encore, je suis un phénomène. Même lorsque j'étais énorme, j'étais toujours très dur, je n'ai jamais été affligé de graisse flasque et gélatineuse, et bien que je me sois si rapidement débarrassé d'un poids équivalent au tien, mon corps n'a pas perdu sa fermeté. Ceci dit, cela ne me ferait aucun mal de travailler mes abdominaux et j'avoue que mon ventre aurait quand même besoin de musculation. Je vais de temps en temps marcher ou courir au parc, mais ce n'est pas suffisant, je devrais m'inscrire dans un club de gymnastique, mais pour l'instant, je n'en ai pas trouvé le courage.

– *Véronique :* Chaque chose en son temps. Je suis sûre que de la même façon où est venu un moment auquel tu as senti l'absolue nécessité de maigrir, viendra celui où tu auras envie de sentir ton corps travailler, et tu ressentiras à nouveau le plaisir de l'effort consacré au but que tu t'es fixé, du constat quotidien des résultats et du bien-être qui en résulte.

Quelle a été la plus grande difficulté à laquelle tu t'es heurté?

– *Demis :* Il est extrêmement difficile de se nourrir sainement en Amérique car tout est bourré d'additifs et de produits chimiques qui en plus d'être polluants et assez rebutants, ont tendance à faire grossir. J'ai constaté que lorsque j'étais en Europe, bien que je mangeais en plus grande quantité, je maigrissais plus rapidement. Pendant la période stricte de mon régime, je n'ai pas eu de grands problèmes, mais comme je te l'ai dit, je le vivais avec grand plaisir comme une victoire quotidienne. Mais c'est maintenant que je me nourris normalement que j'aurais le plus tendance à craquer de temps à temps.

Une nouvelle conscience

– *Véronique :* Crois-tu que tu risques de regrossir?

– *Demis :* Je ne crois pas : la bataille a été si dure et la victoire si éclatante que je serais vraiment un imbécile de jeter tout cet effort à la poubelle. Les autres tentatives que j'avais faites auparavant avaient échoué parce que je prenais des médicaments et que je faisais des régimes paresseux, recommençant la grande bouffe dès que j'arrêtais. Cette fois-ci est la première où je me suis vraiment battu seul contre mon poids. Je n'ai plus les mêmes motivations, j'ai acquis une nouvelle conscience face à la nourriture. Je n'ai plus envie de manger comme avant. D'une part, mon estomac s'est rétréci, d'autre part, j'ai découvert un plaisir nouveau à manger plus simplement et plus légèrement. Je crois aussi que j'ai tellement dépassé les bornes, que j'ai dévoré et dégusté dans de telles proportions tous les mets imaginables, que c'est resté imprimé dans ma mémoire et inscrit dans mes cellules, j'ai stocké pour une vie entière les plaisirs de la chère. Mais je ne me fais pas non plus trop d'illusions, j'adore encore bouffer. Et si je maigris, c'est parce que j'éviterai certaines nourritures, pas parce qu'elles ne m'intéressent pas. C'est ma volonté qui me fait maigrir. Et je ne crois pas que je serais à nouveau mince comme à vingt ans. Je suis trop gourmand, c'est un plaisir trop important pour moi pour que je puisse y renoncer pour des raisons esthétiques. Je me suis fixé un objectif de quatre-vingt-dix kilos que je compte atteindre peu à peu en me nourrissant sainement. Tout ce que je désire maintenant c'est d'être en bonne santé et de mener une vie normale et saine.

En faisant ce régime, j'ai commencé à m'intéresser à la diététique et j'ai compris que l'on est ce que l'on mange. C'est quotidiennement que l'on se refabrique, chacun est entièrement responsable de lui-même. J'ai entrepris un régime pour des raisons essentiellement esthétiques, sentimentales et de santé physique, et je me retrouve en train de subir une transformation profonde de ma personnalité et de mon mode de vie. La grande bouffe était entièrement liée à mon image de pacha.

– *Véronique :* Je crois que comme tu es une personne très physique, tu as eu besoin de sentir ta richesse et ta réussite dans tes cellules. Tu as dû voir ton ventre se gonfler en même temps que ton porte-monnaie. Tes tubes discographiques ont joué les vases communiquants avec ton tube digestif.

– *Demis :* C'est exact, et peu à peu en perdant mes kilos, j'ai perdu le besoin d'exposer publiquement ma fortune. J'ai d'autant moins besoin de m'imposer par mon volume et l'air que je déplace, que je me sens fort intérieurement et sûr de moi. Je me suis repris en main, et je me suis prouvé qu'il suffisait d'utiliser ma volonté pour réussir une telle métamorphose. En comprenant les vanités et les dangers de la surconsommation alimentaire, j'ai réalisé ceux des plaisirs matériels en général. Pourtant, je ne regrette rien, car mes années pachesques m'ont beaucoup apporté. J'ai eu la chance de vivre une expérience tout à fait unique.

Partager la table des rois

J'ai visité le monde entier, j'ai rencontré des millions de gens de toutes sortes, de toutes races, de toutes cultures; j'ai trinqué sur le trottoir avec des clochards et j'ai partagé la table des rois. Le shah d'Iran m'a demandé de venir chanter pour lui à Téhéran pour célébrer l'anniversaire de l'Impératrice. Il m'a envoyé un avion spécialement aménagé qui est passé par Paris prendre Dominique et le matériel, puis à Rome, où je me trouvais. Nous avons été conduits à une résidence de campagne, où eurent lieu, pour une assemblée de quarante personnes, une fête et un festin tout à fait mémorables. Nous avons été couverts de cadeaux : bijoux, vêtements, caviar blanc et pièces d'or frappées à l'effigie des souverains pour commémorer cette occasion.

J'ai vécu les véritables Mille et Une Nuits lorsque je suis allé chanter à Marrakech pour la soirée d'anniversaire du roi Hassan II. La tente qui recouvrait la scène avait été dressée dans la cour du palais et coupée en deux perpendiculairement à la scène par une rangée de tapis précieux de façon à séparer les hommes des femmes. Le roi était tellement excité par le spectacle qu'il est monté sur scène avec moi et a voulu diriger l'orchestre. Le repas était le plus fabuleux que l'on puisse imaginer : une immense assemblée masculine (Dominique et les choristes étaient les seules femmes admises dans la compagnie des hommes) à qui des centaines de domestiques apportaient de gigantesques plateaux contenant les mets marocains les plus fins que j'aie jamais goûtés. La cuisine syrienne a la réputation d'être la meilleure cuisine arabe, celle d'Hassan la surpassait.

J'ai été invité à des « désert-parties » en Arabie Saoudite. Des tentes aménagées avec des tapis de soie fabuleux, des coussins, des plateaux de cuivre et d'argent, sont montées en plein désert, pour un émir et ses amis qui mangent, chantent, et dansent durant la nuit entière. De grands feux sont allumés pour rôtir des moutons dont la cuisson se termine en les enfouissant avec des cendres brûlantes dans le sable du désert, et à la lueur desquels on voit évoluer dans la pénombre chameaux et courtisanes.

Les connaissances multiples aiguisent l'esprit et les capacités d'adaptation. Lorsqu'on change d'environnement, il faut être capable de vite se brancher sur une nouvelle longueur d'ondes. J'avais des facilités, j'étais toujours souple et adaptable mais je suis devenu un expert. J'ai cotoyé les plus grandes stars et j'en suis devenu une moi-même. Les débutants et les fans considèrent les vedettes comme des demi-dieux qu'ils ne peuvent s'imaginer en train de faire la vaisselle, de changer un pneu crevé et d'aller chez le médecin pour faire examiner le fond de leur gorge. Ils transfèrent sur elles tous leurs rêves de vie idéale dans laquelle ils seraient beaux, riches et heureux, ils connaîtraient la gloire et auraient toutes les femmes à leurs pieds.

C'est comme lorsque l'on est enfant et que l'on considère les adultes comme une autre race qui n'a pas d'angoisse, qui a toujours raison, et qui est munie d'une force suffisante à se sortir de toutes les situations. Et l'on dit : « Lorsque je serais grand... » Et l'on se retrouve grandi mais encore un enfant, avec bien souvent davantage d'angoisse et d'insécurité, une expérience qui n'est jamais suffisante, et une totale vulnérabilité, un besoin tout aussi grand d'avoir une main à prendre, une épaule pour reposer sa tête et la douceur de bras aimés pour y être dorloté.

J'ai connu une très grande gloire par laquelle j'ai marqué les années 70. A peu près n'importe où dans le monde, on connaît cette image du Gargantua barbu revêtu d'une djellaba, qui chante de douces mélodies avec une voix très haut perchée. Je ne peux pas aller dans la rue ou les endroits publics sans avoir à signer des autographes. J'ai gagné beaucoup d'argent et j'en ai profité pleinement. J'ai eu la possibilité de vivre comme un milliardaire, presque sans compter. J'ai connu des moments de vrai bonheur et de réel plaisir et j'ai eu la grande chance d'en procurer à mes semblables, de communiquer et de partager mes émotions. Je me suis fait des millions d'amis, des gens qui m'aiment parce que je leur procure des instants de joie et auxquels je suis reconnaissant de m'avoir permis de vivre ce que j'ai vécu.

L'amour du public

Ma carrière a coïncidé avec l'expansion du tourisme, les gens ont retrouvé dans mes chansons le goût de l'ouzo, de la fêta et des olives noires, la lumière du ciel sur le bleu de la Méditerranée, et dans ma voix, ils ont cru entendre celle du pêcheur qui leur faisait l'amour sur la plage.

Mon don des langues m'a aussi beaucoup rapproché du public, j'interprète cinquante pour cent de mon répertoire dans la langue du pays que je visite, et j'ai enregistré en sept langues.

Même dans les pays arabes, je communique directement bien que j'y chante en anglais. Mais à chaque concert que je donne au Moyen-Orient, j'inclus une partie de musique arabe, qui consiste à chanter dans les gammes orientales des improvisations basées sur un thème.

J'ai un public essentiellement féminin qui a été séduit par mon « romantisme bestial méditerranéen ». Je ne suis pas le traditionnel « latin lover » à la Rudolf Valentino, gominé et corseté, mais on m'a trouvé une sensualité physique sauvage naturelle. Je n'ai jamais essayé d'être beau, je ne me suis jamais coiffé avant de monter en scène, et mes chemises ouvertes ont dévoilé plus d'une fois les bourrelets poilus de mon ventre; je me suis même fait honte lorsqu'en visionnant une émission de télévision, je me suis rendu compte que je faisais des effets de mollets velus dans les fentes de ma djellaba. Mais en même temps je possède cette voix très haute, délicate, et presque féminine qui rassure et attendrit. C'est ce contraste, je crois, qui touche les femmes. Même si cet homme a l'air d'une horrible brute, sa voix est la preuve qu'il doit cacher des trésors de tendresse. Et cette voix chante des mots d'amour. Il est indéniable que, aussi étrange que cela puisse paraître à certains, mon succès est en grande partie sexuel. Mon ventre était le signe que j'étais quelqu'un de sensuel qui se complaisait dans les plaisirs physiques.

– *Véronique :* Je crois aussi que ta « laideur », puisqu'en regard des canons de la beauté d'aujourd'hui, c'est ainsi que l'on devait te décrire, t'a rapproché du commun des mortels. La plupart des gens pensent être laids et ratés lorsqu'ils se comparent aux vedettes et aux modèles des magazines, et, croyant que leur physique est la clef de leur succès, ils essaient désespérément de leur ressembler en copiant leurs coiffures, maquillages et vêtements. Avec toi, ils n'ont pas à faire cet effort, ils peuvent s'identifier sans essayer de te singer, tu as quelque chose de très humain. De plus, je crois que tu as aidé la déculpabilisation quant à la bouffe, l'obésité et l'argent. Alors que chaque semaine, les magazines publient des recettes pour maigrir et que dès que l'on dépasse la taille 44, il devient impossible de suivre la mode, qu'à chaque instant l'information nous fait prendre conscience des dangers de la surconsommation, du gaspillage et de la pollution, ton apparence et ton style de vie étaient perçus comme un message déclarant que l'on peut être gros et laid, et cependant avoir une place dans la société, être heureux et avoir du succès. Et qu'un comportement insolent et décadent n'est pas forcément catastrophique. Mais tu as aussi été très critiqué.

On pardonne le talent pas la gloire

– *Demis :* Plus haut est ton piédestal, plus tu constitues une bonne cible. On pardonne le talent mais pas la gloire. Quand on a du succès, on est toujours critiqué; que l'on soit communiste ou capitaliste, il y a toujours une opposition. J'avais une image très forte, très excessive, il est normal que j'ai été détesté autant que j'ai été adulé, on ne peut pas plaire à tout le monde. On m'a beaucoup reproché de me prendre pour le Bon Dieu, sous prétexte que mon décor de scène était fait d'icônes byzantines, et que je portais comme le pape des tuniques brodées.

Les Anglais m'ont même appelé « la tente chantante ».

Je suis tout à fait conscient des raisons pour lesquelles j'ai indisposé : on supporte mal la mégalomanie des autres. Et lorsque l'on constate la misère qui règne sur cette terre, le nombre de gens qui crèvent de faim et qui se battent pour survivre, j'admets qu'il y a une certaine indécence à faire étalage de ses richesses. Mais malheureusement ce monde est injuste et je ne suis pas Mère Teresa. D'ailleurs je n'ai obligé personne à parler de moi : si j'étais un bon sujet pour les journalistes, c'est parce que les lecteurs avaient envie de savoir que mes chats bouffaient du caviar, comme l'a titré un magazine allemand, ou que je me lavais dans un lavabo en or massif, ce qui n'était quand même pas vrai!

Et mon succès a prouvé que j'avais plus d'admirateurs que d'ennemis. J'avais moi-même souvent conscience de jouer avec le feu, mais je préférais l'oublier car, plus je dépassais les bornes du bon goût, plus j'avais de succès; et bien que j'ai dû beaucoup sacrifier à mon personnage, il n'est jamais facile de tuer la poule aux œufs d'or. Mais le jour où j'ai réalisé que je n'en avais plus réellement besoin, que j'avais accumulé pendant ces années suffisamment de sécurité matérielle et psychologique pour me permettre d'affronter une métamorphose, et que les risques que je faisais courir à ma santé, ma vie privée et mon bon sens dépassaient la valeur du plaisir que je prenais, je n'ai alors plus hésité à prendre une décision qui s'imposait d'elle-même.

Un besoin de simplicité

Je n'ai aucune intention ni envie de vivre comme un clochard, je connais trop ce que j'aime et qui m'est indispensable. Mais c'est justement parce que j'ai goûté à tous les luxes et les voluptés que l'argent peut offrir, que je peux maintenant être plus sélectif. Comme le régime et la cuisine m'ont initié aux plaisirs des nourritures saines, j'ai maintenant un plus grand besoin de joies simples, de bonheur paisible que d'épuisantes extravagances. Aux fastes d'une réception étincelante, je préfère une promenade avec mes enfants, à un château aux quarante pièces froides inutiles, une maison chaleureuse et confortable, à une Rolls une voiture plus pratique, à des voyages incessants et la vie de palace, la compagnie de ma famille.

Je crois que ceux qui m'aiment vraiment sont capables de me comprendre, et qu'ils seront soulagés d'apprendre que j'ai passé victorieusement le Rubicon et que j'ai regagné les voies de la raison. Je leur fais confiance et j'ai quand même la prétention de croire qu'ils préfèrent ma voix à mon ventre. Je leur réserve encore quelques surprises : ma carrière est loin d'être finie, à peine commencée en fait, et sur le plan musical aussi, j'ai grand besoin de me renouveler. Je me suis trop répété. Depuis « Forever and Ever », je n'ai plus pris autant de plaisir à mon travail : le style de mes chansons, comme mon image, m'avait tellement collé à la peau qu'ils finissaient par être trop étroits. Bien sûr, je veux continuer d'interpréter les belles mélodies que j'aime et qui me touchent et de chanter l'amour, cet ange aux multiples visages, suprême expert dans l'art de la surprise, du ravissement, du rêve, du déguisement et de la torture, qui se manifeste sous tant de formes et qui demeure notre ultime raison de vivre. Mais j'en ai assez de répéter les mêmes vieux mots d'amour, de jurer que je ne te quitterai jamais quoi qu'il arrive, car je sais désormais que le désir se dégrade, que la vie prend des tournants irréversibles et qu'il ne sert à rien de faire dans le feu de la passion des promesses que l'on ne tiendra pas. Je n'ai plus envie de vendre des rêves bon marché sur plastique noir. J'ai acquis une grande expérience que je désire communiquer, comme mes aventures passées, autant à ceux qui m'ont suivi dans mes dangereuses mille et une nuits qu'à mes amis du futur. Quant à ceux qui ne respectaient que mon tour de taille et mes djellabas, j'apprendrai à m'en passer.

Les fruits de l'expérience

Je ne regrette pas cette période délirante de ma vie car elle a été une expérience totalement enrichissante. Bien que je me sois tout à fait laissé prendre à un jeu souvent dangereux, j'ai toujours fait mes propres choix et j'ai vécu exactement comme je le désirais, ce qui n'est pas le cas pour tout le monde. J'ai eu la chance de réaliser mes rêves à un âge où généralement on tire le diable par la queue et des plans sur le futur. Je suis un acteur né, j'ai joué au milliardaire, au roi, au pacha, à Gargantua, à l'ogre, au dompteur, à Barbe Bleue, à Henri VIII, au maharadjah, au lord, à la star, à la diva, au Pape, au Bon Dieu, à tout ce qui pouvait être riche, puissant, grand et sécurisant, et j'ai appris que si l'argent et la puissance sont un atout dans la vie, c'est à condition de ne pas en être esclave et de s'en servir au contraire à acheter sa liberté.

Malgré mes outrances, je n'ai jamais complètement perdu le nord, et j'ai utilisé mon grand succès à m'établir une sécurité matérielle et personnelle. Je suis né sous une bonne étoile qui m'a non seulement doté d'une voix assez exceptionnelle, mais aussi d'une constitution suffisamment robuste pour supporter les chocs que je lui ai imposés. Là où d'autres auraient laissé sinon leur peau, du moins de nombreuses plumes, j'ai été à peine égratigné. Les médecins sont stupéfaits de la façon dont mon organisme a supporté enflure et dégonflage : ni mon cœur ni mon estomac ne sont endommagés, je n'ai ni cholestérol, ni urée, ni aucun trouble fonctionnel, je n'ai pas été fatigué et mon poids s'est stabilisé bien que je me laisse encore souvent tenter par de bons repas. J'ai beaucoup appris sur moi-même et sur le monde, je sais que si je veux encore perdre quelques kilos, je peux facilement le faire : je connais la méthode et je sais utiliser ma volonté, il me suffira d'avoir une motivation.

J'ai gagné une extraordinaire confiance en moi en me prouvant que si je désirais suffisamment quelque chose, pour autant qu'elle se trouve dans mon rayon d'action, j'étais capable de l'obtenir : car j'ai le grande chance d'avoir du courage, du talent, de la volonté et de la chance.

J'ai compris les mécanismes du pouvoir, j'ai étudié les rouages et les techniques de la manipulation, j'ai constaté les limites de la puissance de l'argent, et j'ai découvert, pour en avoir fait la brûlante expérience, que les véritables trésors ne peuvent pas être achetés. Rien ne m'est tombé du ciel tout rôti, j'ai dû autant lutter pour imposer Demis Roussos que pour changer de peau, et j'ai beaucoup sacrifié à mon personnage. Ma vie privée et ma famille ont beaucoup souffert de mes excès, de mes continuelles absences, d'un mode de vie trop public et décousu.

Mon plus cher désir est désormais de partager avec ceux qui me sont les plus chers, ma femme et mes enfants, les joies d'un foyer paisible et harmonieux (et au bénéfice de tous, des repas sains, légers et équilibrés!).

L'obésité rampante qui atteint aujourd'hui toutes les couches de notre société n'est que l'un des nombreux symptômes de la malnutrition dont nous souffrons. Les livres de médecine décrivent ainsi les effets de ce fléau : chute de cheveux, peau terne et sujette aux éruptions, maux d'estomac, fatigue et irritabilité, ventre gonflé, gaz, cécité, déformations osseuses, etc... Maux dont souffrent grand nombre de nos contemporains, bien qu'ils consacrent à leur alimentation bonne part de leur budget et de leurs préoccupations. Ils vont consulter médecins et spécialistes, avalent des médicaments pour essayer d'atténuer leur inconfort, sans envisager une seconde qu'il leur suffirait de modifier leurs habitudes alimentaires pour être soulagés.

Notre société moderne nous a habitués à tant de confort que nous avons tendance à oublier que nous faisons partie de la nature autant que les animaux et les plantes au milieu desquels nous vivons et que le contrôle que le progrès nous permet d'exercer sur notre environnement, ne nous empêche pas pour autant d'être soumis aux lois biologiques qui permettent aux mammifères de vivre, de survivre et de se reproduire.

Le premier signe de civilisation apparut lorsque les humains commencèrent à avoir un contrôle sur la production de leur nourriture, quand l'agriculture fut substituée aux aléas de la cueillette. Aujourd'hui, il nous suffit de tendre la main vers les étagères des supermarchés pour obtenir n'importe quelle denrée alimentaire, quelle que soit son origine ou la saison. Les produits ont conservé leurs appellations, bien que leur composition, donc leurs propriétés, soient entièrement différentes de ce qu'elles étaient à l'origine : des engrais chimiques sont utilisés pour stimuler la croissance des fruits et des légumes ainsi que des serres où brillent des soleils artificiels, des conservateurs permettent de prolonger leur vie, des colorants les rendent plus appétissants, des hormones plus gras. Et nous consommons ce qui nous tente, nos choix étant guidés essentiellement par notre gourmandise.

La nature fait bien les choses : à l'origine, certaines plantes ne poussaient qu'à certaines époques de l'année, donc ne pouvaient être consommées qu'à certains moments et dans certaines combinaisons : par exemple, on le voit encore dans certaines tribus africaines, la viande n'est disponible que lorsqu'un animal a été tué au cours d'une chasse, ce qui n'arrive que de temps en temps, et sera alors mangé exclusivement pendant un jour ou deux; le reste du temps, on prépare au village les graines ou les racines. Les fruits sont mangés lors de promenades au moment où ils sont cueillis. Ceci assure naturellement de bonnes proportions et combinaisons alimentaires, la consommation des éléments essentiels au moment où ils sont requis et l'assurance que les vitamines n'ont pas été détruites.

Notre divorce d'avec la nature nous a fait oublier ces règles essentielles d'hygiène alimentaire : nous nous nourrissons aujourd'hui d'une façon beaucoup trop émotionnelle et sentimentale sans réaliser que notre corps n'a pas évolué au rythme de notre mode de vie. Or, nous sommes ce que nous mangeons, notre corps et notre esprit sont fabriqués chaque jour avec les carburants que nous leur donnons; « Mens sano in corpore sano », un esprit sain est le produit d'un corps sain, disaient les anciens, et un corps sain est la conséquence d'une nourriture saine.

Notre ignorance en la plus essentielle des matières, notre besoin de matériaux de survie : l'alimentation, est aussi étonnante que quasi totale. Et puisqu'aujourd'hui nous devons faire des choix quotidiens en matière d'alimentation, il est devenu indispensable de connaître les mécanismes de la digestion et les principes de la physique et de la chimie alimentaires.

La machine que constitue le corps requiert, pour fonctionner correctement, un entretien régulier et des produits choisis et de qualité. C'est la raison pour laquelle une alimentation déséquilibrée, des carences en vitamines et sels minéraux, la nervosité et le manque d'exercice empêchent le déroulement correct des mécanismes de digestion, d'absorption et du métabolisme, donc favorisent l'obésité.

Manger sainement ne consiste pas seulement à acheter des produits organiques, mais surtout à savoir et comprendre pourquoi et comment se nourrir.

LES TRANSFORMATIONS DE LA NOURRITURE

Chaque cellule de notre corps est une mini-usine qui, pour fournir ses services, a besoin d'être constamment approvisionnée en matières premières que constitue la nourriture. Les hydrates de carbone et les graisses sont utilisés comme carburants, les protéines comme matériau de construction. Les vitamines et sels minéraux assistent au déroulement des opérations.

La faim est la sensation bien connue transmise par un centre cérébral spécifique. Trois signaux y sont traduits en besoin d'alimentation : la diminution du taux de sucre sanguin, la contraction de l'estomac qui désire être rempli et l'abaissement de la température qui indique un besoin d'énergie calorique. C'est une information très utile que l'on doit respecter, mais les obèses doivent surtout lutter contre la faim psychologique, déclenchée par l'odeur, la vue ou l'imagination et qui ne correspond pas à un besoin physique. Il s'agit alors d'appétit.

La digestion est le mécanisme par lequel la nourriture consommée subit, tout au long du tube digestif, une série de transformations mécaniques et chimiques afin de pouvoir finalement passer dans le sang. Cette destruction s'opère par oxydation : l'oxygène fourni par les poumons se combine avec matière et énergie, produisant de l'eau et du gaz carbonique.

Le tube digestif au long duquel transite la nourriture mesure chez un adulte, environ dix mètres de long.

Commençant par la bouche et se terminant à l'anus, il se divise en plusieurs sections où une vingtaine de produits chimiques, dont les plus importants sont les enzymes, participent à la décomposition. Sans ces catalyseurs, aucune substance nutritive ne pourrait être absorbée par l'intestin.

Dans la bouche, première étape, la nourriture est broyée au moyen des dents et mêlée à la salive qui aide à la liquéfier pour faciliter son transit. La salive contient des enzymes (dont la ptyaline) qui commencent la transformation des hydrates de carbone. La sécrétion salivaire est activée non seulement par le goût, mais aussi par la vue, l'odeur et même l'idée des aliments. C'est la raison pour laquelle une mastication consciencieuse et une présentation appétissante des mêts sont indispensables à une digestion efficace.

Le pharynx, en se contractant et avec l'aide de la langue, permet d'avaler la bouchée qui passe dans l'œsophage.

L'œsophage est un tube d'environ trente centimètres de long dont le péristaltisme, série de vagues de contractions, conduit le bol alimentaire jusqu'à l'estomac.

L'estomac contient des glandes qui sécrètent de l'acide hydrochlorique et des enzymes (dont la pepsine) destinés à agir sur les protéines. Pendant les deux ou trois heures qu'elle y séjourne, la nourriture est réduite en une fine purée qui est finalement expulsée vers l'intestin.

L'intestin grêle commence au duodenum où sont déversés la bile du foie et le suc pancréatique. Dans l'intestin grêle les aliments sont finalement réduits en glycogène (provenant des hydrates de carbone), acides aminés (provenant des protéines) et acides gras (provenant des graisses) et prêts à être absorbés, c'est-à-dire à passer dans le sang et le système lymphatique afin d'atteindre les différentes parties du corps qui les utiliseront.

Le pancréas est une glande qui sécrète quotidiennement presque un litre de sucs divers, contenant des sels destinés à neutraliser l'acidité du contenu de l'estomac, et des enzymes pour compléter la transformation des protéines, des hydrates de carbone et des graisses. Il est également responsable de la fabrication de l'insuline nécessaire à l'utilisation du sucre sanguin par les cellules.

Le foie est la plus grande glande du corps et contient des vitamines, du fer et des hormones destinés à l'assister dans ses multiples fonctions chimiques. Il produit la bile qui émulsifie les graisses c'est-à-dire les divise en fines gouttelettes sur lesquelles les enzymes pourront agir; il transforme le glycogène (issu de l'intestin) en glucose (sucre sanguin fournisseur d'énergie); il stocke les protéines; il aide le métabolisme des graisses, il est le centre d'élimination des toxines, qu'elles soient résiduelles ou absorbées (alcool, drogues, etc.).

Le colon est un gros tuyau d'environ un mètre de long. L'intestin grêle le rejoint par une valve auprès de laquelle se trouve l'appendice dont l'inflammation peut être dangereuse. A ce niveau son contenu est formé de 80 % d'humidité. Son lent transit au travers du gros intestin est destiné à l'absorption de cette eau et de certains sels minéraux. Le colon contient des bactéries nécessaires à la production de certaines vitamines. Son réflexe péristaltique pousse son contenu vers le rectum, à l'extrémité duquel les selles sont expulsées. Elles contiennent des cellules mortes, des bactéries et des résidus indigestes, et sont colorées en marron par la bile.

Le métabolisme est le procédé par lequel les éléments nutritifs de base, produits de la digestion, sont transformés en produits chimiques qui entrent dans la composition du corps humain ou assistent son fonctionnement. A ce stade, l'organisme ne fait plus la différence entre foie gras et saucisses, seule l'énergie fournie l'intéresse.

LES CLASSIFICATIONS ALIMENTAIRES

Une alimentation équilibrée doit inclure toutes les substances nécessaires au bon fonctionnement de l'organisme dans les proportions et les combinaisons requises par les individus et les conditions de vie : protéines, graisses, hydrates de carbone, vitamines, sels minéraux, fibre et eau. Les aliments sont placés dans l'une ou l'autre catégorie en fonction de leur composant majoritaire. Ainsi la viande, qui est essentiellement une protéine, contient aussi beaucoup de gras (surtout la viande rouge et le porc). Le pain et les graines sont des hydrates de carbone avec une grande proportion de protéines (le soja, tournesol et sésame sont même protéiniques en majorité). Les fromages contiennent autant de graisses que de protéines. A peu près tous les aliments raffinés contiennent des vitamines, des sels minéraux et de l'eau. Seuls les végétaux contiennent de la fibre en quantité notable.

Les protéines

Elles constituent la matière vivante, les cellules organiques, de la peau, des muscles, des os, des organes vitaux. Comme ils se détériorent chaque jour, nous avons besoin de protéines fraîches pour assurer leur renouvellement. Chimiquement, elles contiennent du carbone, de l'oxygène, de l'hydrogène, et du nitrogène formés en chaînes d'acides aminés.

Tous les produits d'origine animale contiennent des protéines : la viande, la volaille ou le poisson, les œufs et les produits laitiers.

De nombreux *végétaux* en contiennent également, notamment les graines et les céréales : la plante à la plus haute teneur en protéines est le soja qui, malheureusement, est essentiellement réservé à l'alimentation du bétail. Le nombre de plus en plus grand de végétariens en excellente santé démontre que la consommation de chair n'est pas indispensable à l'organisme humain (voir chapitre sur le végétarisme).

Les protéines sont indispensables à la santé, mais pas dans les proportions où elles sont habituellement consommées en Occident : 20 % ou 45 g par jour d'apport protéinique dans l'alimentation courante sont généralement bien suffisants, la proportion pouvant être augmentée chez les sujets à croissance cellulaire intense : enfants, adolescents, femmes enceintes, sportifs, blessés, et diminuée chez les vieillards et les sédentaires. La raison pour laquelle la consommation exagérée de protéines est recommandée dans la plupart des régimes amaigrissants est que, *l'organisme ne pouvant les mettre en réserve,* l'excédent en est éliminé. Mais c'est de cela aussi que proviennent les *dangers* d'une suralimentation protidique : les acides aminés excédentaires, produits de la digestion des protéines se transforment, pour être éliminés, en corps cétoniques et en ammoniaque. Les corps cétoniques sont finalement transformés en eau et en gaz carbonique (éliminés par les poumons) et l'ammoniaque devient de *l'urée* (éliminée par les reins et par la transpiration).

C'est pour cela que les personnes qui, comme Demis l'a fait pendant son régime intense, ont une alimentation trop riche en protéines, doivent surveiller attentivement leur taux d'urée, qui, en excès, peut provoquer fatigue rénale, goutte et arthrose.

Les réactions de chacun peuvent être différentes, certaines personnes supportent mieux que d'autres les protéines.

Les protéines n'ont pas besoin d'être cuites pour être rendues digestes. C'est seulement lorsqu'elles sont contenues à l'intérieur d'une enveloppe (comme les graines et les céréales) que la cuisson devient nécessaire à la pénétration des enzymes et à la digestion de l'écorce elle-même. Les œufs, le lait, la viande, sont plus digestes crus ou légèrement cuits.

Les hydrates de carbone

Ils sont les carburants qui fournissent l'énergie nécessaire au fonctionnement de la machine que constitue le corps humain. Ils sont formés de molécules complexes de carbone, hydrogène, et oxygène, qui, lorsqu'elles se combinent avec l'oxygène véhiculé par le sang, dégagent de l'énergie. En fait, ils se réduisent à deux sucres simples : le glucose et le fructose. Mais pour offrir une variété plus attirante de nourriture, la nature a prévu une classe d'aliments qui, par le mécanisme de la digestion, sont réduits à l'état de sucres simples assimilables : les hydrates de carbone. Ils sont également nécessaires au métabolisme des protéines et des graisses, une des raisons pour lesquelles tout régime doit inclure un certain nombre d'hydrates de carbone, soit-il limité, comme dans le cadre d'un amaigrissement.

Les monosaccharides, ou sucres simples (glucose et fructose) sont contenus à l'état pur dans les fruits (y compris tomates et melons), et le miel.

Les dissacharides, qui sont une combinaison chimique de deux monosaccharides, sont le sucrose (contenu dans la canne à sucre et la betterave, sucre de cuisine), le maltose (contenue dans la bière), le lactose (contenu dans le lait).

Les polysaccharides ne sont plus qualifiés de sucres car ils n'ont pas de goût sucré au premier abord : ce sont les amidons ou féculents provenant des céréales (blé, avoine, riz, seigle, maïs, utilisés pour la fabrication de farines, pain, semoule, pâtes, biscuits, patisseries), les racines (carottes, pommes de terre, navets), les graines (pois, haricots, noix, noisettes, cacahuètes), les légumes (tiges, cellulose).

Les polysaccharides sont insolubles et doivent passer par tous les stades de la digestion (salive, mastication, enzymes gastriques) avant d'être réduits à l'état de sucres simples qui pourront alors être digérés par l'intestin. Certains d'entre eux (les féculents, comme la pomme de terre ou le riz) doivent être cuits afin de briser l'enveloppe qui entoure leurs molécules d'amidon.

Les sucres simples, qu'ils soient naturels ou produits de la digestion sont solubles dans l'eau et *absorbés au niveau de l'intestin grêle.* Ils sont alors transportés par le flux sanguin vers les différentes parties du corps pour y fournir l'énergie nécessaire au renouvellement et aux échanges cellulaires, pour permettre le travail musculaire, la respiration, la circulation sanguine, le maintien de la température, la vie enfin. Mais parce qu'il y a des époques d'abondance et des temps de disette, des hivers et des étés, des périodes de faiblesse et de maladie, la nature nous a donné la possibilité de mettre ces carburants en *réserve*. C'est ainsi que *le surplus de sucres est transformé en graisse* – matériau de réserve énergétique – qui va se loger dans les cellules graisseuses, les greniers du corps. Inversement, s'il n'absorbe pas assez d'hydrates de carbone, le corps doit puiser sur ses réserves pour assurer son fonctionnement : l'utilisation de cette graisse accumulée provoque un amaigrissement. C'est la raison pour laquelle les aliments les plus grossissants, sont, à part les corps gras, ceux qui contiennent la plus grande proportion de sucres simples : le sucre qui atteint l'organisme sous une forme concentrée est instantanément métabolisé et stocké puisqu'il ne peut pas être immédiatement utilisé, alors qu'un hydrate de carbone plus compliqué, comme une pomme de terre, ou du pain, sera assimilé tout au long de la période de digestion, fournissant en même temps d'autres principes indispensables (vitamines, sels minéraux, fibres). Les sucres purs qui ne sont pas une véritable nourriture, ne devraient être utilisés qu'à fournir l'énergie immédiate nécessaire à un effort intense comme une performance sportive.

Tout le monde a constaté que les bonbons ne coupent la faim que pendant quelques instants alors qu'un morceau de pain, tient l'estomac bien plus longtemps.

La surconsommation de sucres simples entraîne de nombreuses conséquences indésirables : caries dentaires provoquées par les bactéries qui se nourrissent du sucre déposé sur les dents, obésité, indigestion, vertiges et maux de tête, symptômes de la crise d'hypoglycémie ou baisse du taux de sucre sanguin : l'augmentation soudaine de la quantité de sucre dans le sang entraîne une sécrétion intense d'insuline destinée à le métaboliser, d'où baisse brutale de la glycémie et malaise. La consommation de sucres à absorption rapide est donc un véritable cercle vicieux, semblable à une accoutumance à la drogue. La manifestation la plus classique de la crise d'hypoglycémie est le *coup de pompe de onze heures* conséquence d'un petit déjeuner trop riche en sucres. Il est donc plus sain et certainement plus amincissant de se borner à la consommation de polysaccharides et de fruits (dans lesquels finalement la proportion de sucre est assez faible en comparaison de leur contenu en fibres, eau, vitamines et minéraux) et de supprimer totalement gâteaux, bonbons et confitures, produits contenant des sucres raffinés.

Le diabète est un trouble du mécanisme de l'insuline qui empêche le métabolisme des sucres.

Les corps gras (ou lipides)

Ils sont une forme de carburant très concentrée, deux fois plus calorique que les hydrates de carbone, forme sous laquelle l'organisme constitue ses réserves d'énergie. Ils comprennent les huiles et les graisses, le beurre, la margarine et les corps gras cachés dans les graines, les céréales, certains légumes, le lait, la crème, le fromage, le yaourt.

Ils sont composés de diverses molécules formées d'atomes de carbone, d'hydrogène et d'oxygène. Les graisses alimentaires contiennent différentes sortes d'acides gras parmi lesquels il faut faire une distinction entre les acides gras saturés et insaturés. *Les acides gras saturés* comportent un grand nombre d'atomes d'hydrogène et sont généralement solides à température ambiante (lard, suif, beurre, en gros les graisses d'origine animale, plus le beurre de cacao et l'huile et beurre d'arachide). *Les corps gras insaturés ou polyinsaturés* sont généralement mous ou liquides à température ambiante et peuvent être durcis par hydrogénation, procédé par lequel sont fabriquées les margarines (les margarines les moins dures étant les moins hydrogénées donc les plus insaturées). Ce sont en général les huiles d'origine végétale (sauf l'huile d'arachide) et les graisses des poissons (y compris l'huile de foie de morue).

Il est généralement admis que les graisses insaturées sont mieux tolérées par l'organisme, leur consommation laissant moins de résidus nocifs responsables de l'élévation des taux de cholestérol, des risques d'artériosclérose et de crise cardiaque. Cependant il ne faut pas croire que l'huile de tournesol ou d'olive soit moins calorique que l'huile d'arachide, toutes les huiles sont aussi caloriques les unes que les autres, mais une huile polyinsaturée peut favoriser un amaigrissement dans la mesure où elle est plus digeste et plus saine.

Pour pouvoir être assimilés, les corps gras doivent être combinés à des hydrates de carbone, sans quoi ils sont incomplètement brûlés et laissent dans l'organisme des résidus empoisonnés. C'est la raison pour laquelle le *régime Atkins* qui autorise tous les corps gras mais supprime tous les hydrates de carbone fait certainement maigrir, puisque les graisses ne peuvent être totalement carburées, mais il entraîne des troubles de santé graves, conséquence d'un empoisonnement par les résidus non assimilés.

On a d'ailleurs établi une corrélation entre la forte teneur en graisse de l'alimentation des Occidentaux et la fréquence chez eux du cancer du colon et des accidents cardiaques.

En fait dans une alimentation normale, nous n'avons besoin que d'un minimum de corps gras rajoutés puisque les produits laitiers, viandes, poissons et céréales contiennent de quoi fournir la quantité requise par l'organisme : quatre fois moins de matières grasses que d'hydrates de carbone.

Mais en règle générale, **dans un régime amaigrissant**, il vaut mieux supprimer tous les corps gras rajoutés, et choisir les aliments les moins gras en eux-mêmes, le but recherché étant d'utiliser les réserves de graisse de l'organisme pour lui fournir l'énergie ou les calories dont il a besoin pour fonctionner.

Cependant, un minimum de corps gras est nécessaire à la lubrification du colon et à l'assimilation de certaines vitamines solubles dans les graisses (A, D, E, F).

Les aliments les plus gras, donc les plus caloriques, sont le beurre, le fromage, la crème, le jaune d'œuf, la viande rouge, les poissons à chair foncée (saumon, thon, hareng, maquereau, sardines), les olives, avocats, noix, amandes, cacahuètes, etc.

Le seul corps gras qui ne soit pas calorique est l'huile de paraffine car elle ne peut être digérée. On peut donc l'utiliser modérément en cuisine à condition de ne pas avoir tendance à la diarrhée puisque son action lubrifiante a un effet laxatif. Au contraire elle peut être utile aux personnes constipées. Il ne faut pas en abuser car elle entraîne avec elle les vitamines solubles dans les graisses.

Les huiles les plus saines sont obtenues par première pression à froid, car les hautes températures utilisées dans les procédés de raffinage détruisent les vitamines et saturent les graisses.

Les vitamines

Elles sont les substances dont l'organisme a besoin pour assurer différentes fonctions : elles entrent dans la fabrication des enzymes nécessaires à la digestion, l'absorption et le métabolisme, et contrôlent le renouvellement cellulaire et le maintien en bon état des organes. Ce sont des produits chimiques organiques qu'on ne trouve que dans des organismes vivants, végétaux ou animaux, mais qu'il est possible d'isoler en laboratoire.

Normalement un régime équilibré doit fournir toutes les vitamines requises, mais souvent un régime amaigrissant étant déséquilibré (trop de protéines et pas assez d'hydrates de carbone), il est nécessaire de compenser les carences en prenant des vitamines sous forme de pilules, bien qu'elles soient de moins bonne qualité que sous leur forme naturelle. Sauf avis médical spécial, on peut se procurer en pharmacie ou dans les magasins de produits de régime des complexes multivitaminés. Il est préférable de respecter la dose prescrite, car l'excès de certaines vitamines (D et E) peut être dangereux.

Elles sont désignées soit par des lettres soit par leur dénomination chimique.

La vitamine A *(rétinol et carotène)* est nécessaire à la santé de la peau et des muqueuses (bouche, nez, poumons, gorge, parois digestives) et à la réparation des tissus endommagés. Elle contribue à la *digestion des protéines* dans l'estomac, aide à une bonne vision, renforce les os et enrichit le sang. *Elle est utile aux fumeurs.*

Elle est soluble dans les graisses et se trouve sous forme de rétinol dans les graisses de poisson (huile de foie de morue), le beurre, la crème, la margarine, et sous forme de carotène, que le corps humain a la possibilité de transformer en rétinol, dans la peau des fruits, les légumes verts, épinards, persil, menthe, broccolis, choux de Bruxelles, les carottes, les tomates, le jaune d'œuf, le beurre (aliments de couleur plus ou moins jaune).

La meilleure façon de se procurer de la vitamine A est de prendre l'habitude de ne pas peler les fruits et les légumes et de consommer les feuilles les plus vertes de la salade qui en sont plus riches que le cœur.

Une insuffisance en vitamine A se traduit par une mauvaise vision nocturne, rougeurs et rugosité de la peau, fatigue, diarrhée. *Un excès* peut provoquer un jaunissement de la peau,la chute de cheveux et des maux de tête. On pense qu'elle peut être utilisée dans le traitement de l'acné et de certaines maladies des poumons.

Elle est détruite par la pourriture et le dessèchement.

Le complexe des vitamines B : *B1, B2, B3, B6, B12, Pyroxidine, Thiamine, Riboflavine, Biotine, Choline, Inositol, Cyanocobalamine, acide nicotinique, orotique, panthoténique, paraaminobenzoïque, folique, pangamique.* C'est un groupe de substances qui sont liées dans leur fabrication et dans leur action et dont une des principales fonctions est d'aider à la transformation des hydrates de carbone en glucose assimilable. Elles sont indispensables au métabolisme des protéines et des graisses, au bon fonctionnement du système nerveux et des intestins, elles aident au maintien et bon état de la peau, de la bouche, du foie et des cheveux (on utilise la vitamine B6 contre la calvitie).

Elles sont particulièrement utiles aux femmes sous pilule, à celles qui souffrent de règles trop abondantes, aux buveurs d'alcool, de café ou de thé.

Elles sont aussi des *compléments utiles à un régime amaigrissant* car elles sont énergétiques et stimulent l'envie d'exercice physique. Mais comme elles sont souvent contenues dans des aliments assez caloriques, il peut être préférable de les prendre sous forme de pilules ou de levure de bière.

Elles sont fabriquées par les feuilles de plantes mais contenues dans leur graines. *Elles sont donc fournies* par le blé et le riz complet, les noix, amandes, germe de blé, levure, légumes verts, foie, rognons, lait et œufs. Elles sont solubles dans l'eau (raison pour laquelle il est recommandé de ne pas rincer le riz cuit).

Leur carence entraîne des maladies graves comme le béri-béri, mais aussi des déficiences comme mauvaise digestion, constipation, nervosité, troubles de la peau et de la vue, et, chez les enfants, retard de croissance.

La vitamine B1 *ou thiamine* est essentiellement liée à la *transformation des hydrates de carbone* et se trouve dans l'écorce du riz, la levure de bière, le porto, les flocons d'avoine et le pain complet. Elle est détruite par la chaleur – d'où sa fuite dans la pasteurisation du lait, le grillage du pain, l'excès de cuisson des viandes – et abîmée par le bicarbonate de soude.

La vitamine B2 *ou riboflavine* est liée au *métabolisme.* On la trouve dans la levure, le foie et le lait. Elle est détruite par les ultraviolets (c'est pourquoi il ne faut pas laisser les bouteilles de lait trop longtemps sur le pas de la porte) et affectée par le bicarbonate de soude.

La vitamine B6 *ou pyridoxine* aide la formation des anticorps et de *l'hémoglobine* et à la régulation du *système nerveux.* Une déficience peut se manifester par l'incapacité de plier complètement les doigts. On la trouve dans les viandes, les céréales, le hareng, le saumon et la levure.

La vitamine B12 ou *cyanocobalamine* est essentielle au fonctionnement de la moelle osseuse (où se forme l'hémoglobine) du système nerveux et digestif. Elle est utilisée dans le traitement de *l'anémie* et on ne la trouve que dans les produits animaux.

L'acide folique aide les *cellules* à se multiplier. Comme il est détruit à la cuisson, sa meilleure source est les légumes verts crus.

La biotine aide la décomposition des matières grasses et le *métabolisme* des protéines et des hydrates de carbone. On la trouve dans le lait, le foie, les rognons, les légumes verts et le jaune d'œuf. Elle est détruite par le blanc d'œuf cru.

L'acide pantothénique *ou vitamine B5* est également utilisé pour *métaboliser* les corps gras, les protéines et les hydrates de carbone. Il joue aussi un rôle dans la formation d'autres acides et de certaines hormones. Ses meilleures sources sont la levure, le foie, les rognons, les œufs, les poissons gras.

La vitamine C est indispensable à la formation du *collagène,* substance de soutien des tissus, de la peau, des ligaments et des os. Elle aide la cicatrisation et le bon état du *système circulatoire* et des capillaires, elle empêche les hémorragies et la formation de bleus (un des premiers signes de carence est le saignement des gencives). Elle renforce *la résistance aux maladies* et entre dans la composition de nombreux médicaments antigrippe.

On la trouve dans les légumes verts, la salade, les fruits rouges (fraises, groseilles, cassis), les agrumes (oranges, citrons, pamplemousses), les fruits de l'églantier (à consommer en tisane), le persil, les pommes de terre. Mais comme elle est soluble dans l'eau et *très facilement* détruite, autant par la cuisson que par l'exposition à l'air, il est essentiel de consommer fruits et légumes fraîchement cueillis, préparés et coupés, de ne pas couper la salade, de ne cuire que très légèrement les légumes verts, de préférence à la vapeur, et de boire l'eau de cuisson. Elle est aussi détruite par le contact avec le cuivre et le bicarbonate de soude. Le corps humain n'ayant pas la possibilité de stocker la vitamine C, il est nécessaire de la consommer *quotidiennement,* tout excès étant évacué par la voie urinaire. Une grande carence provoque le scorbut.

La vitamine D *antirachitique,* favorise l'absorption du calcium par le squelette et est particulièrement indispensable aux enfants, adolescents et femmes enceintes. Son insuffisance peut aussi se traduire par une mauvaise dentition et une coagulation du sang trop lente. On l'appelle la *vitamine du soleil* car elle est principalement fournie par l'action des rayons ultraviolets sur la peau à partir de laquelle le corps humain la synthéthise. On la trouve également dans le beurre, la margarine et les graisses animales, essentiellement de poissons, à l'exception de la graisse de porc.

Elle est soluble dans les graisses et relativement indestructible (sauf par le raffinage). Sa consommation excessive peut provoquer hypertension, nausée et constipation et, à la limite, retard de croissance physique et mentale.

La vitamine E est utile à la *fertilité* et au *renouvellement cellulaire* (elle entre dans la composition de nombreux produits de beauté). Elle favorise la respiration cellulaire et le passage de l'oxygène dans le sang d'où son utilisation dans le traitement de l'anémie. Elle est soluble dans les graisses et se trouve dans les huiles (soja, olive), les graines, le germe de blé, la levure. Elle est détruite au cours du raffinage.

La vitamine K aide à la *coagulation* du sang et se trouve essentiellement dans les légumes verts et les graines.

Les minéraux

Si un bon nombre d'entre eux n'ont aucun effet sur le corps humain, ou sont même nocifs, une quinzaine sont indispensables.

Ils assurent *trois fonctions* principales :

– ils participent à la *fabrication du squelette* : calcium, phosphore et magnésium.

– ils entrent dans la *composition des liquides organiques* (sang, lymphe, sueur, sucs digestifs) : sodium, potassium, magnésium, chlore et phosphore.

– ils aident à la *formation des substances chimiques* nécessaires au métabolisme (rôle du fer et du phosphore dans la formation de l'hémoglobine).

Normalement, une alimentation équilibrée devrait les fournir en quantité suffisante, mais il peut être nécessaire, comme pour les vitamines, d'avoir recours à des compléments au cours d'un régime amaigrissant ou d'une maladie.

Le fer entre dans la fabrication des globules rouges ou *hémoglobine,* qui transportent par voie sanguine l'oxygène des poumons jusque dans les cellules. Un manque de fer provoque *l'anémie* qui consiste en une diminution du nombre de globules rouges. Le fer est stocké dans le foie, et, normalement un organisme qui en contient suffisamment peut fabriquer toute l'hémoglobine dont il a besoin. Cependant, les femmes qui perdent du sang chaque mois, ont une tendance chronique à l'anémie, et doivent souvent en prendre des doses supplémentaires.

On le trouve dans la viande (particulièrement le foie), les graines, les fruits secs, les légumes verts (épinards), les abricots, les œufs.

Le calcium représente environ le sixième du poids du corps humain puisqu'il constitue 90 % de la masse des os et des dents. Le reste est nécessaire à la coagulation du sang, au bon fonctionnement du *système nerveux* et des *muscles*. Pour pouvoir être absorbé il requiert la présence de vitamine D. Le lait, qui est essentiellement un aliment destiné à soutenir la croissance des bébés contient un maximum de calcium. On le trouve dans tous les produits laitiers (fromage, yaourt, crème), les fruits de mer, les amandes, les figues, le chou et le cresson, les arêtes de poisson (consommables dans les sardines et les anchois). Il est mieux digéré s'il est absorbé avec un acide, par exemple sous forme de yaourt ou de lait caillé. Le manque de calcium peut provoquer le rachitisme, la spasmophilie et l'irritabilité. Il a un effet sédatif, d'où l'utilité chez les nerveux, de boire un verre de lait avant de s'endormir.

Le phosphore a un rôle très important dans la transformation de la nourriture en énergie. Il est nécessaire à *la formation des tissus* et particulièrement des cellules cérébrales. On le trouve dans pratiquement tous les aliments et particulièrement le poisson, le fromage, les œufs, les graines et la levure.

L'iode est indispensable à la fabrication des hormones par la *glande thyroïde* qui se trouve à la base du cou et contrôle le métabolisme et le rythme d'activité de l'organisme. On estime que nos besoins sont d'environ deux cents microgrammes par jour. Cette dose minuscule pouvant provoquer la débilité ou le génie, l'apathie ou l'hyperactivité. La fonction thyroïdienne est particulièrement importante à la stabilité caractérielle et une insuffisance due au manque d'iode peut entraîner la formation de goîtres auxquels les femmes sont particulièrement vulnérables. On trouve l'iode dans tous les produits de la mer, y compris les algues dont malheureusement nous n'apprécions pas les vertus à l'instar des Japonais qui les consomment en guise de salade (essayez, c'est absolument délicieux, on a l'impression de respirer une bouffée d'air marin!). L'iode se trouve également dans le cresson, les radis, les œufs, le citron, l'ail et les oignons.

Le magnésium est présent dans le squelette et aide *l'action des enzymes*. La consommation d'alcool en provoque une déperdition qui, si elle est sévère, se traduit par des convulsions et de la *spasmophilie*. On le trouve dans les légumes frais (il entre dans la composition de la chlorophylle), les céréales, les amandes et le chocolat.

Le sodium est contenu, sous forme de ce que nous appellons le *sel*, dans tous les liquides organiques dont il doit maintenir un niveau adéquat. Normalement, le sel contenu dans les aliments naturels suffit amplement à nos besoins. Cependant, nous avons pris l'habitude de saler tous les plats sans quoi tout paraît fade. En fait, il est nécessaire de rééduquer les sens à retrouver la saveur naturelle des aliments. La surconsommation de sel cause *l'hypertension* et provoque *œdèmes* et *obésité.* L'eau retenue excessivement dans les tissus alourdit l'organisme et oblige le cœur à un surplus de travail. La suppression du sel dans tous les préparations culinaires est une mesure sage pour tout le monde, et particulièrement les candidats à l'amaigrissement. Et comme l'eau absorbée est ainsi retenue moins longtemps dans les tissus, l'élimination des toxines et des graisses se fait plus rapidement et plus efficacement. On le trouve en abondance dans les produits préparés (conserves, charcuterie), les fromages, les fruits de mer.

Le potassium est lié à l'équilibre du sodium : une trop grande consommation de sel peut provoquer un déséquilibre en potassium. Son métabolisme est influencé par les chocs nerveux et les décharges d'insuline qui entraînent sa fuite. Sa déficience résulte en *faiblesse* musculaire, crampes, irritabilité et troubles cardiaques. Un *régime amaigrissant* qui représente un effort nerveux et implique certaines carences doit souvent être complété par un apport supplémentaire en potassium.

On le trouve dans le poisson, le poulet, les broccolis, les asperges, les champignons, les prunes, les raisins, les agrumes, les noix, le café et la levure.

Le manganèse est associé à la formation des protéines. Il est essentiel à un *bon développement sexuel* et à la construction des enzymes. On doit particulièrement veiller à son équilibre chez les enfants chez qui une insuffisance peut provoquer un retard de croissance, des malformations osseuses et une faible fertilité. On le trouve dans les graines, les céréales et les légumes verts.

Le cuivre régule les fonctions sanguines et son déséquilibre peut entraîner la *fatigue.* On le trouve dans les mêmes aliments que le fer.

Le zinc nécessaire à l'absorption des vitamines A et B12, il accélère la *cicatrisation.* Certains médecins le recommandent aux femmes sous pilule et aux personnes qui souffrent d'hypertension. Des taches blanches sur les ongles peuvent être un symptôme d'une carence en zinc. On le trouve dans les huîtres, les coquillages, les harengs, le foie, le bœuf, l'agneau, le son et le germe de blé.

Le chrome est utile à la formation de *l'insuline* qui contrôle l'absorption du glucose. Plus on mange d'hydrates de carbone, plus on en a besoin. On le trouve particulièrement dans la levure de bière.

La fibre et la constipation.

La fibre est la partie indigeste des aliments qui transite le long du système digestif pour être éliminée dans les selles, entraînant avec elle les toxines et résidus de la digestion.

Elle se présente sous deux formes :

– *la cellulose* qui forme l'écorce et le squelette des plantes, est dure et rêche.

– *l'hémicellulose* qui, en se gonflant d'eau prend une consistance gélatineuse, est contenue en plus ou moins grande quantité dans tous les aliments.

Depuis que les pays « civilisés » ont pris l'habitude de « raffiner » leur alimentation, la constipation est devenue une *maladie de société.* Dès le XIXe siècle, on a considéré comme un signe de richesse et d'évolution de consommer du pain blanc, du riz blanc, de peler les fruits et les légumes et d'augmenter la proportion de viande aux repas. Il en a résulté une suppression quasi totale de cette partie la plus solide des végétaux qui constitue la fibre et une prolifération de constipés chroniques. On a maintenant réalisé que la constipation n'est pas une maladie chronique ni normale, mais qu'elle est seulement due à une mauvaise alimentation. Un bon drainage et nettoyage de notre tuyauterie interne peut être assuré par la consommation d'aliments complets dont l'enveloppe extérieure ou son n'a pas été enlevée. Il est aussi préférable de manger la peau des fruits et des légumes qu'il suffit de bien brosser pour enlever toute trace de terre ou d'insecticides. Seuls certains produits qui ont une vraie carapace doivent être pelés (agrumes, noix, etc.).

La constipation est une maladie considérée comme anodine mais qui est en fait très dangereuse : si l'évacuation ne se fait pas normalement, *les toxines et résidus de la digestion*, bloqués trop longtemps dans l'organisme, entretiennent un *empoisonnement* constant qui provoque aussi bien des maux de tête et des vomissements que des cancers, particulièrement le cancer du colon. En effet, si celui-ci est irrité ou blessé (souvent par des selles trop dures ou la présence prolongée de toxines), les bactéries et poisons contenus dans les selles immobilisées prolongent ou provoquent l'infection, et la lenteur ou l'inefficacité de l'évacuation empêchent l'élimination rapide des cellules malades.

La présence de l'eau est également très importante puisque la fibre agit comme une éponge : gonflées d'eau, les selles souples et volumineuses peuvent transiter beaucoup plus facilement.

La présence d'un corps volumineux contre la paroi intestinale provoque automatiquement des contractions qui repoussent les selles jusqu'à la sortie (réflexe péristalique). Un régime amaigrissant qui comprend une trop grande proportion de protéines par rapport aux végétaux peut entraîner la constipation.

La fibre remplit également d'autres fonctions dans l'organisme : dans la bouche, elle rend nécessaire la mastication, ce qui stimule la sécrétion salivaire et réduit les chances de caries dentaires.

L'estomac se trouve plus rempli, ce qui augmente la production des sucs gastriques (meilleure digestion) et procure une sensation de satiété qui aide à moins manger.

La vésicule biliaire est soulagée par la réduction de cholestérol que la fibre favorise et est donc moins sujette à la formation de calculs.

Comme *l'intestin grêle* n'absorbe que 92,5 % des calories reçues au cours d'un repas fibreux – contre 98 % en cas d'alimentation plus raffinée – l'amaigrissement se trouve favorisé.

Au niveau *du colon,* comme nous l'avons vu, un transit régulier supprime les colites, hémorroïdes et fissures anales et réduit considérablement les risques de cancer du colon et du rectum.

On a également mis en évidence un lien entre l'insuffisance en fibre et le diabète et les maladies cardiaques.

Les aliments les plus riches en fibre sont les céréales complètes – le son de blé à lui seul en contient environ 40 % – et les légumes et les fruits.

Les produits animaux ne contiennent pas de cellulose et qu'un minimum d'hemicellulose. Il semble que celle-ci soit affectée par la cuisson, encore une raison pour laquelle il est indispensable de manger des crudités.

Les légumes verts doivent être particulièrement favorisés dans un régime amaigrissant à cause de leur composition :

– ils sont pleins de fibre,

– ils représentent beaucoup de volume pour peu de calories (surtout crus),

– ils contiennent beaucoup d'eau,

– ils fournissent de nombreuses vitamines (contenues essentiellement dans leur peau).

Le son de blé peut entrer dans la préparation de nombreux plats et être consommé sous la forme de biscuits ou de gressins, parsemé sur des salades ou mélangé à du yaourt.

La fibre, et particulièrement le son, risquent de provoquer jusqu'à ce que l'organisme s'y habitue, gaz et ballonnements, que la consommation simultanée de yaourt aide à soulager. On peut également se procurer *en pharmacie* de l'hemicellulose végétale (moins irritante) sous forme de granulés (Spagulax, Normacol Blanc, Ispagnoul, Psyllium).

LES CALORIES

La calorie ou kilocalorie sert à mesurer en termes de chaleur la quantité d'énergie contenue dans les aliments : c'est la quantité de chaleur nécessaire à augmenter d'un degré la température d'un litre d'eau. Elle est maintenant souvent remplacée par une nouvelle unité de mesure, le kilojoule. 4,2 kilojoules = 1 calorie.

Les besoins journaliers en calories dépendent des individus, de l'âge, du sexe, du type d'activité. Pour assurer ses fonctions de base et se maintenir en vie, un organisme a besoin de 1 500 calories environ. Toute activité ou dépense musculaire viennent s'ajouter à ses besoins, bien que certaines personnes carburent plus que d'autres, on admet en gros qu'une femme dépense 2 000 à 2 500 calories par jour et un homme 3 000 à 3 500. Si on réduit le nombre de calories absorbées ou si on augmente le nombre de calories dépensées, on maigrit, car *le corps doit puiser sur ses réserves pour fournir la différence.* Plus l'exercice physique est violent, plus les calories dépensées sont élevées. Mais comme en général un exercice est d'autant plus court qu'il est plus intense, une compensation s'établit automatiquement. Un kilomètre de marche à pied demande environ 150 calories, la dépense sera la même que l'on marche lentement, rapidement ou que l'on coure, mais comme dans le même temps, on parcourt trois fois plus de distance en courant qu'en marchant, on dépense donc trois fois plus de calories.

Sachant qu'un kilo de graisses représente 7 000 calories et vous aidant des tableaux, vous pouvez calculer la relation entre les calories que vous couperez, vos activités et le poids que vous perdrez. On tient généralement pour un état de fait qu'il est normal de prendre du poids en vieillissant. La vérité est que bien que les besoins caloriques diminuent avec l'âge à cause d'un ralentissement du métabolisme et des échanges cellulaires, on continue à manger autant. Les enfants et les adolescents ont besoin proportionnellement de plus de calories que les adultes et que les vieillards.

Mais pour maigrir sans mourir de faim, il ne suffit pas de compter les calories, il faut aussi les *sélectionner*. Il est préférable de choisir *les aliments les plus volumineux* par rapport à leur contenu calorique (un abricot sec est beaucoup plus léger et petit qu'un abricot frais, donc on a tendance à en manger plus pour être rassasié), et ceux qui tiennent plus longtemps l'estomac tout en étant *plus maigres* (aliments à digestion lente).

Les aliments les plus caloriques sont les corps gras qui, poids pour poids, sont deux fois plus énergétiques que les hydrates de carbone et les protéines (9 cal/gramme de matière grasses et 4 cal/gramme d'hydrate de carbone et de protéines). Voir tableau page 248.

LA DISSOCIATION ET LES COMBINAISONS ALIMENTAIRES

Le régime de Demis

Il repose sur le principe de mélanger le moins possible différents types d'aliments à un seul repas et de choisir ou d'éviter certaines combinaisons.

C'est en fait une pratique très saine et très naturelle que suivent les animaux et les sociétés dites « primitives » : en ne mangeant que les aliments disponibles au moment où ils en ont besoin, ils établissent automatiquement une sélection et une répartition des prises alimentaires.

Les différents types d'aliments, protéines, hydrates de carbone, graisses, requièrent pour leur digestion des enzymes qui agissent à des moments et des niveaux différents, et qui peuvent dans certains cas œuvrer en contradiction les uns des autres. Si la digestion de certaines substances est retardée ou arrêtée, l'indigestion survient avec tous ses maux : fermentation, putréfaction, douleurs d'estomac, gaz, ballonnements, et prise de poids, puisqu'au lieu d'être assimilés par l'organisme et d'assurer leur fonction énergétique normale, les aliments mal digérés se transforment en toxines et en graisses.

Par exemple, *si on mange des fruits en même temps que de la viande,* les fruits, qui sont composés de fibre (indigeste) et de fructose (sucre simple), sont normalement digérés au niveau de l'intestin grêle; la viande (protéine) doit être d'abord digérée par la pepsine de l'estomac. Les fruits vont donc être maintenus prisonniers dans l'estomac pendant le temps de digestion de la viande (deux ou trois heures) et, sous l'action de la chaleur et de l'humidité, les sucres vont fermenter; si au même repas des féculents ont également été ingérés (pain, pâtes, riz) leur fermentation va être activée par celle des sucres et des fruits. Ceci va provoquer gaz et ballonnements, allergies et empoisonnements par les produits résidus de la fermentation, notamment l'alcool dégagé ainsi va passer dans le sang.

Les principaux antagonismes

Ils sont ceux constitués par des aliments hautement concentrés :

– **protéines – sucres** (voir plus haut)

– **protéines – féculents :** la ptyaline, l'enzyme contenu dans la salive et destiné au premier stade de la digestion des féculents, est détruit par l'acidité de la pepsine secrétée par l'estomac pour la digestion des protéines et particulièrement des viandes. Lorsqu'un féculent est mangé seul, l'estomac produit un autre enzyme, moins acide, qui digère les protéines contenues dans cet aliment (pain par exemple) tout en permettant à la ptyaline de poursuivre son action.

– **Protéines – graisses :** la présence de corps gras dans l'estomac réduit la quantité des sucs gastriques (spécialement de la pepsine et de l'acide hydrochlorique) destinés à digérer les protéines. Cet effet peut durer deux à trois heures. Autrement dit, les aliments comme la crème, le beurre et l'huile ne devraient pas être mangés ni cuisinés avec de la viande, du poisson ou des oléagineux (noix, etc.) Heureusement les légumes verts, particulièrement crus (surtout le chou) peuvent contrebalancer cet effet inhibiteur. C'est la raison pour laquelle il vaut mieux accompagner de légumes le fromage et les noix.

– **Sucres – féculents :** il se passe le même phénomène qu'entre les protéines et les sucres : les monoglycérides n'étant digérés qu'au niveau de l'intestin, ils fermentent dès qu'ils sont retenus dans l'estomac par un autre aliment. C'est la raison pour laquelle *tous les sucres à absorption rapide doivent être consommés seuls. Les fruits doivent être mangés seuls,* en dehors des repas, ou en repas de fruits, surtout pas en desserts.

Certains aliments ne se combinent avec aucun autre : *le lait* (qui est un repas complet en lui-même, destiné aux enfants qui n'ont pas encore de dents et qui ne devrait pas être consommé par les adultes), *les melons* (seulement avec les fruits acides), et le *miel.*

Les prises alimentaires d'aliments antagonistes devraient être espacées des quelques heures nécessaires à leur digestion : trois ou quatre heures pour les protéines et les féculents une heure et demie à deux heures pour les fruits.

On peut avancer que de nombreux aliments sont des **combinaisons naturelles** de protéines, graisses et féculents (comme les céréales), ce qui ne les empêche pas d'être digestes. En fait, il existe de nombreuses sortes de protéines ou d'hydrates de carbone, et l'organisme ne secrète pas indifféremment les mêmes enzymes pour les digérer : la protéine du blé n'est pas identique à celle de la viande, et les combinaisons naturelles sont compatibles avec l'organisme. D'ailleurs plus un aliment est complexe, plus il est long à digérer.

La pratique de la dissociation

On peut donc en attendre une *disparition des troubles digestifs,* et une meilleure santé, donc un amaigrissement chez ceux qui en ont besoin. Demis a pratiqué pendant son régime strict, une dissociation totale qui a provoqué une perte de poids accélérée car certaines combinaisons alimentaires sont indispensables à l'assimilation des éléments nutritifs. Cette pratique ne peut être prolongée indéfiniment, car l'organisme *risque* de s'affaiblir et de se déminéraliser. Par exemple, les acides aminés, résultat de la digestion des protéines, ont besoin de glucose pour pouvoir être assimilés, sans quoi ils sont éliminés sans avoir été utilisés. *Les protéines, pour être nutritives, doivent donc toujours être consommées avec un minimum d'hydrates de carbone.*

Mais il est certain qu'une dissociation relative et intelligente est recommandable comme pratique d'hygiène alimentaire. Les *légumes verts qui peuvent se combiner avec tous les aliments,* apportent alors le glucose et les vitamines indispensables à toute assimilation.

De bons repas type peuvent être : viande ou poulet ou poisson ou fromage (protéines) avec légumes verts ou salades; légumes verts avec pates, riz, pain ou céréales. Il vaut mieux éviter de manger du pain avec des protéines (le typique sandwich pain-jambon ou pain-fromage) car c'est une combinaison non seulement indigeste mais aussi hautement concentrée et calorique.

Un repas de fruits léger et vitaminé ne fait pas grossir car le fructose n'est engraissant que s'il est pris en combinaison (évitez donc les fraises à la crème et la tarte aux pommes!). Les fruits peuvent quand même être mélangés avec des légumes verts (particulièrement les crudités) dans de délicieuses salades. Mais il est recommandé de ne pas mélanger les fruits acides (agrumes, pommes, ananas) et les fruits doux (raisins, figues, prunes, bananes).

LE CHOLESTÉROL, LES TRIGLYCÉRIDES ET LES LIPIDES

Les analyses de sang destinées à établir un bilan de santé donnent des taux de ces trois corps gras contenus dans le sang.

Le cholestérol est une substance nécessaire à la santé, fabriquée directement par les cellules et le foie. Il est *indispensable* à l'assimilation de certaines vitamines et à la production des hormones associés au sexe et à l'adrénaline. Plutôt qu'une graisse, il est constitué par une espèce de cire qui ne se dissout ni dans l'eau ni dans le plasma. Lorsqu'il est présent en trop grande quantité dans un sang épaissi par des excès glucidiques et qu'il circule dans des vaisseaux sanguins irrités par des toxiques (caféine, alcool, nicotine), il est retenu par des obstacles, adhère aux parois artérielles, entraînant leur durcissement et leur rétrécissement. Cette *artérosclérose* peut alors provoquer un *infarctus du myocarde,* arrêt du cœur par la présence d'un caillot sanguin, ou une *attaque cérébrale* par blocage de la circulation dans une région du cerveau. Les obèses qui ont souvent une alimentation trop grasse ont généralement des taux de cholestérol trop élevés. Il leur faut donc éviter de consommer les produits les plus riches en cholestérol et qui contiennent des graisses saturées (ce sont tous les corps gras d'origine animale : beurre, fromage, crème, œufs, lard, viande, foie, cervelle, abats) et les substances irritantes (sucres, alcool, tabac et café).

Les triglycérides sont les graisses présentes dans le sang produites par l'absorption des sucres que l'insuline a transformé en corps gras.

La somme des triglycérides, du cholestérol et d'autres graisses contenues dans le sang constitue **les lipides totaux.**

Les taux normaux sont au maximum 2.60 g de cholestérol, 1.50 g de triglycérides, 1 g de sucre, 70 mg d'acide urique, 0,45 g d'urée.

LE VÉGÉTARISME

C'est une pratique alimentaire consistant en un refus de consommer de la chair animale. Les végétariens pensent qu'en évitant de faire couler le sang, ils favorisent leur *développement spirituel* et une *meilleure santé.* Cette théorie est basée sur un consensus social qui fait que plus une espèce est proche de la nôtre, plus il est criminel de la tuer ou de la manger : le cannibalisme est le forfait le plus horrible qui soit, et on ne mange pas les chiens et les chats.

Cette pratique repose aussi sur la constatation que la consommation de viande augmente d'autant plus l'*aggressivité* que le crime qu'il faut commettre pour se la procurer (même par personne interposée) est plus horrible ou plus violent : dans la nature, pour avoir de la viande il faut tuer un animal, et pour commettre cet acte de violence, il faut être aggressif; c'est la raison pour laquelle les chiens de chasse ou de garde sont nourris avec de la viande rouge crue, et que l'on donnait du sang à boire aux soldats américains au Vietnam, et aux armées d'Hitler.

Un autre argument avancé en faveur du végétarisme soutient que l'élevage d'animaux de boucherie contribue au *déséquilibre économique* de la planète : si les pays du tiers monde souffrent de famine c'est parce qu'ils exportent leurs céréales et particulièrement leur soja afin de nourrir le bétail occidental. Or, sur le plan nutritionnel, l'échange n'est pas intéressant car pour produire un kilo de viande ou protéine animale, il faut utiliser des dizaines de kilos de céréales ou protéines végétales, qui seraient suffisantes à nourrir la population vivant sur le lieu de production. Mais ces gens, vendant leur nourriture, obtiennent en échange des devises qui ne leur permettent plus d'acheter de quoi survivre. Et on arrive à des aberrations, comme au Cambodge, où le riz envoyé par l'Occident pourrissait sur les routes avant d'atteindre sa destination.

Les étapes vers le végétarisme consistent donc à exclure la viande des mammifères puis les volailles et les poissons. A condition d'être pratiqué de façon intelligente et équilibrée, le végétarisme est sûrement *la pratique alimentaire la plus saine qui soit* et la plus adaptée à la race humaine : la plupart des singes (l'espèce animale la plus proche de la nôtre) sont végétariens, et notre dentition démontre clairement l'usage à laquelle elle est destinée : nous ne possédons que quatre dents de carnivores, les canines, et encore sont-elles atrophiées; les incisives et les molaires sont destinées au coupage et au broyage des végétaux.

Sur le plan purement nutritionnel, le végétarisme présente aussi des nombreux avantages :

– les végétaux fournissent *plus de vitamines et de minéraux* essentiels que la viande.

– les végétaux sont *moins gras* et leurs matières grasses sont de meilleure qualité (polyinsaturées).

– la consommation de viande favorise *l'obésité :* les mangeurs de viande doivent, pour compenser, consommer aussi beaucoup d'hydrates de carbone, ce qui résulte en un apport calorique excessif et des combinaisons nocives (les équilibres compensatoires font que la viande donne envie de sucre).

– poids pour poids, les protéines animales sont environ *six fois plus chères* à l'achat que les protéines végétales.

Une alimentation végétarienne équilibrée doit respecter les principes suivants :

– *apporter le minimum vital de vingt pour cent de protéines* dont la moitié doit être d'origine animale (œufs, fromage, yaourt). Les protéines animales sont les seules qui contiennent la totalité des 22 acides-aminés nécessaires. *Les protéines végétales sont toutes incomplètes* (sauf le soja) et, pour pouvoir être suffisamment nutritives, doivent être combinées (blé avec haricots par exemple) ce qui suppose beaucoup de doigté et de connaissances diététiques. *Les végétaliens,* qui suppriment de leur alimentation tous les produits d'origine animale, souffrent tous de carences diverses. En fait, aucun animal ne se nourrit que de végétaux, même les herbivores mangent les insectes contenus dans l'herbe.

– *éviter des combinaisons alimentaires* trop complexes et indigestes (yaourt avec miel et jus de fruits – salade de céréales, légumes, fruits et fromages – jus de fruits aux repas etc.)

– *équilibrer* crudités et légumes cuits,

– *ne pas abuser d'huile* dans les salades ou en fritures.

LES ALIMENTS RECOMMANDÉS

Les céréales

Ces aliments que constituent les graines sont en fait les plus complets, les plus équilibrés et les plus nourrissants qui soient. Étant à la fois graines et fruits, source et conséquence, ils contiennent tous les éléments nécessaires à un nouveau cycle de vie et résultant du précédent. Leur composition est conforme aux proportions d'une alimentation humaine équilibrée : environ 20 % de protéines, 2 ou 3 % de matières grasses, 70 % d'hydrates de carbone (sous forme de polysaccharides) et 10 % de fibre.

Les céréales réunissent toutes les conditions de la santé : elles contiennent de nombreuses vitamines (B et E) et minéraux (magnésium, phosphore, fer, potassium, calcium), leurs huiles sont insaturées, elles ne produisent pas de toxines comme les produits animaux, leur consistance fibreuse stimule la digestion et l'élimination.

Pourquoi donc ont-elles tant la réputation de faire grossir? La grande erreur de l'Occident est de les traiter en plat d'accompagnement des viandes, alors que leur complexité et leur richesse en font un aliment végétarien qui se suffit à lui-même. Toute combinaison (sauf avec des légumes verts) résulte invariablement dans un repas trop calorique et difficile à digérer. La deuxième erreur est de les raffiner, ce qui les dépouille de la fibre et des vitamines nécessaires à leur assimilation. Dans ces conditions, bien sûr, leur consommation conduit à une suralimentation et à une digestion de mauvaise qualité qui provoquent l'obésité.

De plus, étant si complètes et si équilibrées en elles-mêmes, *elles ne peuvent pas entrer dans le cas d'un régime dissocié,* et, étant si caloriques, *elles sont exclues de tout régime basses calories.* Mais préparées et consommées dans les conditions requises : seules ou avec des légumes verts, et complètes, elles sont l'aliment le plus sain qui soit, qui ne peut en aucun cas faire grossir, et qui est même susceptible, au contraire, de faire maigrir les gros mal nourris (il n'y a pas de macrobiotes obèses!)

Les principales céréales utilisées dans l'alimentation humaine sont :

– **le blé,** avec lequel on fabrique le pain, les pâtes, les farines, et qui doit être consommé complet afin de contenir le son (fibre) et le germe (vitamines B et E et minéraux).

– **le riz,** qui, complet, est une bonne source de vitamine B.

– **le millet,** qui, loin d'être réservé aux oiseaux, est tout à fait délicieux.

– **le maïs** qu'on peut manger frais et grillé.

– **le sarrazin** avec lequel on prépare le kascha et les crêpes.

– **le seigle** qui fait un pain bourré de vitamines.

– **tous les haricots** (dont le soja est le plus protéiné), les pois et les lentilles, à condition, bien sûr, de ne pas les préparer en cassoulet ou avec du petit salé.

Pour être digérées, toutes ces céréales doivent être cuites.

– **les graines et oléagineux** qui peuvent se manger crus : graines de tournesol, de sésame, de citrouille, noix, noisettes, amandes, cacahuètes, pistaches, châtaignes, noix de Brésil, pécans, etc., toutes très riches en vitamines B et minéraux mais aussi en matières grasses, ce qui en fait les aliments les plus caloriques qui soient.

Le soja

Le haricot de soja est le plus important légume cultivé en Inde, Chine du Nord, Corée et Japon. Depuis plus de cinq mille ans, il a constitué une des bases de l'alimentation des Orientaux et les anciens Chinois et Japonais le tenaient en une telle estime qu'ils l'avaient reconnu comme une des « cinq graines sacrées » avec l'orge, le blé, le riz et le millet. Aujourd'hui l'Amérique en est devenue le plus important producteur mondial et l'Europe, trop froide pour qu'il y pousse, continue encore à le snober, le considérant impropre à la consommation civilisée, tout juste bon pour la race jaune et le bétail. Erreur funeste qui nous coûte autant en santé qu'en deniers, car cette plante magique a été dotée d'une abondance de propriétés.

Le haricot de soja est formé de plus de 40 % de protéines, qui contiennent les 22 acides aminés existant, ce que lui a permis d'être *classé parmi les protéines complètes* aux côtés de la viande, des œufs, du lait, de la levure de bière et du germe de blé. Il contient également 20 % d'huile insaturée, de la vitamine A, cinq vitamines du groupe B, de la vitamine E, du cuivre, du fer, du calcium et de *la lécithine :* substance présente aussi dans le jaune d'œuf et le germe de blé, riche en choline, inositol et protéines, utilisée par l'organisme pour la fabrication des tissus nerveux et cérébraux. Elle agit comme une dynamo qui produit de l'électricité. *La choline* aide à disperser le cholestérol ainsi que *l'inositol* qui, en outre, alimente le cœur.

Le soja peut être consommé sous plusieurs formes :

– **les haricots** se préparent comme tous les autres, en les cuisant à l'eau après les avoir fait tremper.

– **les pousses de soja,** qui contiennent beaucoup de vitamine C et peuvent se manger crues en salade ou légèrement cuites à la vapeur, sont très faciles à faire pousser à la maison.

– **la farine de soja** (haricots réduits en poudre) peut être utilisée dans la fabrication de sauces, mais pour le pain et la pâtisserie doit toujours être mélangée à la farine de blé car ne contenant pas de gluten, elle ne peut pas être travaillée en pâte.

– **le lait de soja,** fabriqué à partir d'une émulsion des haricots dans l'eau, est plus riche que le lait de vache en fer, calcium et phosphore et a permis à de nombreuses populations asiatiques de survivre pendant des périodes catastrophiques.

– **le tofu ou fromage de soja** est fabriqué à partir du lait et peut être utilisé comme un fromage blanc, en salade ou grillé ou dans des préparations culinaires.

– **le tamari ou sauce de soja** est fait de haricots, farine, sel, sucre et caramel et a une saveur particulière et délicieuse qui accompagne soupes, poissons, viandes, légumes, riz et constitue le condiment de base d'une table orientale;

– **les protéines de soja texturées** sont extraites par un procédé spécial, puis déshydratées et parfumées; elles se présentent sous forme de granulés, de morceaux ou de tranches et peuvent être utilisées en guise de viande. Elles contiennent environ 50 % de protéines et aucun corps gras. Au naturel, elles ont un goût très neutre mais peuvent être parfumées (parfums naturels et végétaux) au bœuf, jambon, poulet, goût fumé. Une fois rehydratées, on les prépare exactement comme la viande, en sauces, pâtés, hamburgers, en y ajoutant herbes, épices et condiments. Réduites en poudre, leur teneur en protéines étant plus forte que dans la farine de soja, on peut en faire pain et pâtisserie.

L'utilisation de la « plante magique », le soja, est maintenant de plus en plus considérée comme une solution au problème des ressources alimentaires d'une population planétaire en constante expansion.

Les œufs

Qu'ils soient bruns ou blancs, ils constituent la meilleure source de protéine disponible pour la consommation humaine. Ils contiennent les *22 acides aminés essentiels,* des vitamines (A, B, D, E, K), du fer, du cuivre, du soufre, du magnésium, du phosphore et du potassium, à peu près aucun hydrate de carbone et un bon nombre de matières grasses, dont le cholestérol. A condition, cependant, d'être de *véritables œufs de ferme,* pondus par des poules qui ont vécu librement et ont été nourries au grain. On les reconnaît au fait que leur jaune est bien coloré (bien que ce ne soit pas une garantie car il a pu être coloré artificiellement) et surtout à la consistance du blanc qui doit être très épais et coller au jaune. Ils doivent être mangés *le plus frais possible* car avariés, ils peuvent causer de violents empoisonnements (respecter les dates et les conserver un maximum de dix jours).

Ils ont été souvent attaqués par les diététiciens à cause de leur teneur en *cholestérol.* En fait, tous les produits animaux indispensables sous une forme ou une autre à une alimentation équilibrée en contiennent et il est nécessaire au fonctionnement de l'organisme. Il faut seulement veiller à ne pas en absorber des doses excessives et il ne doit être totalement supprimé que chez les personnes souffrant de grave hypercholestérolémie.

Le fromage

Il est probablement la forme la plus répandue sous laquelle est consommé le lait. Il en existe plus de *cinq cents variétés,* durs ou crémeux, crus ou cuits, jeunes et vieux, fermentés, moisis, de vache, de brebis, de chèvre, aux herbes, aux noix, aux raisins, au poivre, au vin, etc. On les fabrique en séparant les solides des liquides du lait à l'aide d'un catalyseur, puis en faisant ou non cuire ou maturer.

Il est très nourrissant puisque la plupart des variétés contiennent environ 50 % de matières grasses et entre 8 et 36 % de protéines. Il renferme également vitamines (A et B) et minéraux (calcium et sodium). Il peut entrer dans la confection de nombreux plats savoureux mais sa haute teneur en matières grasses et en sel le rend dangereux dans le cadre d'un régime amaigrissant. Dans ce cas, il vaut mieux choisir les variétés à teneur en *matières grasses réduites* que l'on trouve maintenant de plus en plus dans les magasins diététiques et les fromageries : fromages durs à 20 % comme la tome, le Munzer, le bleu, ou fromages frais à 20, 10 ou 0 %. Il est à noter que le pourcentage de matières grasses est compté sur la matière sèche, ce qui signifie qu'à teneur égale, un fromage dur (gruyère, parmesan) est plus gras qu'un fromage mou (camembert, brie) et que les fromages frais à consistance de crème contiennent beaucoup d'eau et sont donc les moins caloriques (82 % d'humidité pour les fromages à 0 % de matières grasses).

Ils peuvent donc, grâce à leur apport protéiné, leur contenu en éléments précieux et leur faible apport calorique, être utilisés à profusion en cuisine amincissante : tourtes, quiches, sauces, mousses, etc. et ils peuvent remplacer les fromages riches et crème des recettes classiques.

Les fromages secs se *conservent* assez longtemps, spécialement au frais; ceux à pâte molle doivent être consommés lorsqu'ils sont à point, et les frais dans la semaine qui suit leur fabrication. Il est toujours préférable de les faire couper devant soi et d'éviter d'acheter ceux qui gisent préemballés sous plastique sur les étagères des supermarchés, car ils ont besoin d'air pour achever leur maturation.

Le yaourt

Dans la mythologie persane, un ange révéla à Abraham la recette du yaourt, et la Bible affirme qu'il vécut 175 ans. Au cours des temps il n'a cessé d'être révéré et entouré d'un prestige très spécial, on l'a appellé « le lait de la vie éternelle ».

Il est fabriqué en inoculant des bactéries dans du lait chaud qui doit être maintenu à une température constante jusqu'à ce qu'il ait complété sa fermentation. Cette transformation rend le yaourt beaucoup plus digeste que le lait.

Il contient des protéines, des hydrates de carbone, des matières grasses (s'il n'est pas écrémé), beaucoup de calcium, de fer, des vitamines, notamment A et B. Il est utile dans tous les désordres digestifs, autant pour combattre la dysenterie que la constipation, les flatulences et les ulcères.

Ses propriétés antiseptiques et détoxicantes le rendent précieux dans le traitement du diabète, des rhumatismes, de la furonculose et du rhume. Il aide à rétablir la flore intestinale détruite par l'absorption d'antibiotiques et on lui a même trouvé une action anti-cancéreuse. Son influence bénéfique sur la digestion en fait un aliment combinable avec la plupart des nourritures, même avec les fruits (il soulage les gaz).

On peut le préparer soi-même : il suffit d'avoir du lait, une yaourtière (ou un endroit constamment chaud) et un yaourt contenant les bactéries nécessaires au démarrage de la fermentation. On peut aussi, plus paresseusement, l'acheter tout prêt : il est préférable de le choisir fermier et naturel, sans matières grasses si on veut maigrir, et surtout sans sucre ni fruits.

Poisson contre viande et volailles

Le régime occidental est beaucoup trop riche en produits carnés, ce qui finit par provoquer de graves intoxications (obésité, irritabilité, maladies de peau, cholestérol, etc.) Un régime équilibré ne devrait comporter que 20 % de protéines, mais, comme elles sont l'aliment idéal des gros mangeurs qui veulent maigrir, il peut être nécessaire, dans ce cas, d'augmenter leur proportion. Il est donc essentiel de bien les choisir.

En dehors des œufs et des produits laitiers, *la protéine animale idéale* est fournie par le poisson : aucun poisson, même le plus gras (saumon, thon, maquereau, hareng, sardine), n'est aussi gras que la plus maigre des viandes (35 % des calories d'un filet maigre sont apportées par les matières grasses) et le gras de poisson est insaturé. Très saturé d'eau (environ 70 %), il est donc très *peu calorique.* En outre, sa chair contient des *minéraux* précieux pour notre santé (iode, phosphore) ainsi que des vitamines (particulièrement du groupe B).

De plus, le poisson frais est un *animal sauvage* qui n'a pas été élevé pour l'alimentation humaine : il n'a pas été engraissé à l'aide d'hormones et de farines (comme les poulets), sa chair n'a pas été blanchie aux piqûres d'antibiotiques (comme le veau), il a vécu librement, utilisant son corps comme il l'entend, sans être confiné à un espace à peine plus grand que lui ou attaché sur une étagère à la lumière incessante d'un tube de néon.

De nombreux *animaux d'élevage* sont en fait malades et impropres à la consommation : les *veaux* élevés en cage en trois mois au lieu de neuf, et engraissés aux hormones et aux antibiotiques, sont pour la plupart en train de mourir d'anémie graisseuse au moment de leur abattage. Les *poulets* de batterie subissent le même sort et produisent des œufs dépourvus de la plupart de leurs éléments nutritifs. Leurs *foies* sont un concentré de tous les poisons qui leur ont été administrés (attention au foie de veau!).

Les *porcs* sont des animaux très sales qui se nourrissent de déchets et qui produisent une viande excessivement grasse et impure.

Le mouton et l'agneau sont élevés dans des conditions plus saines mais leur viande est extrêmement grasse.

Les aliments complets

Il y a des aliments que nous devons bannir à tous jamais de notre alimentation car ils ne contiennent que des calories vides : ce sont les *produits raffinés,* pain blanc, farine blanche, sucre blanc, riz blanc. Ils sont beaucoup *plus caloriques* que leurs équivalents complets et beaucoup moins bienfaisants : le raffinement obtenu par l'élimination de la fibre et le blanchissement à l'aide de produits chimiques vident l'aliment de ses vitamines et de sa substance, ne laissant que l'amidon qui forme dans l'estomac une espèce de plâtre collant indigeste et terriblement grossissant.

Pour rétablir un poids normal grâce à une bonne hygiène alimentaire, il est indispensable de ne consommer que des aliments utiles, qui apportent vitamines, sels minéraux, fibres et carburants.

La nature fait bien les choses, faisons-lui confiance. Si elle a constitué des végétaux avec une enveloppe comestible, c'est parce qu'elle les a destinés à être mangés dans leur intégralité. Plus nous mangeons les aliments en leur état naturel, moins nous risquons de souffrir.

Le Ginseng

Son nom scientifique est Eleutherococus Senticocus (Ginseng Sibérien) et son nom botanique Panax Ginseng, ce qui signifie *panacée* – qui agit sur tout.

Il est utilisé en Chine depuis la nuit des temps et pousse essentiellement en Orient, en Russie et aux États-Unis. Son appellation provient du chinois « Jin-Chen » qui signifie semblable à l'homme et est dérivée du fait que sa racine – où se trouve son principe actif – a la forme d'un corps humain. En herboristerie, il existe ce que l'on appelle la *signature,* théorie basée sur la croyance que la forme, la couleur, l'odeur et le goût des plantes indiquent les parties du corps sur lesquelles elles agissent – les plantes amères sont supposées stimuler la vésicule biliaire, etc. – La forme de la racine de ginseng indique donc qu'il peut bénéficier au corps tout entier.

Il est classifié comme un *adaptogène,* c'est-à-dire qu'il accroît la résistance à la maladie, aux chocs, à la fatigue, aux infections, etc. Personne ne sait, apparemment, quelles substances il contient, ni comment il agit, et beaucoup de médecins pensent que son efficacité est basée sur la superstition. Mais différentes expériences ont démontré qu'il agit comme stimulant gastrique, et tonique cardiaque et pulmonaire. Il a donné à des rats une protection contre les radiations et leur a permis de nager plus longtemps. Il a réduit le taux de sucre dans l'urine des diabétiques. On l'a vu régulariser des fonctions glandulaires.

De nombreux utilisateurs rapportent l'avoir observé améliorer diverses conditions : acné, fatigue, ménopause, dépression nerveuse, résistance aux rayons X, etc.

Il doit être pris en cures prolongées car son action n'est pas instantanée. Il peut être consommé sous forme de racine, de poudre, de capsules ou d'infusion (thé mu).

LES BOISSONS

L'eau

Notre organisme est composé de 90 % d'eau que le sel fixe dans les tissus. C'est en fait l'élément qui nous est le plus nécessaire. On estime qu'une personne de corpulence et de santé normales peut rester un mois sans s'alimenter et sans présenter de carences graves, alors qu'elle mourra de déshydratation au bout de quelques jours.

L'eau est nécessaire aux échanges cellulaires, à la respiration (on rejette de la vapeur), à la circulation du sang, à l'élimination. Nous devons constamment remplacer l'eau que nous perdons. C'est donc elle qui doit être notre source essentielle de liquide. En ville, où l'eau du robinet est devenue quasiment imbuvable à cause du chlore qu'on y déverse pour l'assainir, il est plus sain de boire de l'eau minérale.

A la campagne on est encore quelquefois alimenté à l'eau de source. Généralement, si une eau est agréable au goût, on peut la boire.

Les eaux minérales sont des eaux naturelles provenant d'une source dont elles portent le nom. Elles contiennent différents sels minéraux qui leur confèrent certaines propriétés : les unes ont plus de magnésium, d'autres plus de calcium ou de fluor, elles peuvent être gazeuses ou non. Certaines sont diurétiques, d'autres digestives, d'autres encore réputées pour leur action sur le foie. Il n'est pas recommandé de boire des eaux gazeuses aux repas car elles sont salées et font gonfler. La méthode de Démis est de changer régulièrement d'eau minérale de façon à ne pas s'immuniser à leurs effets.

La quantité de liquide nécessaire à chaque individu varie selon son métabolisme et son mode d'alimentation. En gros, on peut dire : *buvez autant que vous avez soif.* Un repas à base de produits secs et salés (pain et fromage, par exemple) donne plus soif qu'un repas humide (crudités et fruits). De toute façon, il vaut mieux ne pas trop boire aux repas, (trop de liquide dilue les sucs gastriques et ralentit la digestion), et faire glisser la nourriture dans le gosier avec un verre d'eau empêche l'action de la salive.

Par contre, un bon truc pour se couper l'appétit est de boire un ou deux grands verres d'eau un quart d'heure avant le repas afin de supprimer la sensation de faim.

Comme Demis l'a fait, boire un ou deux litres d'eau tout au long de la journée aide beaucoup à maigrir. Chaque fois qu'on se sent un petit creux, avaler un grand verre d'eau remplit l'estomac avec des illusions. De plus, l'eau bue à jeun est très rapidement éliminée, ce qui assure une gymnastique des reins et entretient leur bon fonctionnement. L'eau bue et ainsi éliminée nettoie le sang et les vaisseaux entraînant avec elle beaucoup de toxines et de résidus graisseux. *L'eau est le meilleur des diurétiques.*

Mise à part l'eau, la plupart des boissons sont nocives.

Toutes les boissons sucrées et gazeuses

On les trouve dans le commerce elles sont aussi nuisibles à la santé qu'à la ligne : elles contiennent toutes des acides, des colorants, des parfums artificiels et du sucre. Il est préférable de s'en passer ou, au pire, opter pour les versions saccharinées.

Les tisanes

Elles sont souvent bénéfiques à condition de ne pas en abuser car elles ne sont pas *inoffensives.* De tous temps et sous tous les climats, hommes et animaux ont utilisé les propriétés des plantes : certaines calment (tilleul, passiflore, valériane), d'autres aident la digestion (camomille, menthe, anis – l'anis étoilé ou badiane est très efficace contre les ballonnements), d'autres encore désinfectent (thym, menthe); l'eucalyptus dégage les voies respiratoires, le séné est laxatif, d'autres enfin ont une action diurétique et sont souvent utilisées pour aider à maigrir (fenouil, anis, queue de cerise, pissenlit, persil, céleri). La vitamine C que contient la fleur d'églantier à également un effet sur les voies urinaires. Une infusion de tilleul ou de camomille au coucher ou de fleur d'églantier au réveil peuvent aider à bien dormir ou à attaquer la journée d'un bon pied, mais prises en excès, elles pourraient provoquer des réactions violentes indésirables.

Le lait

Il n'est pas une boisson désaltérante mais un *aliment très complet* destiné aux nouveau-nés et, étant à la fois trop et pas assez nutritif, il est impropre à la consommation des adultes. De plus, *il se combine* mal avec d'autres aliments et provoque indigestion et fermentation. *Le petit déjeuner français* qui comprend café au lait sucré, pain blanc beurré et confituré est une pure aberration diététique qui explique pourquoi les deux tiers de la population souffrent pendant la matinée d'acidité stomacale, de renvois, de douleurs au foie et de fatigue. De nombreuses personnes, et même des races entières (asiatiques) sont *incapables de digérer le lait* car leur organisme ne fabrique pas l'enzyme nécessaire : le lactase. Cependant, comme il contient de nombreuses substances très nutritives (protéines, graisses, sucre, vitamines et minéraux), il peut être consommé sans problèmes sous d'autres formes : fromage et yaourt.

A condition de pouvoir le digérer, il peut constituer à lui seul un repas liquide, utile en cas de troubles gastriques ou de compensation pour un écart de régime. Sa teneur en calcium lui confère des propriétés sédatives qui peuvent être une aide pour lutter contre l'insomnie.

Les jus de fruits ou de légumes

Bien qu'on les imagine très sains, ils devraient être *réservés à des occasions très spéciales :* semi-jeûne, crise d'hypoglycémie, ou besoin d'énergie rapide, car ils sont un aliment (et non pas seulement une boisson) *déséquilibré.* La nature a créé fruits et légumes avec pulpe, peau et jus, n'en consommer qu'une partie détruit l'équilibre nécessaire à leur assimilation : sans être nourrissants, ils contiennent une grande quantité de sucre qui est beaucoup plus redoutable dans le jus que dans le fruit entier.

De plus, comme il faut plusieurs fruits pour remplir un seul verre, on est forcément amené à en absorber de trop grandes quantités, ce qui risque de provoquer des troubles dont on aurait du mal à soupçonner l'origine : on a vu le cas d'un homme mort de *cirrhose du foie* alors qu'il n'avait jamais touché un verre d'alcool de sa vie; par contre il buvait chaque jour plusieurs litres de jus de carottes qui, en fermentant, avaient produit l'alcool qui l'avait empoisonné. Un jus de fruits ou de légumes (moins sucré) de temps en temps et bu en dehors des repas, peut apporter un surplus d'énergie et de précieuses vitamines à condition toutefois d'être naturel et bu dès son extraction car la vitamine C est très facilement détruite, que ce soit par le contact avec l'air, la congélation, ou la mise en conserve.

LES EXCITANTS

Le recours au café et au thé pour se réveiller, travailler ou surmonter un coup de barre est tellement passé dans les mœurs que l'on a oublié qu'ils constituent des drogues puissantes qui devraient n'être utilisées qu'avec modération. Les trois constituants chimiques en question sont le *tannin, la caféine* (contenue dans le thé, le café et le coca-cola), et la *théobromine* (contenue dans le cacao).

Le thé contient à l'état brut plus de caféine que le café, mais est beaucoup plus dilué à la consommation : un kilo de thé produit environ 500 tasses alors qu'un kilo de café n'en fera que 24. Une tasse de café léger contient donc trois fois plus de caféine qu'une tasse de thé de la même taille (120 mg contre 40).

Ces excitants stimulent le système nerveux central, le cortex cérébral, le cœur et les reins mais sont aussi des *poisons violents* connus pour provoquer l'hypertension et des déréglements du rythme cardiaque; ils agissent sur le système nerveux entraînant anxiété, insomnie, irritabilité, maux de tête, tumeurs, ulcères, troubles de la vision et de l'audition. On a vu des patients soignés psychiatriquement sans succès voir leur état s'améliorer par la seule suppression du café. Ils paniquent le mécanisme du taux de sucre sanguin et forcent le pancréas à une *sécrétion d'insuline* qui n'a pas été entraînée par une dépense accrue d'énergie. Lorsque ce procédé est répété plusieurs fois par jour, il résulte dans une surproduction d'insuline, d'où *l'hypoglycémie,* un besoin nouveau de café et une réaction en chaîne typique du mécanisme d'accoutumance à une drogue.

Des études faites par l'Université de Harvard ont établi un lien certain entre la consommation de caféine et le *cancer du pancréas* –

deux tasses par jour doublent le risque de cancer –. De plus, ces mécanismes de l'insuline ont une influence sur le métabolisme des graisses et des sucres et peuvent être une cause *d'obésité.* Ces toxiques agissent également sur la glande tyroïde et sur les articulations (risques *d'arthrose).* Bien entendu, ils ont une *action sur le système digestif* : ils peuvent accélérer la digestion en encourageant les mouvements de l'estomac, et ils stimulent l'activité des reins – leur effet ultra diurétique peut provoquer des carences en vitamine B. L'acidité du tannin a également des répercussions nocives sur la digestion.

Même le décaféiné a fait l'objet de nombreuses critiques en regard des produits chimiques utilisés au cours du procédé. Les grains verts sont humidifiés à la vapeur, puis on y fait passer un solvant chimique qui entraîne la caféine. Le café est ensuite soigneusement rincé à l'eau chaude, puis torréfié normalement. Nestlé assure que, après rinçage, il ne reste que cinq pour un million de solvant et qu'en fin de préparation il a été totalement éliminé alors que 97 % de caféine ont pu être extraits.

Mais une alimentation saine et équilibrée, pauvre en sucres et en graisses, doit faire disparaître les symptômes de fatigue et de lourdeur digestive qui font naître le besoin de caféine. Cependant il arrive souvent que la dépendance à l'odeur et à la chaleur de la tasse subsiste, auquel cas on peut le remplacer par du décaféiné, des succédanés à base de chicorée, du thé de Chine qui contient moins de tannin, du thé vert japonais et du thé de trois ans (macrobiotiques) qui ne contiennent pas de caféine ou même du café extrêmement léger, mais toujours préparé sans lait ni sucre.

Un arrêt brusque de la consommation régulière de café peut provoquer des symptômes de manque (maux de tête).

Et le meilleur substitut au bol du petit déjeuner est encore un bon quart d'heure au moins d'exercice physique et un salut yoga au soleil.

L'alcool

Parce qu'il est fabriqué dans n'importe quelle région du globe, à partir d'une infinité de végétaux, son usage est à peu près universellement accepté sauf dans les pays de culture musulmane. *La France* est la nation au monde où la consommation d'alcool par tête est la plus élevée. On boit un « petit coup » sous tout prétexte, pour stimuler, calmer, célébrer, « noyer un chagrin », digérer, oublier et, dans tous les cas, pour apporter plaisir et satisfaction.

A l'état pur, c'est un liquide transparent, incolore, peu odorant et au goût brûlant. Il est dilué dans différentes boissons, dont la teneur varie de 3 à 6 % pour la bière, 8 à 14 % pour le vin, 15 à 20 % pour les apéritifs et vins cuits (Porto, Sherry, Martini, etc.), 30 à 45 % pour les spiritueux et liqueurs (cognacs, armagnacs, eaux-de-vie, liqueurs digestives, gin, vodka, whisky, tequila, etc.).

Il est absorbé dans le sang par l'estomac et l'intestin et est très rapidement distribué dans tout l'organisme (une femme enceinte le transmet immédiatement au fœtus par le placenta, et il passe dans le lait d'une mère). *Il est éliminé* dans le foie où les enzymes le décomposent en oxyde de carbone et en eau. Une quantité presque insignifiante est expulsée directement par les reins, la peau et les poumons. La *rapidité* avec laquelle l'alcool passe dans le sang dépend de nombreux facteurs : le poids, le sexe, la quantité, l'heure, le genre. Les alcools forts sont absorbés plus rapidement que les alcools sucrés et le bicarbonate contenu dans les boissons gazeuses accélère son action; les femmes sont plus rapides que les hommes. Par contre le métabolisme se fait à un rythme à peu près constant, il faut environ une heure et demie pour un demi litre de bière. Il n'y a donc aucun moyen de déssoûler rapidement ni de faire passer une « gueule de bois » avant son heure.

L'alcool est un poison redoutable qui empêche le cerveau de fonctionner correctement (accidents de voiture, pertes de l'équilibre), qui rend fou (les crises aiguës d'alcoolisme s'achèvent en délires), qui dégénère les races et les familles, qui détruit le foie (cirrhose), le cœur (risques d'infarctus), le système nerveux, provoque des cancers et des ulcères, conduit au suicide, détruit les relations familiales et sociales, nuit au travail, pousse à la violence et au crime. Comme toutes les drogues, il ne fait qu'empirer le problème auquel il prétend être une solution : on boit excessivement pour pouvoir affronter ou oublier une situation difficile. Or, les vapeurs de l'alcool embrument le jugement, diminuent la force de caractère et rendent encore plus inapte à trouver la solution, d'où un processus d'escalade et de fuite en avant qui débouche sur l'alcoolisme. La liste de ses méfaits est inépuisable et terrifiante

De plus, **c'est une boisson très calorique,** droguante et peu

désaltérante. On peut objecter qu'un repas sans vin est aussi triste qu'un jour sans pain et qu'il est antisocial de refuser le coup de l'amitié. Mais si votre voisin se jette du haut d'une falaise, devez-vous en faire autant pour prouver vos sentiments? A la limite, puisque nous ne sommes ni des anges ni des moines, un verre de bon vin de temps en temps ne peut faire trop de mal, il stimule la digestion et favorise la relaxation. Dans ce cas, il est préférable de *choisir* les boissons les plus légères et les moins sucrées. Les moins alcoolisées sont la bière et le cidre, la moins sucrée et la plus pure est la *vodka* russe ou polonaise qui contient 45 % d'alcool. On peut toujours diluer un alcool sec ou même du vin avec de l'eau gazeuse.

Mais de toute façon un régime amaigrissant ne peut en tolérer aucune consommation régulière car ces boissons sont toutes extrêmement caloriques et interfèrent avec le déroulement correct de la digestion. Une exception doit rester une exception.

Le tabac

Il est lui aussi une drogue socialement acceptée, symbole d'indépendance, de masculinité, d'intelligence, de niveau socioculturel. Les fumeurs prétendent que son usage a un *effet stimulant et relaxant* et qu'il aide à la concentration. Les médecins et les psychiatres reconnaissent que la fumée du tabac réduit pour une courte durée les tensions musculaires, que la manipulation d'une cigarette peut rassurer, et qu'elle est une réminiscence du biberon ou du sein maternel.

En fait, le tabac contient un bon nombre de **substances toxiques,** dont la *nicotine et les goudrons,* et sa fumée contient de l'oxyde de carbone qui agit sur l'oxygène du sang. Une cigarette produit entre 1 et 3 mg de nicotine dont 95 % sont absorbés en avalant la fumée contre seulement 10 % si on ne fait que la garder dans la bouche. C'est pourquoi les fumeurs de pipe et de cigares sont moins intoxiqués (ils évitent également les méfaits du papier).

Nous pouvons nous égarer une fois encore sur les effets funestes de la nicotine et de ses compagnons.

A court terme, ils provoquent une contraction des vaisseaux sanguins, font monter la tension et accélèrent le rythme cardiaque. Ils détruisent la vitamine C et empêchent son absorption. Ils stimulent la production d'adrénaline, ont un effet anti-diurétique et empêchent l'action des phagocytes qui constituent notre système de défense contre l'infection. Ils troublent les rythmes du système digestif.

A long terme, différentes études ont montré un lien entre la consommation de tabac et le cancer du poumon, des lèvres, de la bouche, de la langue, de la gorge, de la vessie, la bronchite chronique, l'emphysème, les crises cardiaques, les maladies gastro-intestinales (nausées, flatulences, brûlures d'estomac, ulcères, constipation), le diabète, les fausses-couches et les naissances prématurées et de bébés trop petits.

Son action sur les sécrétions digestives tend à réduire l'appétit et c'est pourquoi nombreux sont ceux qui refusent d'arrêter de fumer *de peur de grossir.* Il est en effet fort possible de voir réapparaître des sensations de faim et des désirs de nourriture qui peuvent durer de quelques jours à plusieurs mois. Si l'on ne veut pas engraisser, il est donc nécessaire de se contrôler, de ne pas grignoter entre les repas ou se servir des portions trop copieuses.

Quelle que soit la méthode utilisée : discipline, hypnose, organisations spécialisées, chewing-gum à la nicotine, etc., arrêtez de fumer avant qu'il ne soit trop tard. Vous devrez de toute façon laisser passer plusieurs années avant que votre *espérance de vie* et vos risques de cancer, de bronchites chroniques ou d'accidents cardiaques deviennent semblables à ceux du non-fumeur.

Pensez aussi à votre entourage : non seulement les enfants de fumeurs ont tendance à fumer eux-mêmes, mais les non-fumeurs qui vivent dans un environnement pollué voient leurs risques de maladies induites accrus de 50 % : les statistiques montrent que les femmes de fumeurs vivent quatre ans de moins que celles mariées à un homme qui ne fume pas.

Et ne vous inquiétez pas pour votre poids, le jeu n'en vaut pas la chandelle : *le tabac ne fait pas maigrir,* il coupe seulement l'appétit. Un peu de discipline pendant quelque temps et tout rentrera dans l'ordre.

LES PRODUITS ARTIFICIELS ET TRANSFORMÉS

Les faux sucres.

L'idéal, bien entendu, est de vivre sans sucre rajouté, de manger des fruits naturels, de supprimer totalement les gâteaux, et de boire le café noir (si on est encore accroché au café). Mais, comme on ne change pas de goûts et d'habitudes du jour au lendemain, il vaut mieux, en attendant, utiliser des sucres artificiels. Il en existe plusieurs catégories : ceux à base de *sorbitol*, qui ne supportent pas la cuisson et ont une teneur en calories réduite (un dixième environ de celle du sucre); la *saccharine*, qui n'est absolument pas calorique mais qui a souvent un arrière-goût amer; et les *cyclamates* (comme le sucaryl) qui peuvent se cuire et être utilisés dans la fabrication des pâtisseries. Ils ne sont pas caloriques mais ont été interdits aux États-Unis à cause d'un supposé effet *cancérigène*. En fait, d'après les expériences pratiquées sur les animaux, il faudrait qu'un être humain en avale deux kilos par jour pour provoquer un cancer, alors que du fait du pouvoir extrêmement sucrant de ce produit, quelques grains suffisent. De plus, on peut rétorquer que le vrai sucre étant lui aussi nocif, il vaut mieux lui substituer le faux, qui au moins ne fait pas grossir, et qui de toutes façons est consommé en doses bien inférieures.

Les additifs chimiques

Des millions de tonnes de produits chimiques sont ajoutés chaque année aux denrées alimentaires : colorants pour les rendre plus appétissantes, conservateurs pour les préserver plus longtemps, cires pour faire briller fruits et légumes, engrais pour les faire pousser plus vite et plus gros, parfums pour leur rendre ceux que les méthodes artificielles de culture ont détruits, insecticides, farines médicamenteuses destinées à nourrir les animaux d'élevage et à les engraisser plus rapidement et à peu de frais. La plupart des aliments disponibles dans le commerce ont subi un traitement chimique à un moment ou à un autre. Leurs effets sur la santé ne sont pas encore tous connus, bien qu'on essaie de nous rassurer avec des tests faits sur des animaux de laboratoire. Mais ils n'ont que peu de valeur car, d'une part, les animaux ne sont pas des humains, et d'autre part, encore faudrait-il pour être convaincantes, que les expériences soient pratiquées pendant de longues durées s'étendant sur plusieurs générations, ce qui n'est pas le cas. Il est certain qu'à hautes doses et pendant des périodes prolongées de consommation, la plupart des additifs chimiques peuvent être *dangereux* et provoquer empoisonnements, cancers, fatigue, maladies cardio-vasculaires, malformations congénitales, etc.

Malheureusement, à moins de vivre à la campagne et de contrôler personnellement notre alimentation depuis la production (bien qu'aujourd'hui même les sols et l'eau soient contaminés), il est impossible de totalement les éviter. Mais, sans devenir paranoïaque, une fois qu'on a pris conscience de cet état de fait, on peut observer **certaines précautions :**

– lire attentivement les *étiquettes* et choisir les produits préparés le plus naturellement possible;

– *éviter* toutes les conserves et les produits de fabrication entièrement chimique : bonbons, sirops, boissons gazeuses et sucrées, glaces, confitures, biscuits (de toute façon ils sont extrêmement caloriques et tout à fait vidés de leurs vitamines et éléments nutritifs);

– acheter des *légumes frais ou,* au pire, *surgelés*;

– bien *brosser* et *laver* les fruits et légumes (plutôt que les peler afin de préserver les vitamines contenues dans la peau);

– *choisir* de préférence des œufs de ferme, des poulets élevés au grain et en liberté;

– acheter des fromages *au détail,* plutôt que ceux prédécoupés, préemballés;

– manger du pain frais et *complet.*

Les procédés de conservation

Dès qu'une plante est récoltée ou un animal est tué, ils commencent à se détériorer : les enzymes présents dans les aliments commencent leur travail de destruction, les graisses s'oxydent, et les bactéries mangent et se multiplient. Les hommes ont donc toujours essayé de prolonger la vie de leur nourriture de façon à éviter le gaspillage et à diminuer la quantité de travail nécessaire à sa récolte. Plusieurs techniques ont été développées, qui entraînent toutes une plus ou moins grande dégradation de la nourriture :

– **séchage ou déshydratation :** les bactéries ne peuvent survivre sans humidité. Traditionnellement, viande, fruits, légumes et herbes étaient séchés à l'air ou au soleil. Aujourd'hui on utilise des fours. Ils peuvent aussi être surgelés puis placés sous vide et chauffés jusqu'à ce que la glace soit évaporée. Les aliments ainsi préparés peuvent se conserver pendant des années pour autant qu'ils ne contiennent pas de gras qui pourrait rancir. La vitamine C est détruite au cours du séchage à l'air et certaines vitamines du groupe B (notamment B1 et acide folique) sont détruites à la chaleur.

– **mise en conserve :** les aliments sont chauffés pour détruire enzymes et bactéries, puis enfermés dans un récipient stérile où souvent des anti-oxydants sont ajoutés. La préservation est extrêmement longue, mais toutes les vitamines sensibles à la chaleur sont détruites (C et B).

– **congélation :** comme les bactéries sont inactives à – 12 °C, la nourriture est placée à – 18 °C. Certaines vitamines sont détruites surtout si les légumes ont d'abord été ébouillantés, mais moins que dans la mise en conserve. Les aliments peuvent être conservés de quelques mois à un an, selon leur type et la température à laquelle ils se trouvent – vérifiez le nombre d'étoiles du compartiment à glace de votre réfrigérateur qui vous indique la durée selon laquelle vous pouvez garder des produits surgelés et ne procédez vous-mêmes à une congélation que si vous avez un véritable congélateur. Un produit dégelé doit être consommé immédiatement et ne doit en aucun cas être regelé car sa détérioration est immédiate.

– **le lait :** peut être pasteurisé (chauffé à 72 °C pendant 15 secondes), homogénéisé (passé au travers d'un filtre pour en casser les globules de gras), stérilisé (chauffé à 120 °C pendant 20 à 60 minutes), UHT (passé à 130 °C pendant quelques secondes), évaporé – lait en poudre – (concentré puis chauffé à 155 °C pendant 15 minutes), condensé (concentré puis sucré) : tous ces procédés détruisent d'autant plus les vitamines B et C que la température utilisée est plus élevée. Il peut également être écrémé liquide ou évaporé, auquel cas les vitamines solubles dans les graisses (A et D) disparaissent,

LES AUTRES DANGERS DE L'OBÉSITÉ

– Les quantités excessives de cholestérol occasionnées par la prise de poids peuvent se transformer en **calculs** biliaires.

– L'obésité peut provoquer le **diabète.**

– La pression exercée par un poids excessif sur les jambes peut aider à développer des **varices,** affaiblit les articulations des genoux, des hanches et des chevilles et favorise l'**arthrose.**

– L'obésité augmente les **dangers des opérations** en raison de la dose accrue d'anesthésique nécessaire à un corps plus volumineux et rend les examens médicaux difficiles à pratiquer.

– L'obésité empêche un grand nombre d'activités physiques et les statistiques démontrent qu'elle augmente les **risques d'accident.**

– Elle accroît l'**infertilité**, rend les grossesses difficiles et provoque des fausses couches.

– **L'obésité déprime** et insécurise.

– **Elle est anti-érotique** (pas forcément pour le partenaire mais sûrement pour celui qui en souffre).

Heureusement la plupart de ces effets sont réversibles en cas de retour à un poids normal.

VICES ET VERTUS DES TECHNIQUES D'AMAIGRISSEMENT

Nous espérons maintenant vous avoir fait suffisamment peur pour que vous soyez tout à fait convaincus de la nécessité, si vous voulez vivre longtemps, en bonne santé et heureux, de perdre les kilos qui vous coupent les ailes et de vous maintenir en forme.

Voici donc les différentes techniques que vous pouvez utiliser, celles que nous pratiquons et recommandons et celles que nous déconseillons.

LA MÉTHODE DEMIS

Démarrage : amaigrissement intense

Petit déjeuner

– un jus de pamplemousse frais ou un œuf à la coque, dur, ou poché,

– un succédané de café ou tisane (fleurs d'églantier) ou café noir très léger ou décaféiné (si on peut pas s'en passer) avec faux-sucre si on veut.

Milieu de matinée

– céleri en branches cru,

– fromage ou yaourt maigre.

Déjeuner

– salades et légumes verts à volonté, crus ou cuits à la vapeur, sans sel (broccoli, épinards, courgettes, asperges, haricots verts, céleri, concombre, choux de Bruxelles, poireaux, etc.) assaisonnés au jus de citron ou à la vinaigrette diététique.

Après-midi (en cas de faim)
– céleri en branches cru,
– fromage ou yaourt maigre.

Dîner
– poisson blanc ou poulet à volonté sans peau, grillé, poché, ou cuit à la vapeur sans sel,
– sauces hautes protéines (sauce au fromage blanc ou au yaourt) si on le désire.

Au coucher
– quatre fois par semaine, un verre de lait écrémé,
– tous les soirs une tisane calmante.

Lorsque l'amaigrissement a démarré ou si vous n'avez que quelques kilos à perdre

Introduire :
– **des fruits** au petit déjeuner ou dans l'après-midi, mais pris séparément, trois heures au moins après un repas protéiné et attendre deux heures avant de manger autre chose (pommes, fraises, ananas, fruits acides),
– **des œufs ou du pain de soja** au petit déjeuner (en alternance avec les fruits),
– **des légumes** au dîner,
– **des fromages** à 20 % de matières grasses,
– **les recettes** amincissantes.

Attention!

– Conservez la *simplicité* des repas, ne faites pas trop de mélanges (respectez les lois des combinaisons),
– Essayez de faire au moins un *repas végétarien* par jour (sans chair, mais avec des œufs ou des laitages si on le désire).
– Pour pouvoir les assimiler, accompagnez toujours les protéines *d'un peu d'hydrates de carbone.*

Pendant le régime

– **Toute la journée :** des litres d'eau minérale (changer de marque régulièrement),
– pas d'alcool,
– éviter le café,
– remplacer le sucre par un édulcorant de synthèse.

– **Suppléments** de vitamines, minéraux et ginseng.

– **Un jeûne** de temps en temps, idéalement une fois par mois.

– **Une à trois journées de fruits** de temps en temps (ananas ou pommes ou fraises ou melon, fruits acides ou mi-acides).

– **Une cuiller de miel** (sans boire) en cas de crise de manque.

– **Autant d'exercice que possible.**

L'opinion du Docteur Bellaiche

Le Docteur Paul Bellaiche est un ami de Demis qui n'est pas spécialisé dans le traitement de l'obésité mais dans la médecine par les plantes. Demis est allé le consulter plusieurs fois au cours de son régime.

La première fois, il avait des taux excessifs d'urée, d'acide urique, de cholestérol, de triglycérides et de sucre. Il lui a conseillé un régime strict et un certain nombre d'oligo-éléments pour compenser les pertes minérales entraînées par l'absorption de trois litres d'eau par jour. Les oligo-éléments sont des métaux que l'on absorbe, directement par la langue, à doses infinitésimales : manganèse, zinc, magnésium, potassium, etc.

Il a prescrit à Demis du potassium contre les crampes qui pourraient être occasionnées par la perte de poids ; du magnésium, qui a une action anti-fatigue et anti-stress et du Eleuteroccocus Senticocus ou ginseng sibérien, qui a une action stimulante et défatigante à long terme (à l'encontre du café qui a un effet immédiat et passager). Il doit être pris en cure prolongée et sous surveillance médicale. Il a déclaré :

« J'admire beaucoup Demis qui a maigri uniquement grâce à sa volonté de tenir jour après jour, pendant des mois et sans flancher, un régime extrêmement strict. Il a perdu cinquante kilos, et je peux dire que s'il est maintenant en pleine forme, s'il n'a développé aucune carie dentaire, s'il n'est pas anémié ni fatigué, si son cœur est en parfait état, et ses analyses sanguines révèlent des taux normaux, c'est parce qu'il a suivi mes conseils : il n'a avalé aucun médicament, et a pris régulièrement les oligo-éléments et plantes anti-fatigue que je lui avais recommandés. Il peut être très épuisant pour un organisme de perdre tant de kilos. C'est pour cela qu'un amaigrissement important doit toujours se faire sous surveillance médicale. Seul un médecin peut recommander des produits utiles à soutenir l'effort et éviter les carences qui sont le risque de tout régime. Pour compléter ce traitement, Demis devrait maintenant faire du sport et de l'exercice, mais chaque chose en son temps, son effort et sa réussite sont déjà tellement extraordinaires qu'on ne peut que respecter sa volonté. »

LES MÉDICAMENTS

D'après le Docteur Bellaiche, tous les médicaments utilisés pour maigrir et prescrits par les charlatans diététiciens sont à bannir totalement car ils sont à la fois dangereux et inefficaces :

– **Les coupe-faim** permettent de sauter un repas mais pas de réguler l'appétit : comme ils ne suppriment la faim que pour quelques heures, on se retrouve le soir victime d'une boulimie compensatoire. De plus, ce sont des produits à base d'amphétamines ou autres composants chimiques qui agissent directement sur le *système nerveux* central. Ils dérèglent les mécanismes neuro-végétatifs et ont un effet excitant ou déprimant. Ils empêchent de dormir et font monter l'anxiété. Surtout, ils vont en contradiction avec les mécanismes psychologiques qui donnent à un régime ses chances de succès : la volonté de maigrir, le pouvoir de se contrôler et de se prendre en charge, la recherche des raisons pour lesquelles on a grossi, et la compréhension des fonctions physiologiques et psychologiques qui contrôlent l'alimentation et l'obésité.

– **Les diurétiques** entraînent, par une urination excessive, *une perte d'oligo-éléments* essentiels, notamment du sodium et du potassium par perte d'eau. Une personne sous l'action de diurétiques est de plus toujours victime d'une soif intense et retrouve en quelques verres le poids perdu, qui n'était pas de la graisse mais de l'eau. *L'eau est le seul diurétique efficace et sain* car si elle stimule l'action des reins, c'est par une augmentation du volume des liquides, n'entraînant qu'une élimination des excédents et des toxines. En cas de rétention d'eau, il vaut mieux utiliser les vertus des plantes.

– **Les extraits thyroïdiens** sont tellement dangereux que leur usage abusif à des fins d'amaigrissement a provoqué des *accidents mortels.* Ils ne peuvent être utilisés à des fins thérapeutiques qu'à des doses infinitésimales, et ne font maigrir qu'à des doses toxiques qui dépassent le seuil de tolérance du patient; de plus l'amaigrissement ainsi provoqué correspond à une fonte musculaire et non pas à une diminution des graisses. Il faut bien noter que les obésités d'origine thyroïdienne sont extrêmement rares, et n'existent que chez les grands malades thyroïdiens.

LES CONCENTRÉS DE PROTÉINES

Ce sont les préparations que l'on trouve en pharmacie sous les appellations diverses de repas hyperprotidiques, hypocaloriques, repas doses, etc. Ce sont à la base des protéines de lait additionnées de minéraux et vitamines et qui contiennent un nombre variable de lipides et de glucides. Il faut être très prudent et ne les utiliser qu'en *complément de régime.* Certains sont morts de s'en être exclusivement nourris dans l'espoir de maigrir. Rien ne vaut un repas d'aliments réels et frais contenant sous leur forme naturelle, tous les éléments dont nous avons besoin. Ces repas de substitution peuvent être utilisés comme une aide exceptionnelle et marginale. Comme ils sont assez bourratifs, on peut s'en servir comme *coupe-faim* en cas de petit creux, dans la matinée ou l'après-midi. Ils se présentent la plupart du temps sous forme de poudre ou de granulés que l'on doit délayer dans de l'eau ou mélanger à du yaourt ou du fromage blanc. Leur consistance assez forte permet à l'estomac de tenir pendant plusieurs heures avec un apport calorique relativement bas. On peut également les utiliser comme repas de *compensation* un lendemain d'excès : si un soir on a craqué sur des frites, des pâtes ou une sucrerie, le repas protéiné permet de passer un lendemain peu calorique sans trop souffrir de faim. Mais attention, vérifiez bien les étiquettes, toutes ces préparations sont caloriques et contiennent souvent beaucoup de glucides, n'oubliez pas de les compter dans vos rations journalières. Et surtout, n'en abusez pas, elles ne doivent rester qu'un truc!

LES BISCUITS REPAS

Ils se présentent généralement sous la forme de paquets contenant deux ou trois biscuits aromatisés à des parfums divers qui constituent un apport calorique réduit équivalent à un repas. Il est tout à fait instructif de lire les étiquettes : elles révèlent qu'il s'agit en fait de *biscuits normaux, enrichis* de divers constituants (corps gras, vitamines, minéraux) de façon à être extrêmement caloriques et nutritifs (environ deux cents calories par biscuit). Bien qu'ils soient supposés équilibrés, ils présentent de nombreux dangers : ils contiennent beaucoup de produits chimiques et rien de frais; ils sont souvent bourrés de toxiques (chocolat, produits chimiques, colorants, conservateurs); ils sont trop riches en matières grasses, et trop pauvres en fibre; ils ne remplissent pas l'estomac et n'offrent aucune satisfaction. Comme les concentrés de protéines, pris régulièrement ils pourraient être dangereux. Il est donc toujours préférable de déguster une salade ou de croquer une pomme ou un œuf dur.

LE JEÛNE

Il est un moyen de désintoxication de l'organisme, pratiqué dans la plupart des cultures depuis la nuit des temps. Il est souvent utilisé à des fins rituelles car les croyances religieuses fournissent un soutien à l'effort de volonté qu'il implique, et qu'une purification de l'âme est toujours liée à celle du corps. Le grand bienfait du jeûne est la *mise au repos* du système digestif, qui ainsi peut « récupérer ». C'est la raison pour laquelle il doit être pratiqué régulièrement, idéalement une fois par mois pendant une période durant de trente-six heures à trois jours.

Le minimum de temps d'un jeûne doit comprendre deux nuits et un jour, le maximum, sans surveillance médicale, trois jours. Car, après ce délai, peuvent apparaître faiblesse, carences et effets secondaires qu'il faut connaître pour savoir maîtriser. En principe, on ne doit absorber que de l'eau et des tisanes, certaines personnes préfèrent boire des jus de fruits et de légumes, ce qui diminue l'efficacité du jeûne. Mais en aucun cas il ne faut avaler d'excitants : café, thé, ou alcool, qui contiennent des poisons intoxicants.

Le premier jour du jeûne se passe sans aucun effet particulier à part la sensation de faim, que l'on combat en buvant.

Le deuxième jour la faim disparaît et commence l'élimination des toxines qui se traduit par une langue chargée et une mauvaise haleine. Elle se prolonge le **troisième jour,** accompagnée parfois de maux de tête.

La reprise alimentaire doit se faire progressivement sur une période équivalente à la moitié du temps du jeûne : commencer par absorber des liquides, potages, jus de fruits ou de légumes, purée, et laisser passer au moins un jour avant de manger des protéines, viande, œufs, céréales. Il est quelquefois conseillé d'accompagner le jeûne de trois jours d'un *lavement*, qui ne doit jamais être administré avec de l'eau du robinet qui peut provoquer vomissements et évanouissements : il faut utiliser une solution d'eau stérilisée et salée ou une préparation spéciale que l'on achète chez le pharmacien, et en cas de maladie intestinale ou d'hémorroïdes, prendre l'avis d'un médecin.

Un jeûne court est beaucoup plus facile à pratiquer que certains se l'imaginent et il n'implique en aucun cas l'alitement ou la cessation d'activités. Au contraire, il est souvent plus facile de garder l'esprit occupé à autre chose. Il vaut mieux cependant ne pas entreprendre des occupations qui demandent une grande concentration.

Les seules contre-indications sont la tuberculose, le diabète et les insuffisances rénales et, en règle générale, il vaut mieux jeûner lorsqu'on se sent fort et en bonne santé.

Pour ceux qui ne se sentent vraiment pas le courage de ne rien manger pendant trois jours, une certaine désintoxication peut être obtenue par **les diètes aux fruits** au cours desquelles on ne mange qu'un seul fruit à volonté pendant quelques jours. Le plus efficace est *l'ananas* frais car il est très fibreux et très juteux; trois jours d'ananas peuvent faire perdre deux kilos et, grâce à son action diurétique et laxative, nettoyer l'organisme. La pomme et le melon sont aussi très valables, le raisin est assez laxatif mais trop sucré pour promouvoir une perte de poids intense.

Un jeûne fait toujours maigrir, mais on doit compter récupérer, après la reprise alimentaire, la moitié du poids perdu.

LA CELLULITE ET SES TRAITEMENTS

Elle se manifeste sous cet aspect de « peau d'orange », qui apparaît même chez les femmes minces lorsque l'on pince les cuisses, les fesses, le ventre, les genoux, les chevilles et le haut des bras. Elle est le résultat d'une accumulation de *toxines* que l'examen microscopique révèle comme de la graisse, de l'eau et des impuretés emprisonnées dans un réseau d'adhérences fibreuses et de tissus sclérosés. Ce durcissement gène la *circulation* sanguine et provoque un cercle vicieux au cours duquel moins la circulation se fait, plus les graisses, l'eau et les toxines s'accumulent, plus les tissus se sclérosent et moins le sang circule, etc.

La cellulite est un problème exclusivement féminin, lié à la présence d'hormones féminines, progestérone et œstrogènes. Elle apparaît lorsqu'il existe chez la femme un dérèglement hormonal, particulièrement à la puberté, la ménopause, lors d'une grossesse ou chez les femmes sous pilule. Les femmes constituent donc un terrain favorable où cette condition se développe lorsque règne une certaine pollution, que ce soit par une nourriture trop grasse, ou trop sucrée, par une trop grande consommation d'alcool, de tabac, trop de médicaments, d'énervement, pas assez d'exercice ou le plus souvent tout à la fois.

Le traitement de la cellulite doit donc consister en un assouplissement des tissus par des massages, injections, courants électriques, etc. et une élimination des résidus accumulés par régime alimentaire, sudation et autres.

Tous les comportements qui encouragent une désintoxication de l'organisme et une vie plus saine et plus détendue, ne peuvent que contribuer à l'élimination de la cellulite ou à empêcher sa formation : boire en grandes quantités *eau minérale* (spécialement Contrex), et *tisanes* à effet diurétique qui stimulent les reins et favorisent l'élimination; manger des plantes fibreuses qui empêchent la constipation et peuvent également être diurétiques; renoncer à l'alcool, au café, au tabac, aux excitants, aux sucreries; *faire de l'exercice,* se dépenser et transpirer, mener une *vie calme* et régulière, se détendre.

Les légumes efficaces à consommer entiers, crus de préférence, ou en jus, sont le céleri, le fenouil, le persil, le cresson, le concombre, enfin tous ceux qui contiennent beaucoup de fibre, peu de sucre, et de la vitamine C.

Les traitements locaux les plus utiles sont pour la plupart une combinaison d'actions mécaniques et chimiques, les gants de massage (Élancyl) sont très efficaces à condition d'être utilisés quotidiennement avec les crèmes qui les accompagnent; crèmes et huiles à base de plantes anti-eau et astringentes; bains (la peau est très absorbante) dans lesquels on dissout huiles spéciales; courants électriques ou galvaniques qui aident à faire pénétrer des produits traitants; mésothérapie ou multipiqûres qui consistent en injections sous-cutanées à l'aide d'un pistolet spécial d'un cocktail réducteur.

S'il est souvent considéré que les traitements contre la cellulite sont inefficaces, c'est parce qu'un seul d'entre eux ne suffit pas, ils doivent être *combinés* à une transformation du mode de vie.

Les cas de cellulite totalement rebelle et disproportionnée doivent être soumis à un médecin et peuvent faire l'objet d'un traitement hormonal ou endocrinien.

LES SAUNAS, BAINS DE VAPEUR ET MASSAGES

Ils sont de bons compléments à un régime, utiles à la remise et au maintien en forme. Les saunas (chaleur sèche) et bains de vapeur (chaleur humide) stimulent la transpiration et provoquent une fausse perte de poids instantanée qui correspond à l'eau éliminée mais qui est récupérée dès que l'on boit. Leur rôle principal est en fait *l'élimination des toxines par sudation*, l'accélération de la circulation du sang, le nettoyage en profondeur de la peau (le sauna est l'endroit idéal pour se frictionner avec un loofah ou un gant de crin afin d'éliminer les cellules mortes). Comme toujours, l'expulsion des toxines et la stimulation des échanges cellulaires aident l'amaigrissement.

Il faut quand même observer quelques précautions : la chaleur très élevée qui règne dans un **sauna** (80 à 90°) exige un cœur en bon état, car elle fait monter la pression sanguine et augmente le rythme cardiaque; il est recommandé de boire un grand verre d'eau avant d'entrer et d'y aller *progressivement :* faire des séjours courts (vingt minutes au maximum) entrecoupés de douches froides. En fait, la durée pendant laquelle on doit rester dans un sauna dépend de la rapidité avec laquelle on transpire : en moyenne on commence à transpirer dix à quinze minutes après la première entrée (ce temps peut être réduit en passant d'abord cinq minutes dans un bain de vapeur qui contribue à ouvrir les pores de la peau plus rapidement), puis on accorde cinq à dix minutes de sudation, douche froide après laquelle nouveau séjour où on transpire plus vite. Il faut toujours terminer par une longue *douche froide,* et si possible un bain glacé, pour ramener le corps à sa température normale et tonifier la peau et les muscles. Après quoi, il est préférable de *se reposer* une dizaine de minutes et de s'hydrater la peau, qui est alors dans un état de réceptivité idéal pour tous les *traitements,* crèmes ou huiles hydratantes, raffermissantes, nourrissantes ou amincissantes. La chaleur du sauna en fait aussi un lieu choisi pour appliquer des masques de beauté, des produits capillaires ou se masser avec des gants de type Elancyl qui outre leur efficacité contre la cellulite, s'ils sont utilisés quotidiennement, constituent un bon exercice pour les bras et une dépense d'énergie qui accroît la transpiration.

Les bains de vapeur sont la version orientale et humide du sauna nordique. La température y est moins élevée et ils sont moins sains car l'humidité ambiante empêche la sueur de s'évaporer et de remplir sa fonction de refroidissement de la peau.

Les massages aident à combattre l'obésité en brisant la cellulite et les couches graisseuses et en assouplissant les tissus. Ils entretiennent une belle peau, activent la circulation et calment et détendent les nerfs, ce qui est souvent une aide précieuse à un régime qui a toujours tendance à énerver.

Si vous n'avez pas de masseur sous la main, il peut être utile, bien que ce soit moins relaxant, de recourir à **l'auto-massage :** travaillez le visage (surtout les yeux, les oreilles et les tempes), le cou, les épaules, le bas du dos, les mains, les jambes et les pieds, qui sont les endroits où s'accumulent toutes les tensions.

LES CLINIQUES AMAIGRISSANTES

Des séjours en établissements spécialisés peuvent être utiles à condition de savoir quoi en attendre. Il est vain d'espérer y maigrir sans effort et reprendre dès qu'on en sort les vieilles habitudes. C'est une très bonne idée, pour ceux qui peuvent se l'offrir, de joindre l'utile à l'agréable, en allant passer un séjour de détente et de minceur dans un de ces hôtels de luxe ou *fermes de beauté* qui se trouvent généralement dans un cadre agréable et offrent la surveillance médicale, les conseils des diététiciens, les traitements, massages et exercices qui peuvent aider à démarrer un régime, établir un bilan de santé et entrer dans le rythme d'une nouvelle discipline de vie (Quiberon, Contrexéville, Eugénie-les-Bains, etc.).

Par contre, les cliniques proprement dites qui dispensent des soins amaigrissants lors d'une réelle *hospitalisation,* utilisent médicaments, cure de sommeil et chirurgie et suppriment toute alimentation normale, sont souvent l'œuvre de charlatans dont les traitements se révèlent dangereux, inutiles et ruineux. Une fois encore, un amaigrissement ne peut réussir que s'il consiste en une prise en charge de soi-même par soi-même.

LA CHIRURGIE ESTHÉTIQUE

Elle comporte de *grands dangers* contre lesquels nous devons vous mettre en garde. Certaines opérations qui visent à l'ablation de surcharges graisseuses sur le ventre, les fesses, les cuisses ou les seins sont très délicates et peuvent avoir des conséquences désastreuses : un corps est souvent harmonieux, tel quel, même s'il est trop gros, et en enlever seulement une partie peut produire un résultat monstrueux. De plus ces opérations laissent toujours de grandes *cicatrices* indélébiles. D'autres visent à retendre, après un amaigrissement, la peau flasque du ventre, du cou ou des bras. Là encore il y aura des cicatrices. La chirurgie n'est jamais inoffensive, il existe toujours un *risque opératoire :* elle implique l'utilisation de produits anesthésiques (qui à hautes doses sont des poisons mortels), une certaine perte de sang, un choc nerveux, un traumatisme psychologique.

La peau est une substance très élastique : plutôt que de jouer les docteurs Frankenstein, il est plus sensé et satisfaisant de reconstruire ses muscles et tonifier sa peau avec des exercices appropriés.

LES GROUPES DE DISCUSSION

Cette méthode, largement utilisée aux États-Unis, où la principale organisation s'appelle les « Weight Watchers », consiste à organiser des réunions périodiques de personnes qui désirent maigrir. Au cours de ces rencontres chacun relate ses expériences et impressions, fait le compte de ses progrès et de ses rechutes; des discussions sont provoquées afin que chaque cas soit un enseignement et un encouragement pour la communauté. Des diététiciens sont présents pour expliquer les méthodes, établir des programmes et des menus. Chacun est encouragé à tenir un compte exact de ses consommations journalières et à parler sans timidité ni mensonge. De nombreux amaigrissements réussis prouvent l'efficacité de ces organisations.

LE PROBLÈME DE LA BOULIMIE

Ce mot décrit **un désordre du comportement alimentaire** qui consiste en des séances de gaverie suivies de vomissements provoqués ou de prises de laxatifs à hautes doses afin de se débarrasser de la nourriture le plus rapidement possible pour qu'elle n'ait pas le temps de se transformer en graisses. Ce comportement peut se répéter plusieurs fois par jour car les victimes de la boulimie sont des gens qui ont perdu tout contrôle sur leur alimentation et qui ne savent plus ce que faim ou nutrition veulent dire.

Les **conséquences de** vomissements répétés et d'absorption constante de laxatifs puissants peuvent être absolument dramatiques. Les acides de l'estomac qui remontent dans la bouche, où des aliments sont continuellement présents, provoquent des caries dentaires et entretiennent un mal de gorge permanent. L'estomac, ainsi que le foie, peuvent être abîmés et ces pratiques entraînent invariablement des déficiences en vitamines et minéraux avec toute leur kyrielle d'effets néfastes sur les organes et les fonctions vitales : troubles du rythme cardiaque, lésions rénales, épilepsie, spasmophilie, lésions nerveuses etc.

Les **boulimiques** sont généralement des femmes jeunes de dix-huit à trente-cinq ans, issues d'un milieu aisé, et très soucieuses de leurs apparences et de l'opinion des autres à leur sujet : ils agissent tout à fait en cachette de leur entourage le plus proche, personne n'est dans la confidence. Ils sont généralement minces ou de corpulence moyenne et se comportent à table d'une façon complètement normale. De récentes enquêtes pratiquées aux États-Unis ont révélé que cette condition est beaucoup plus répandue qu'on ne se l'imagine. Elle se développe comme une

L'ALBUM PHOTOS

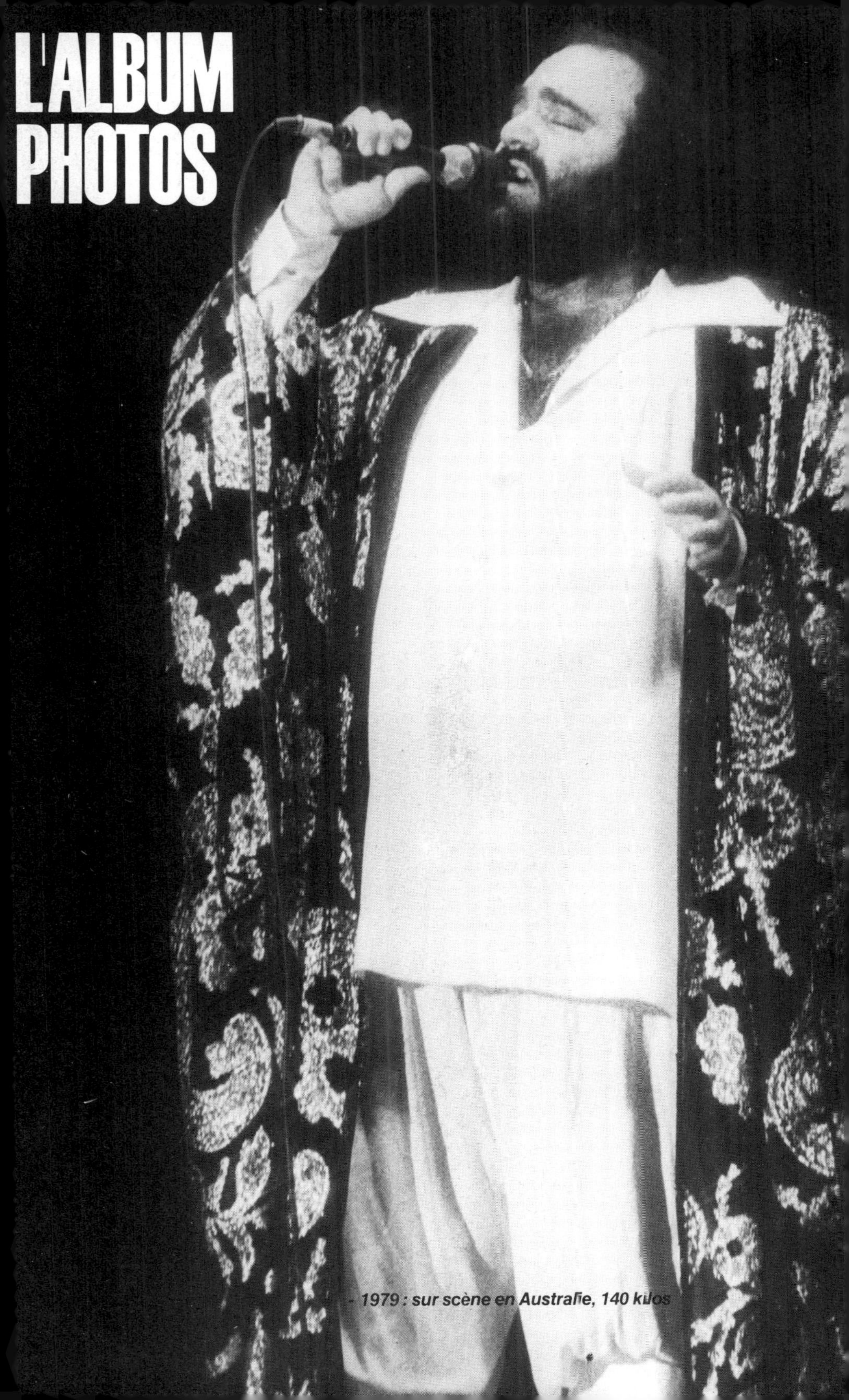

- 1979 : sur scène en Australie, 140 kilos

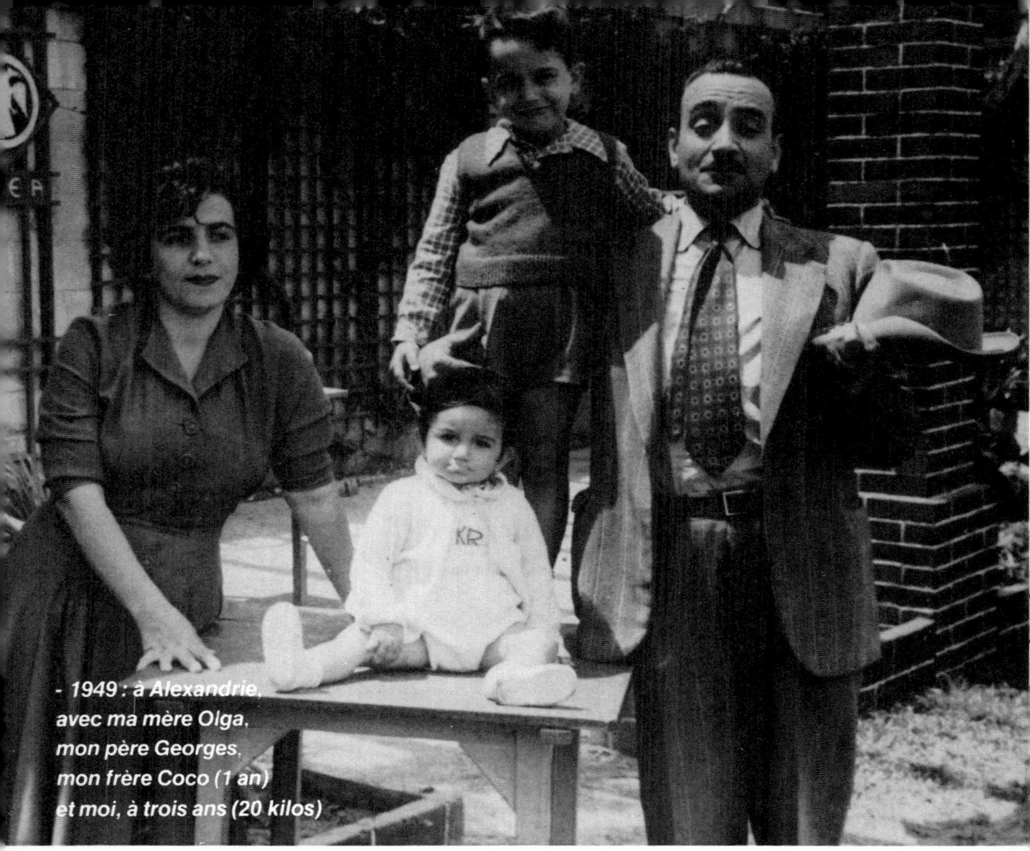

- 1949 : à Alexandrie,
avec ma mère Olga,
mon père Georges,
mon frère Coco (1 an)
et moi, à trois ans (20 kilos)

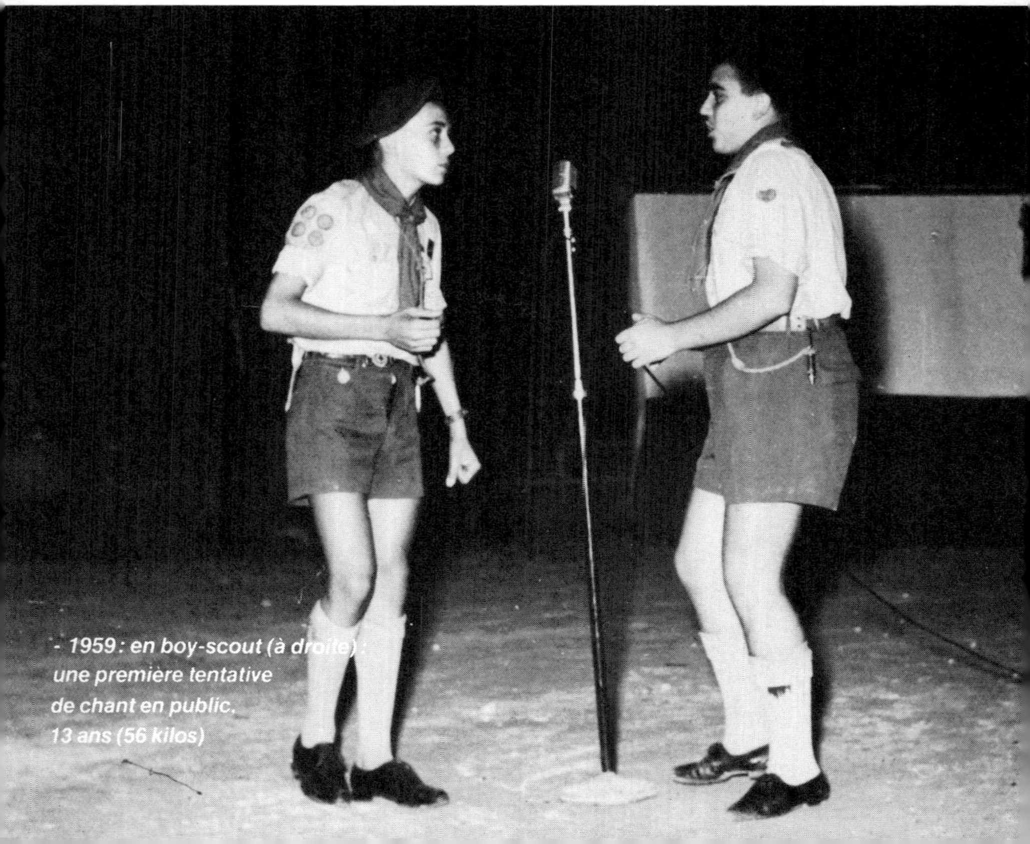

- 1959 : en boy-scout (à droite) :
une première tentative
de chant en public.
13 ans (56 kilos)

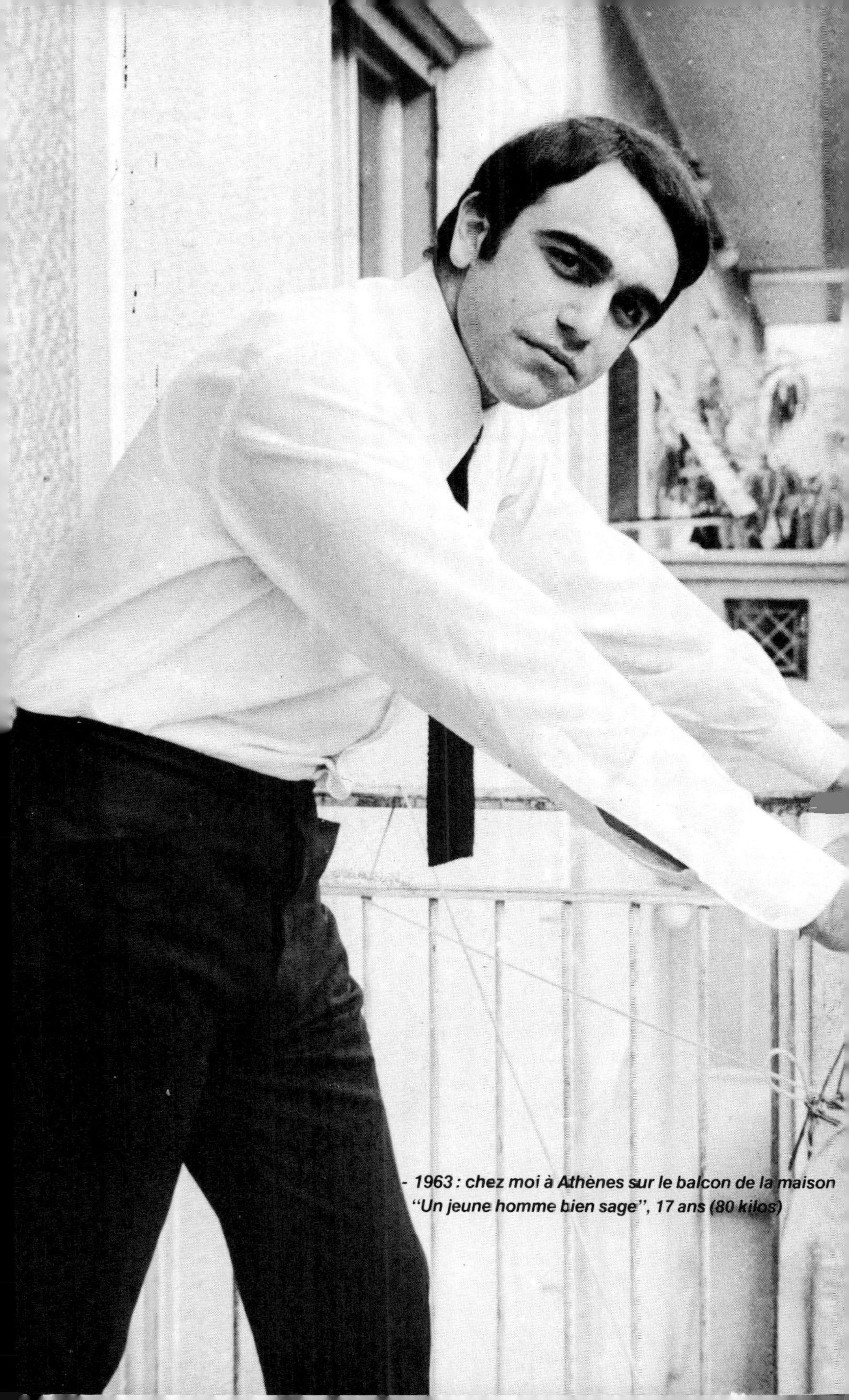

- 1963 : chez moi à Athènes sur le balcon de la maison "Un jeune homme bien sage", 17 ans (80 kilos)

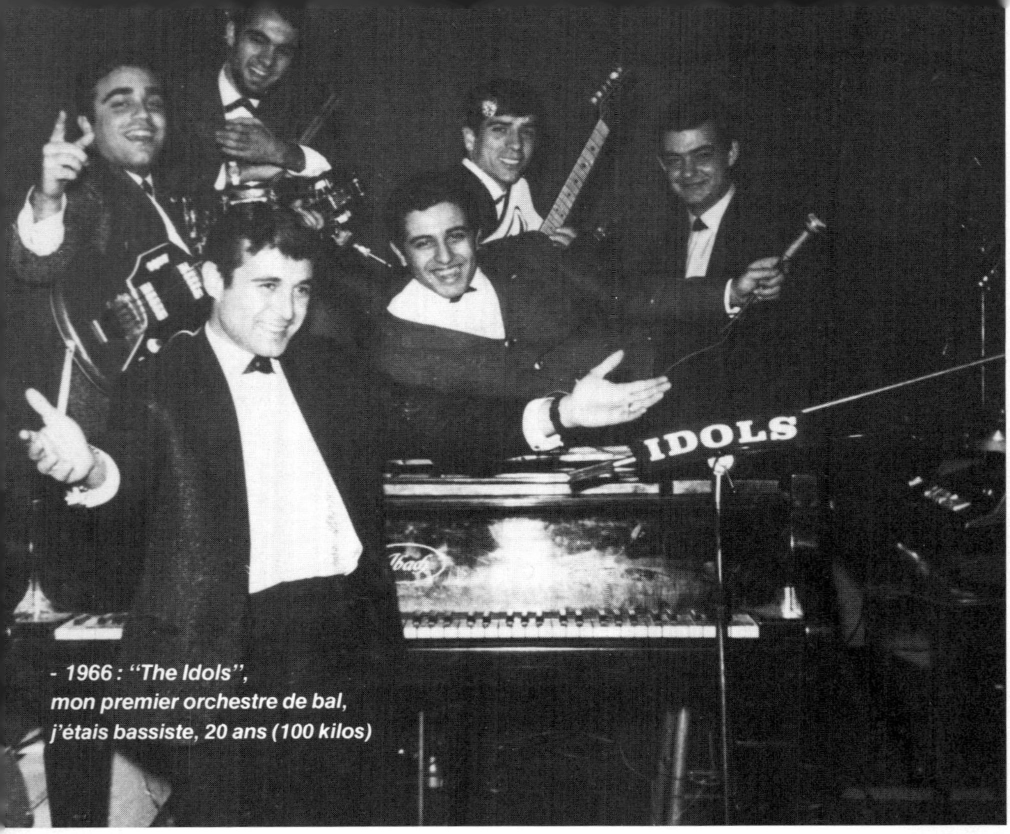

- 1966 : "The Idols",
mon premier orchestre de bal,
j'étais bassiste, 20 ans (100 kilos)

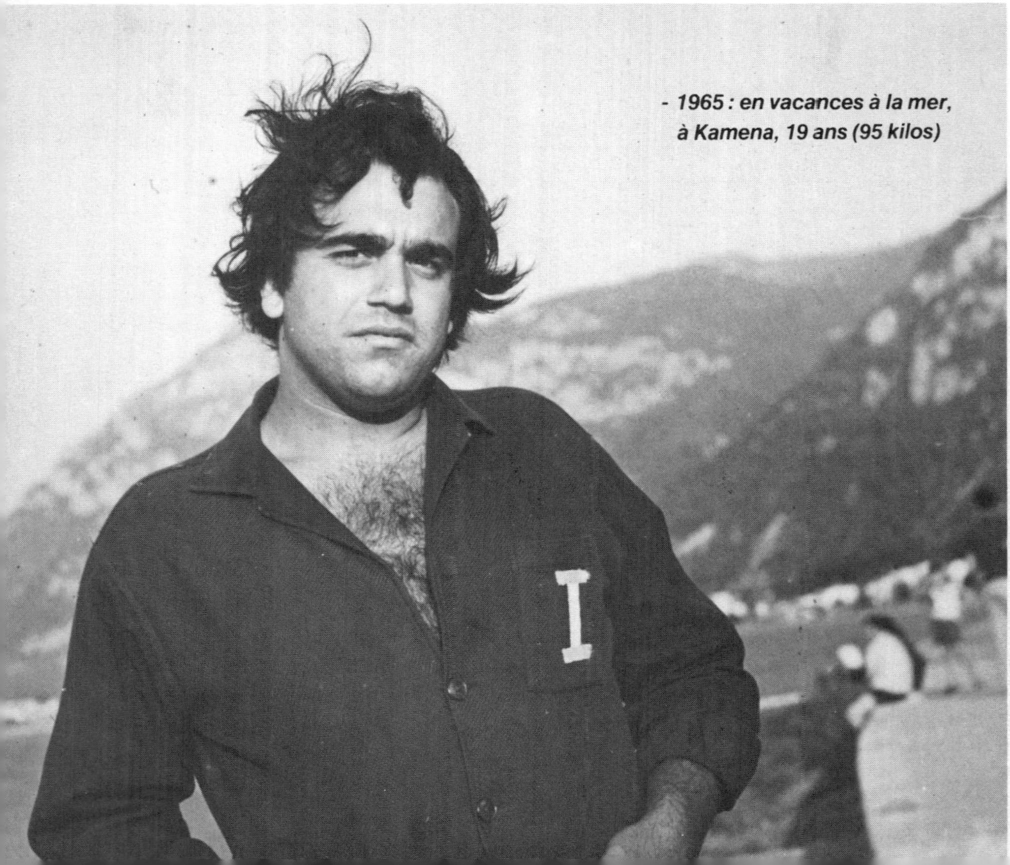
- 1965 : en vacances à la mer,
à Kamena, 19 ans (95 kilos)

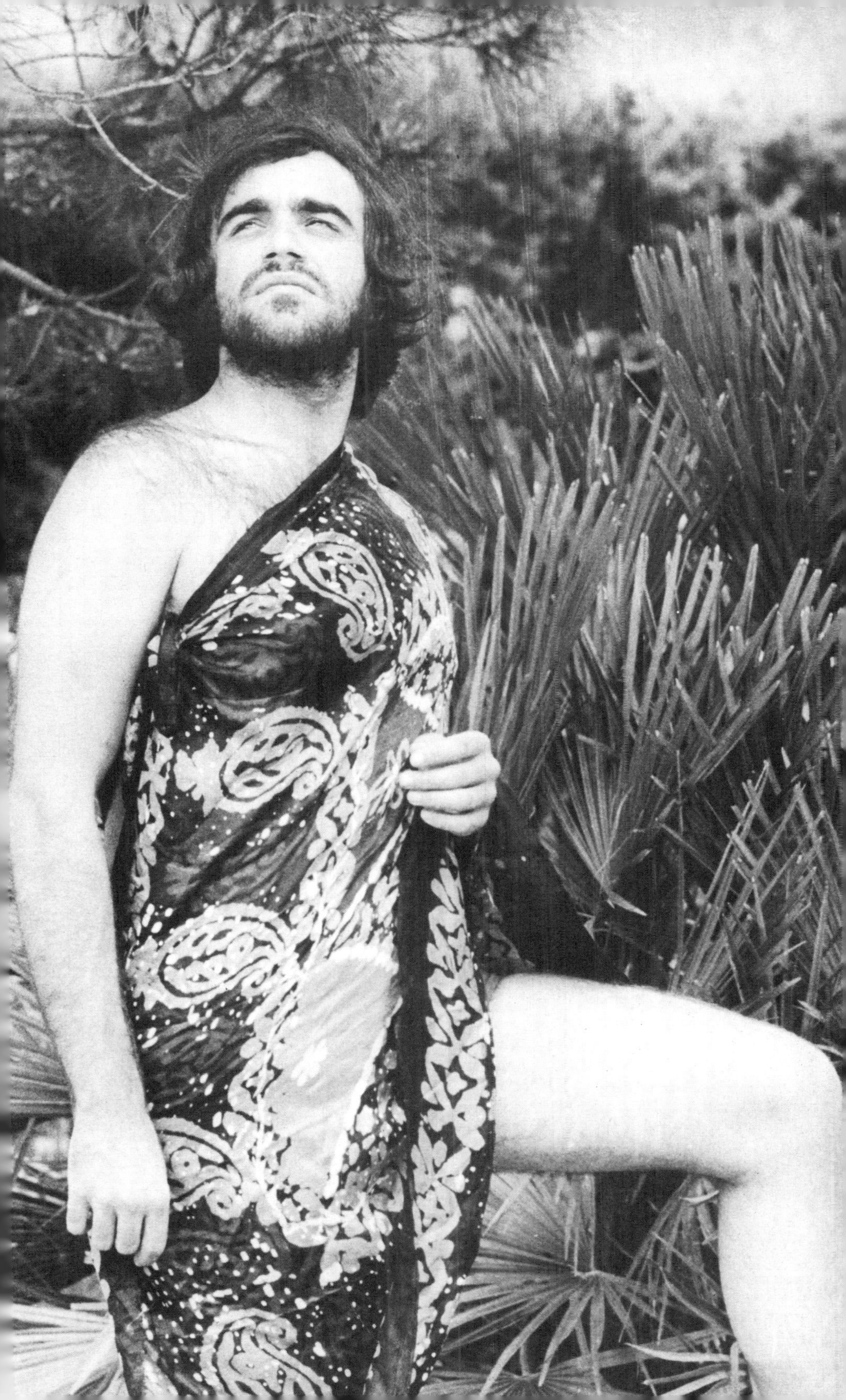

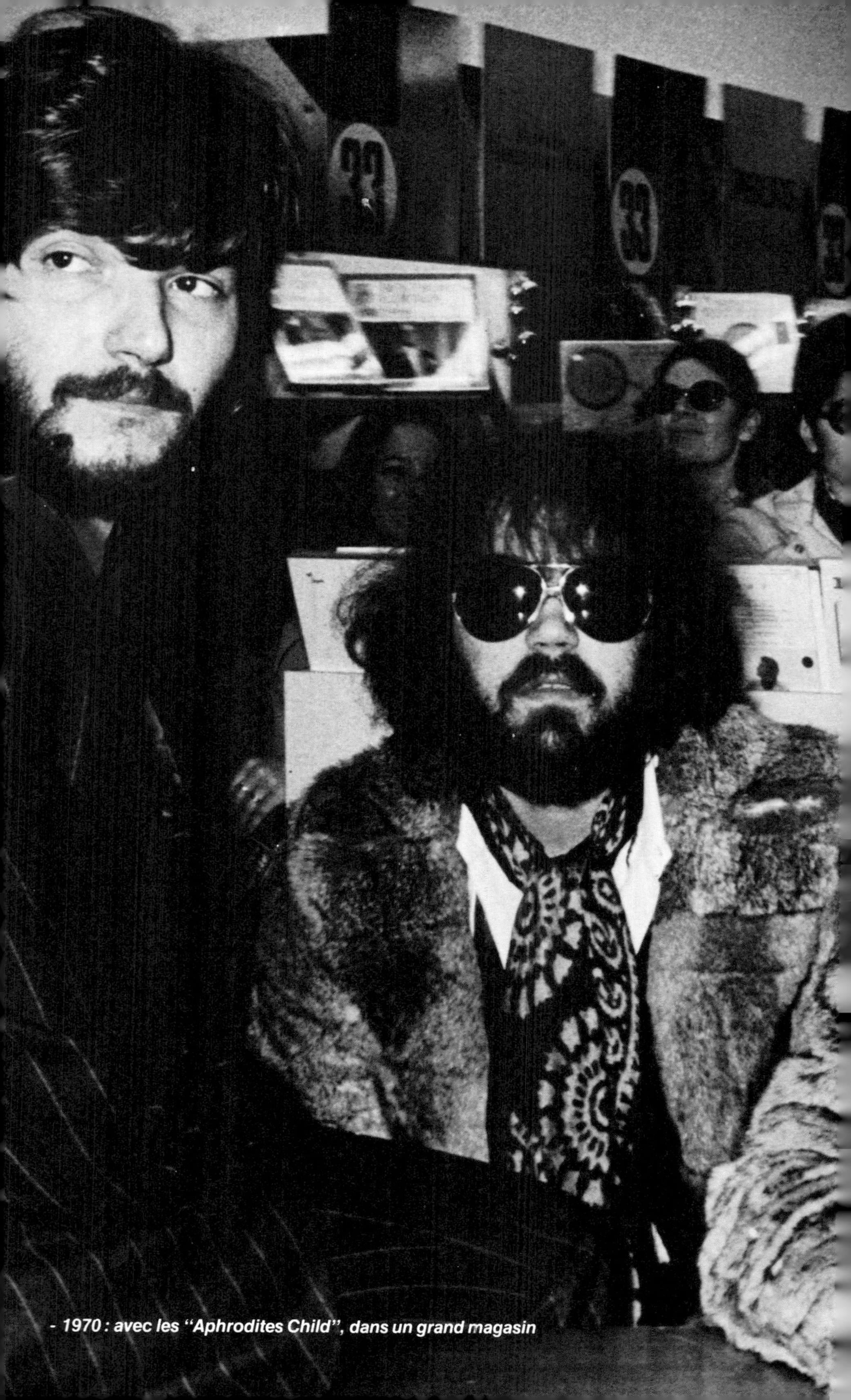

- 1970 : avec les "Aphrodites Child", dans un grand magasin

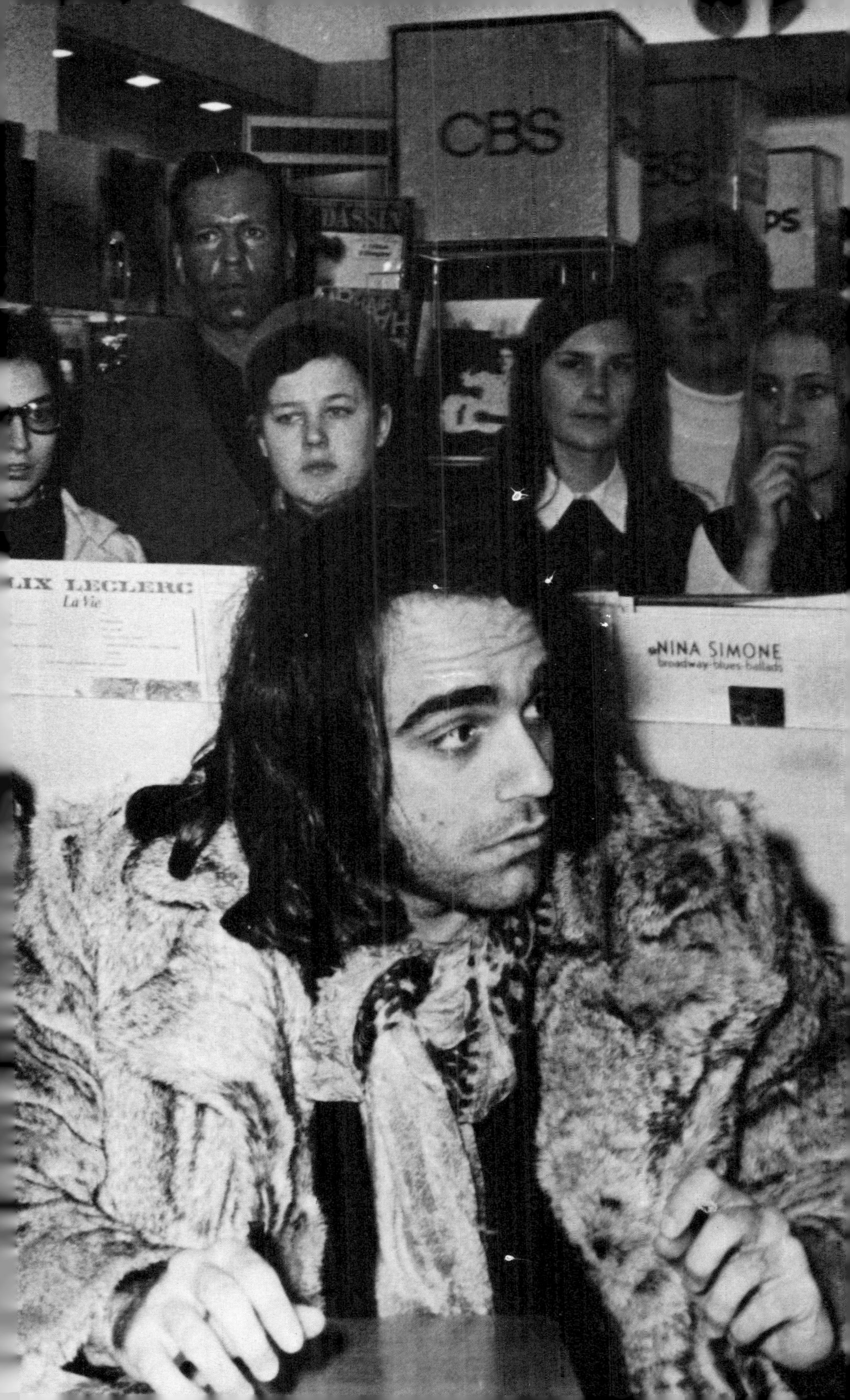
CBS
LIX LECLERC
La Vie
NINA SIMONE
broadway-blues-ballads

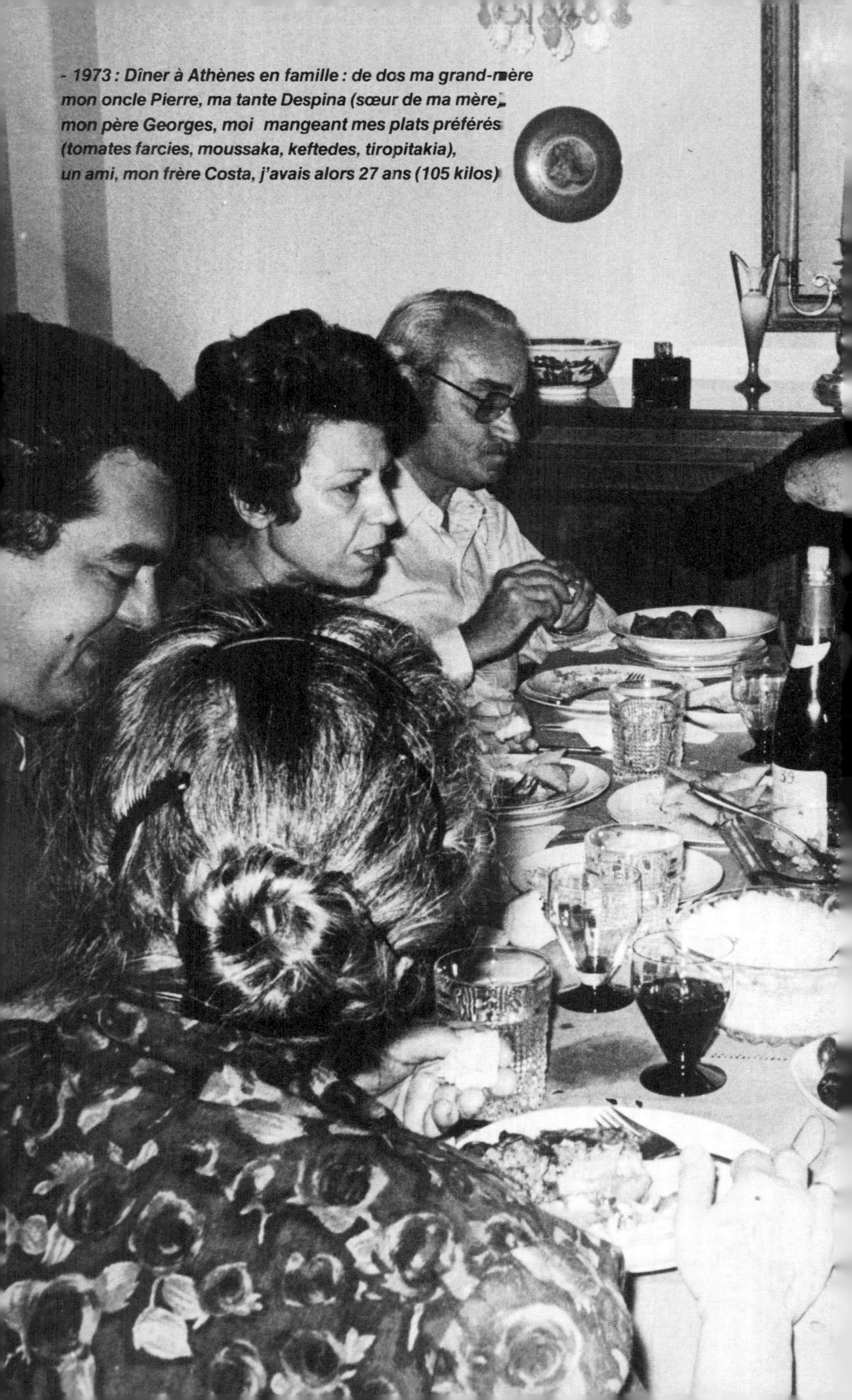

- 1973 : Dîner à Athènes en famille : de dos ma grand-mère mon oncle Pierre, ma tante Despina (sœur de ma mère), mon père Georges, moi mangeant mes plats préférés (tomates farcies, moussaka, keftedes, tiropitakia), un ami, mon frère Costa, j'avais alors 27 ans (105 kilos)

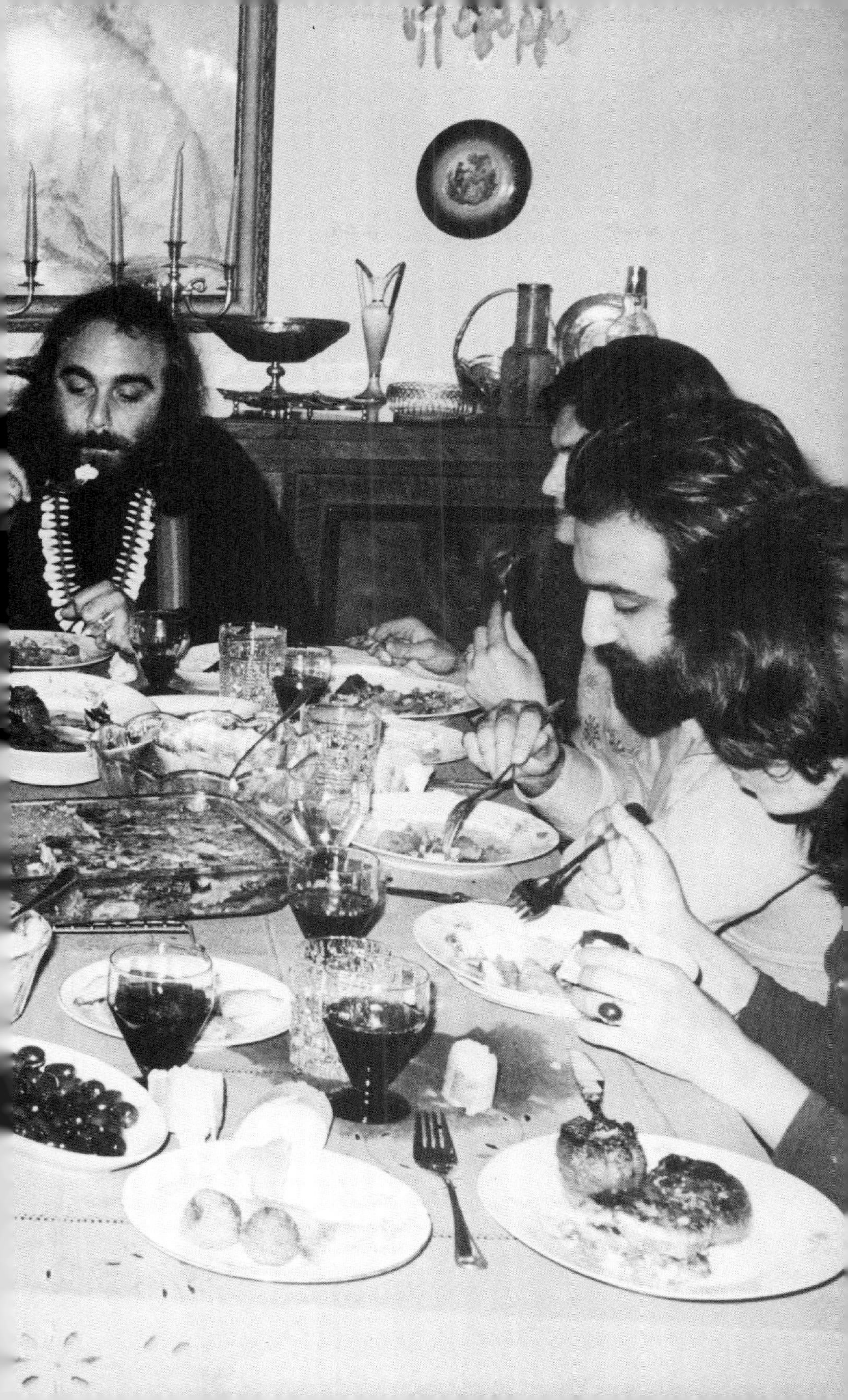

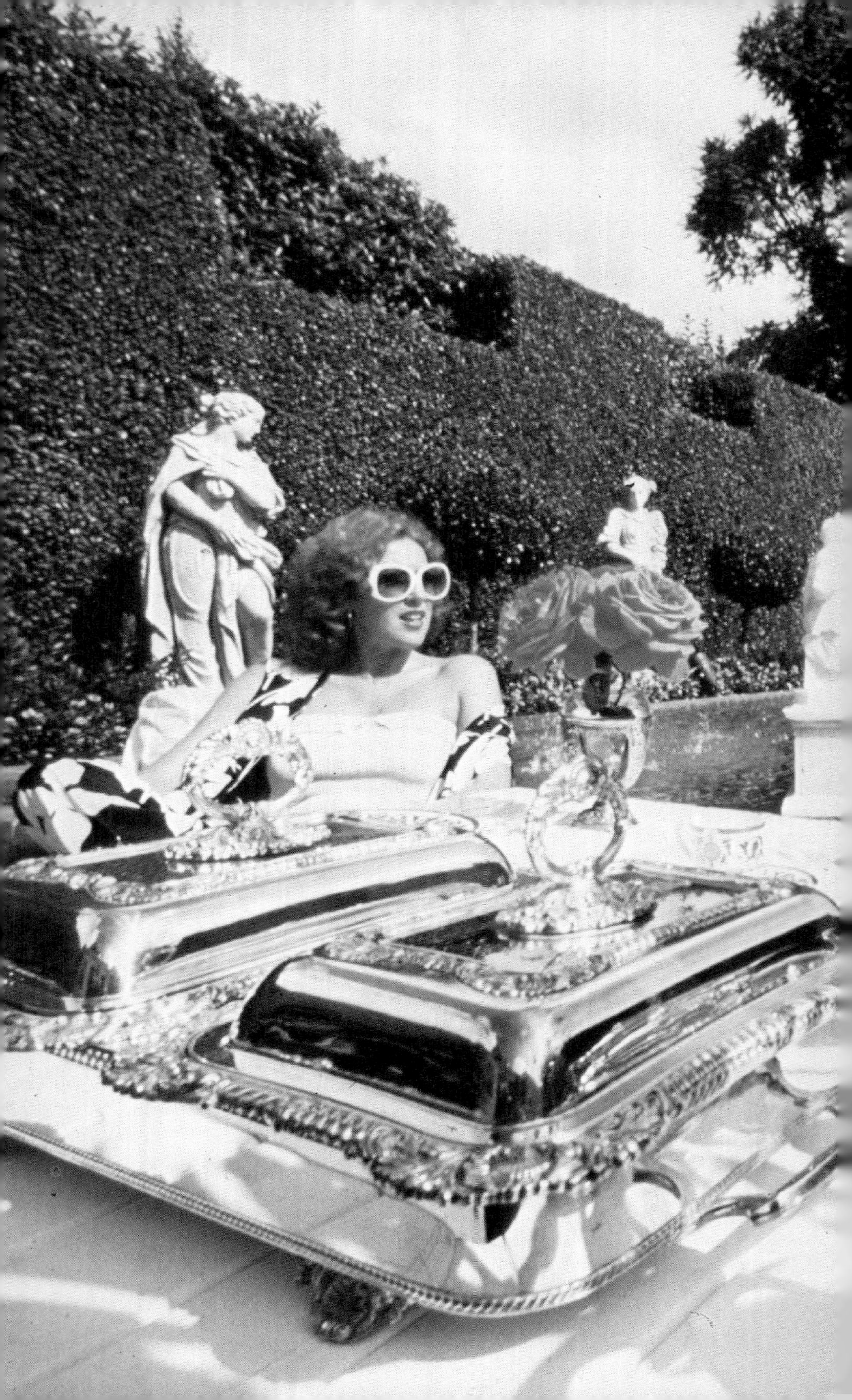

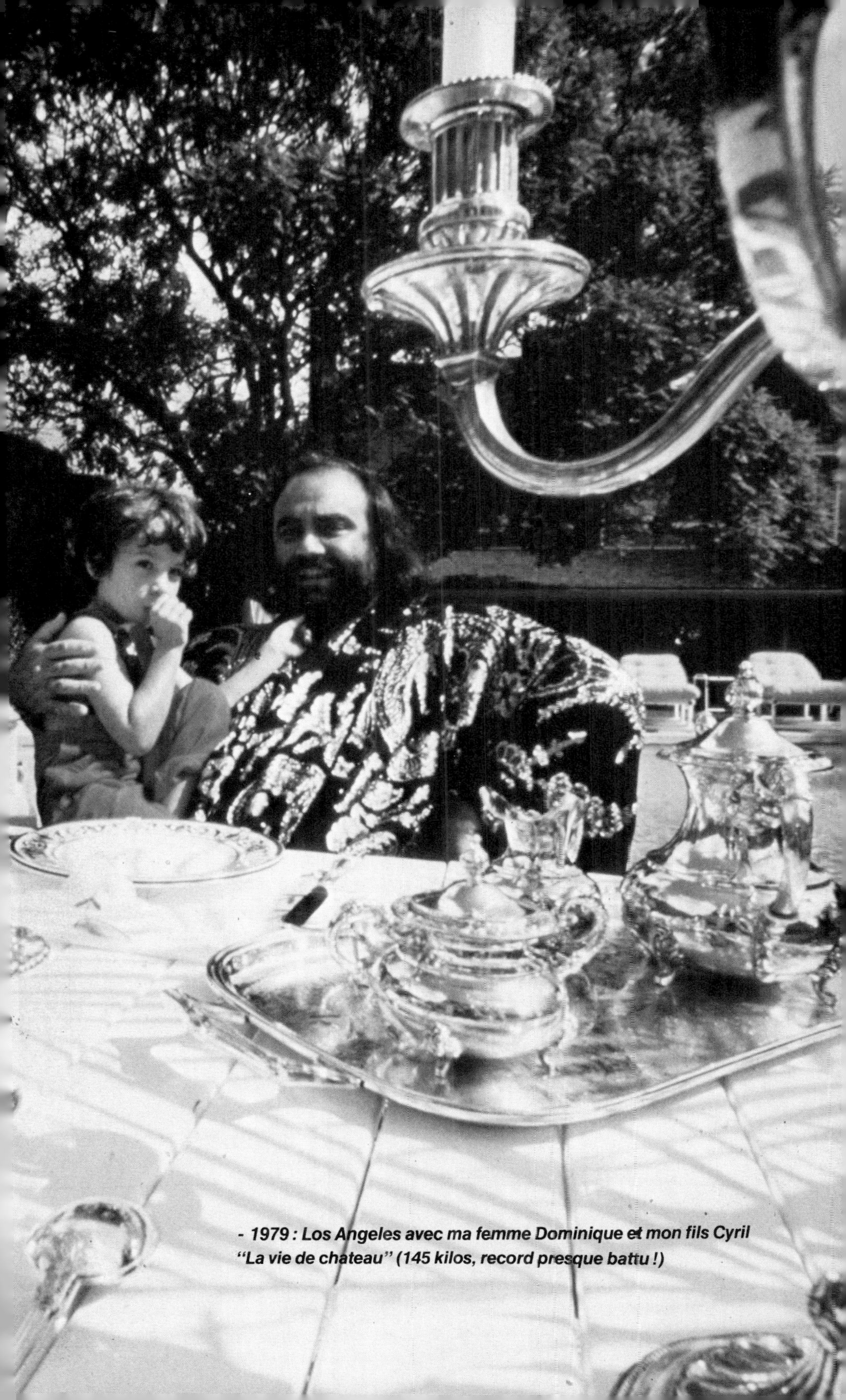

- 1979 : Los Angeles avec ma femme Dominique et mon fils Cyril
"La vie de chateau" (145 kilos, record presque battu !)

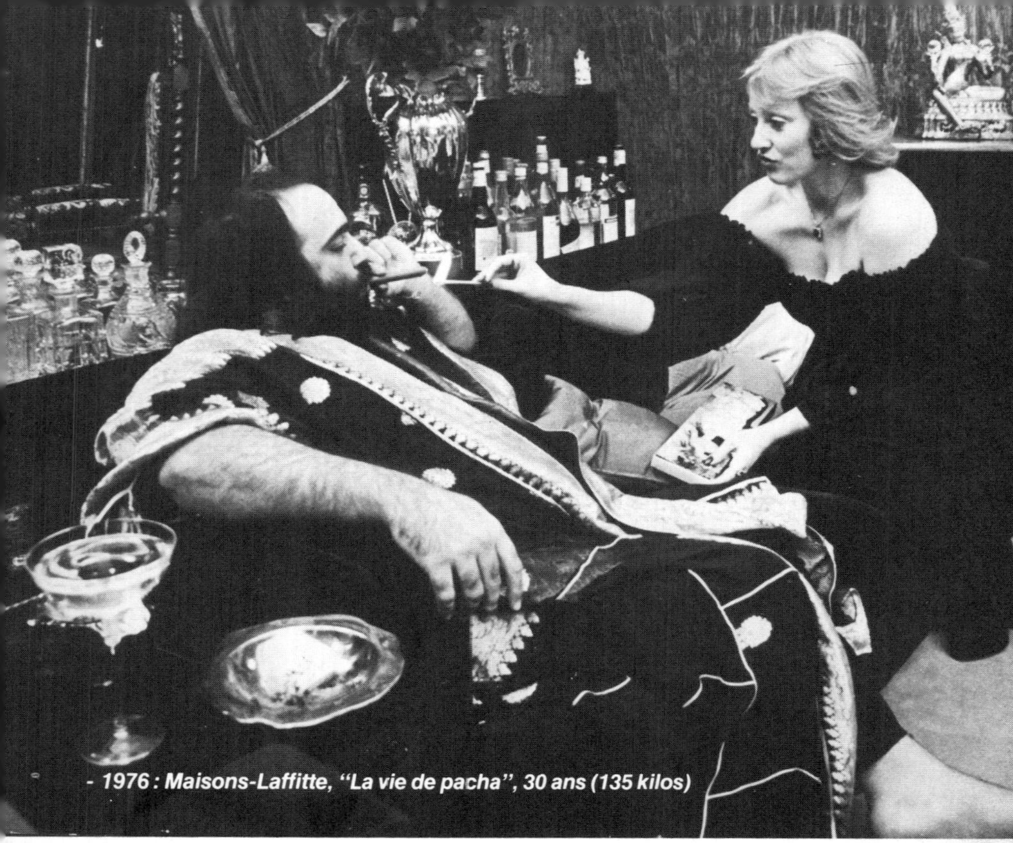

- 1976 : Maisons-Laffitte, "La vie de pacha", 30 ans (135 kilos)

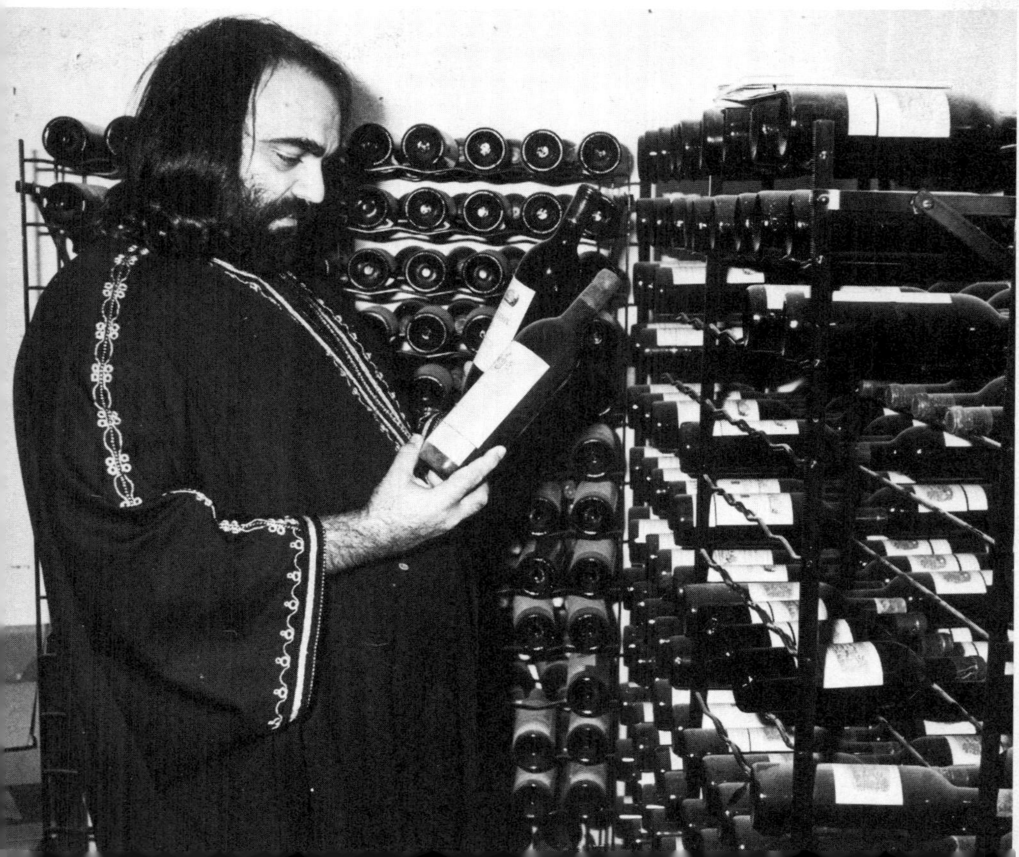

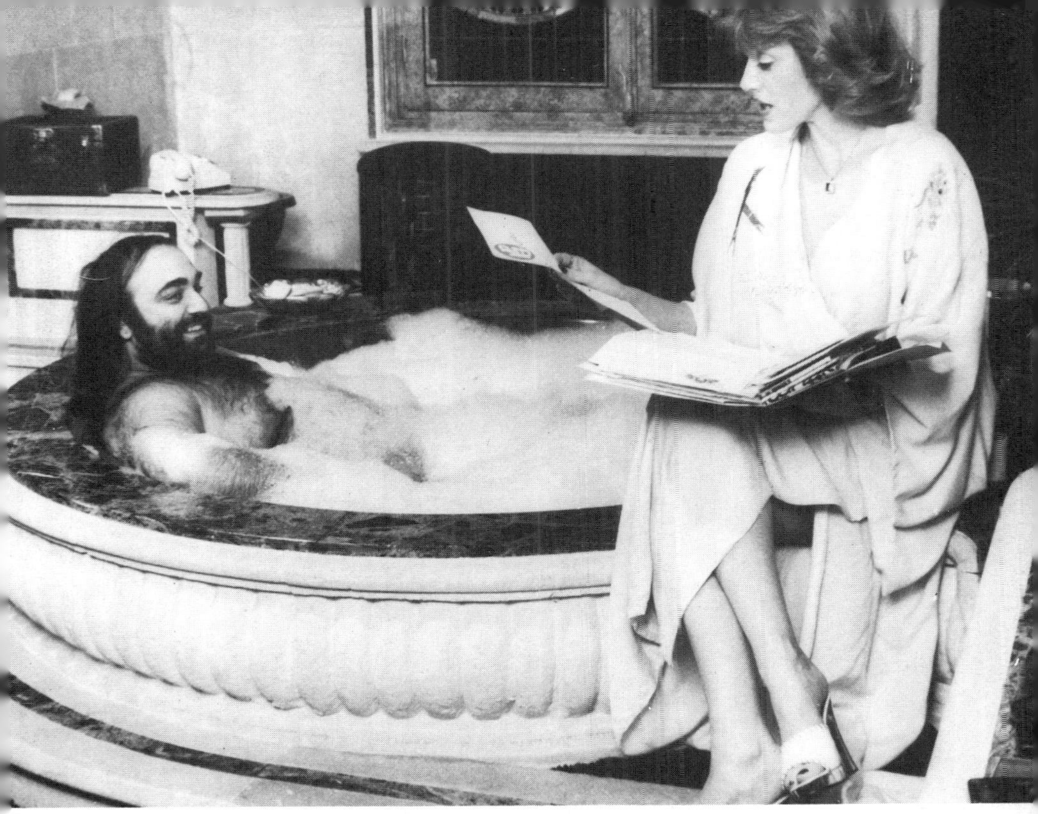

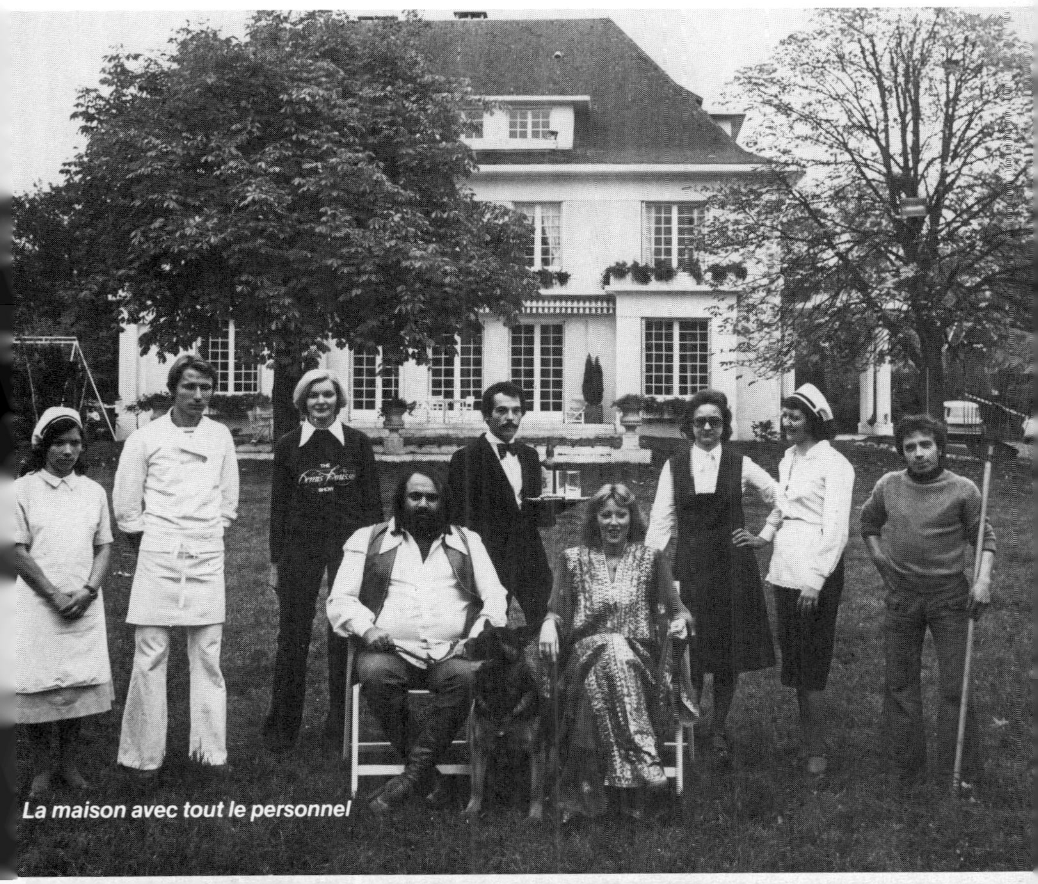

La maison avec tout le personnel

- *Avec Salvador Dali, "A chacun sa folie"*

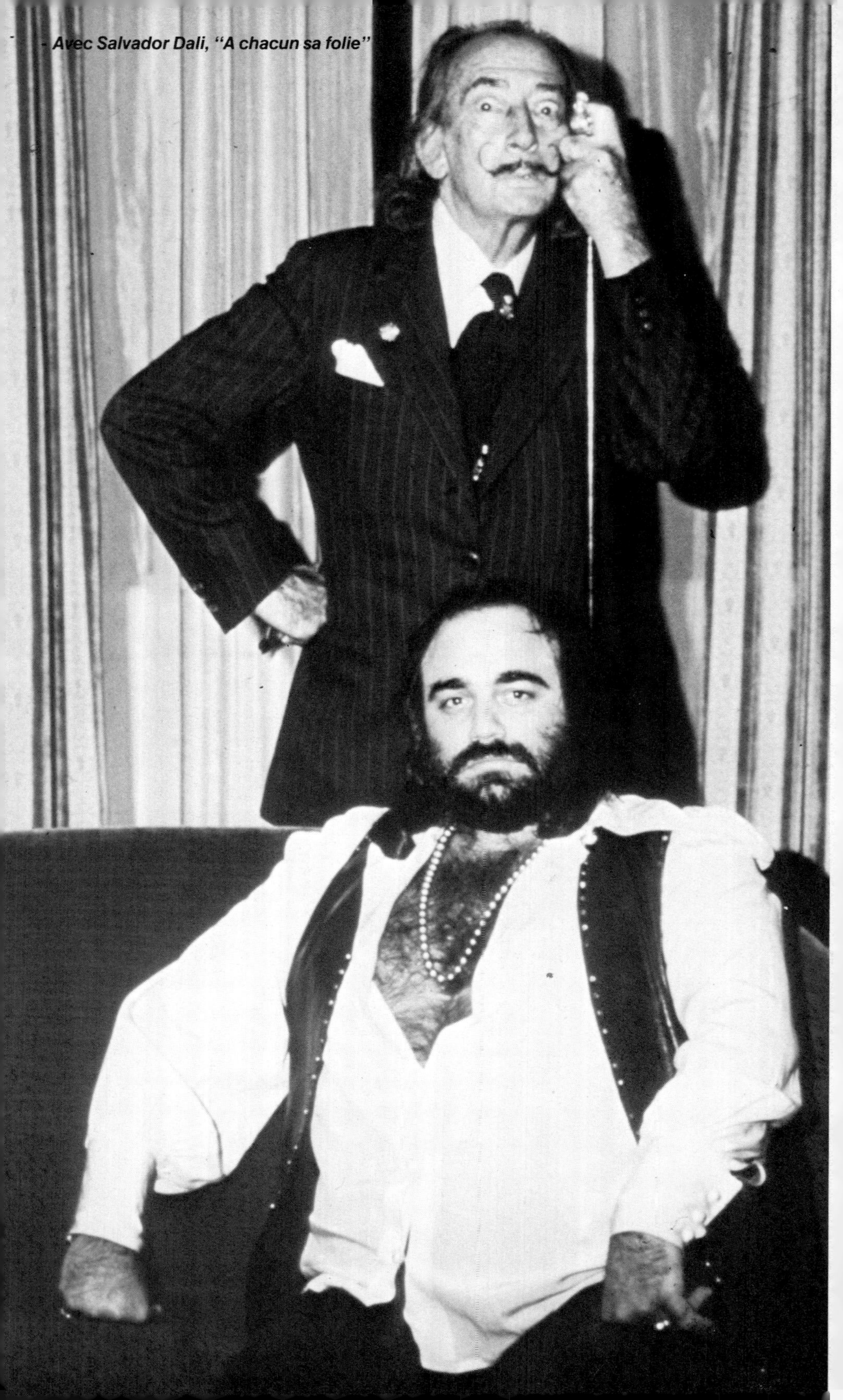

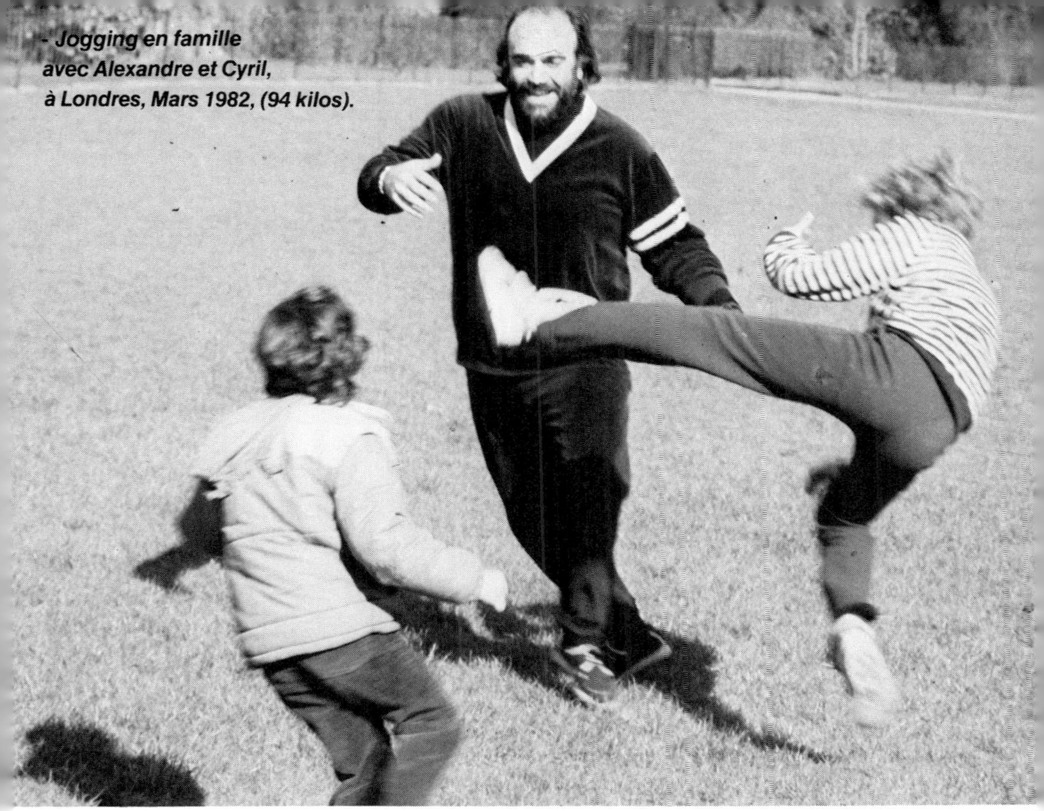

- *Jogging en famille avec Alexandre et Cyril, à Londres, Mars 1982, (94 kilos).*

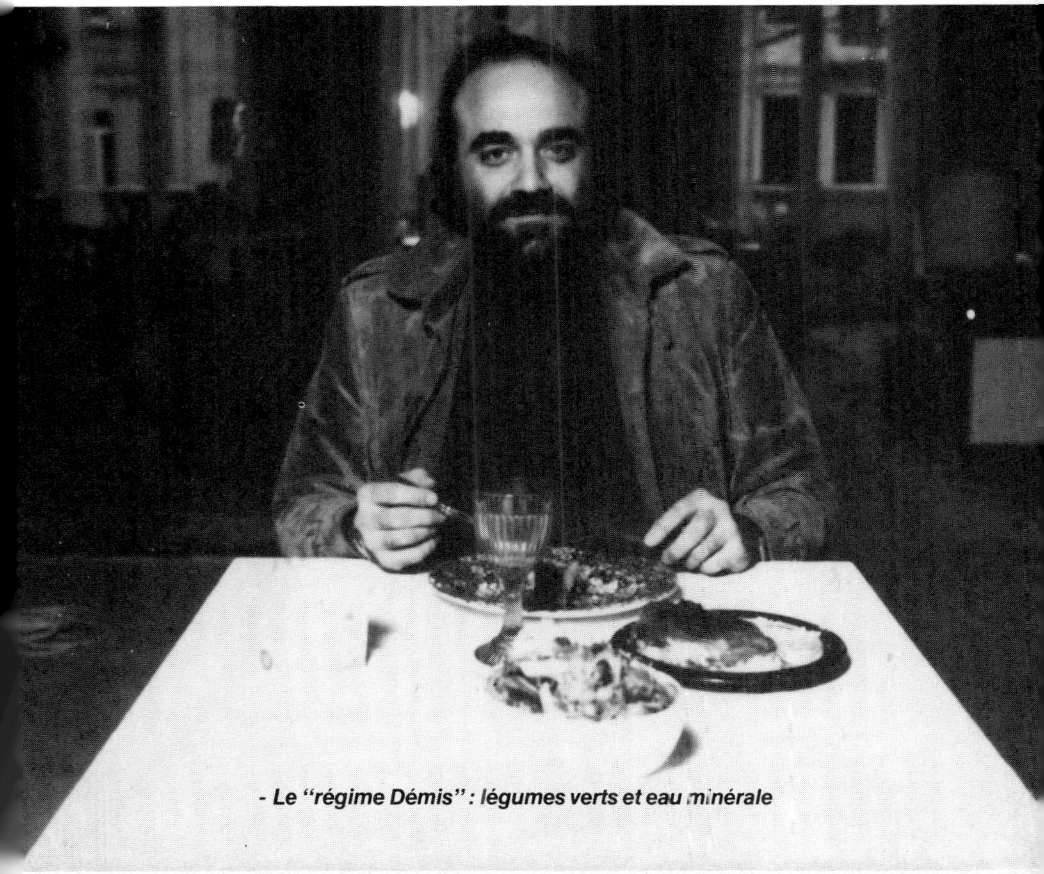

- *Le "régime Démis" : légumes verts et eau minérale*

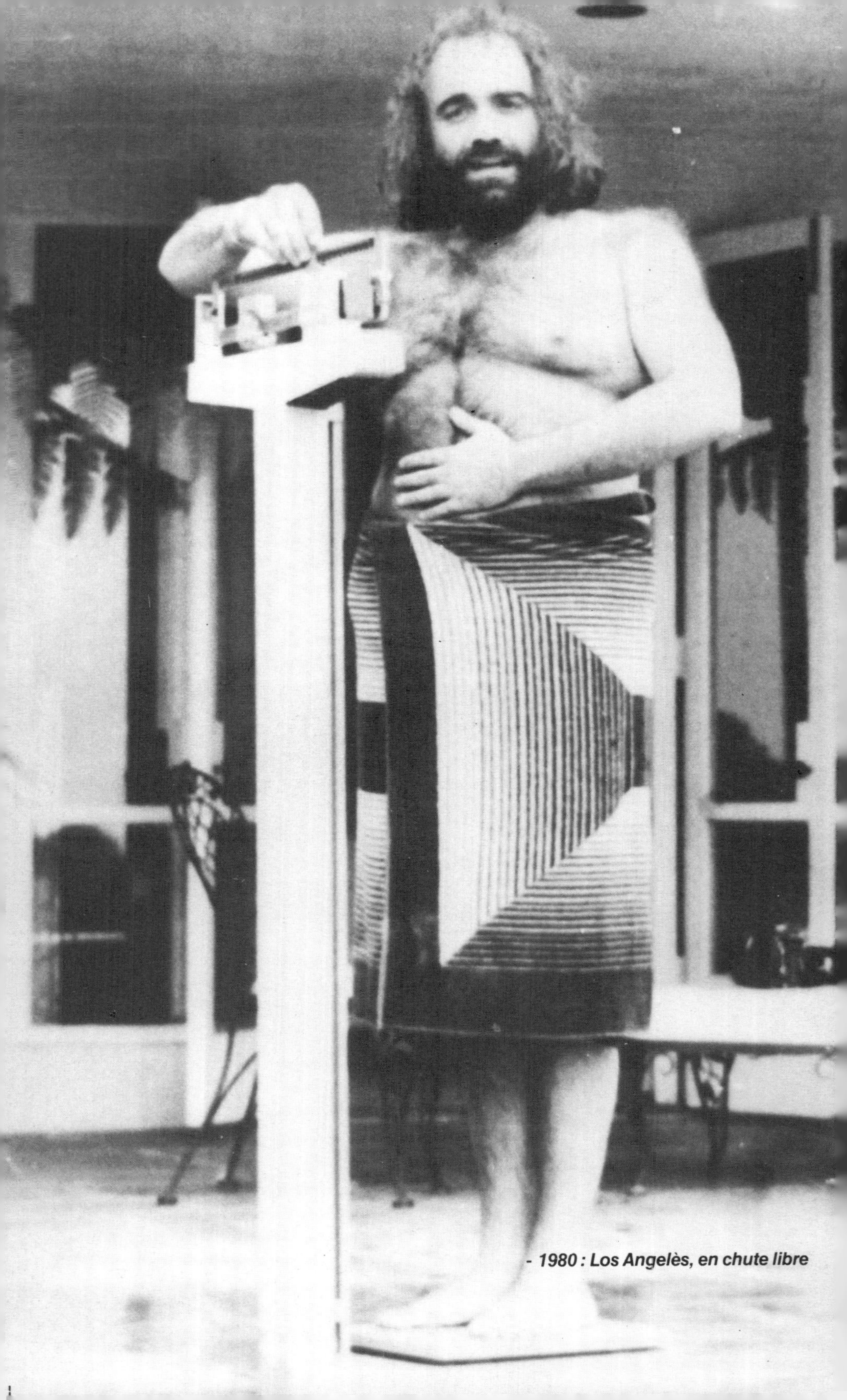

- 1980 : Los Angelès, en chute libre

dépendance à une drogue (en ce cas, la nourriture) dont la victime ne veut pas subir les conséquences (l'obésité) – contrairement à Demis qui non seulement n'a jamais mangé en cachette, mais a même pris un certain plaisir à s'afficher. Ce comportement provenant souvent d'une frustration est toujours assorti d'un sentiment de culpabilité, ce qui, bien sûr, provoque un cercle vicieux. (Cela peut même déboucher sur la prostitution car le boulimique n'est plus en état d'avoir une occupation régulière et doit quand même trouver les moyens de s'acheter une nourriture qui finit par coûter une fortune).

Les personnes qui souffrent de ce trouble doivent, malgré leur difficulté à s'ouvrir, recourir à **l'aide d'un psychiâtre** qui pourra, par des méthodes semblables à celles employées pour la désintoxication des drogués (relaxation, exercice, psychothérapie, hypnose etc.) les mettre sur la voie de la guérison.

L'EXERCICE

Ses multiples bienfaits

Il est aussi utile pour maigrir que pour se maintenir en forme. Pour autant que l'on soit en bonne santé et que l'on ait un cœur solide, il ne peut être que bénéfique.

En accélérant le rythme cardiaque, il stimule la circulation et assure un bon drainage des toxines (il est donc efficace contre la cellulite causée par une intoxication des tissus). En entraînant le cœur à battre plus régulièrement et plus efficacement, il empêche les maladies cardiaques, ce qui assure également une meilleure irrigation du cerveau. Une bonne circulation sanguine encourage le fonctionnement correct de tous les organes, une irrigation profonde des tissus d'où une stimulation du renouvellement cellulaire, de la pousse des cheveux, des ongles.

L'exercice prévient la formation des varices, donne bonne mine, retire la peau, corrige une mauvaise posture, creuse la taille, renforce les os, assouplit les articulations et les ligaments; son action musculaire directe permet de construire des muscles forts, durs et résistants qui se fatiguent moins vite; il calme les nerfs et diminue l'anxiété (une mauvaise humeur ne résiste pas à une demi-heure de marche ou de gymnastique).

Et surtout, il fait maigrir : la dépense calorique supplémentaire qu'il entraîne doit être fournie ou par un repas ou par des réserves graisseuses du corps : donc, si on ne mange pas plus, on brûle les graisses et forcément on « fond »! Et contrairement à ce que beaucoup croient, l'exercice coupe l'appétit : on n'a envie de manger ni avant ni après (sauf peut-être les premiers jours.)

Il est aussi le meilleur des **encouragements à une vie régulière** et disciplinée : les lendemains de nuits tardives au cours desquelles on a trop bu ou mangé ne sont certainement pas les jours pour réaliser des performances sportives : le souffle est plus court, les muscles douloureux, les jambes coupées, l'endurance diminuée : on comprend pourquoi les grands sportifs ne peuvent se permettre de faire des excès.

L'exercice retarde le vieillissement. Comme n'importe quel instrument, le corps humain a besoin d'être entretenu régulièrement, nettoyé, lubrifié. Tous les modes d'emplois recommandent de faire fonctionner une machine, même à vide, à intervalles réguliers pour éviter qu'elle ne se grippe. La plupart des effets du vieillissement proviennent de l'ignorance de ce principe. Nous tenons beaucoup trop pour acquis qu'il est un procédé naturel contre lequel il n'y a rien à faire sinon l'accepter comme un état de fait. Notre société est faite par les jeunes et pour les jeunes, les vieux sont impitoyablement mis au rebut; mais c'est souvent parce qu'ils n'ont pas su entretenir leur jeunesse que les vieillards deviennent impotents et inutiles. Il n'y a pas de situation plus tragique que celle de la personne qui a consacré sa vie entière à une seule activité, à l'exclusion de tout autre intérêt et qui se retrouve à l'âge de la retraite complètement désemparée : elle subit alors un vieillissement aussi intense que rapide.

Par contre, ceux qui ont conservé des passions, qui s'occupent, qui ont fait de l'exercice toute leur vie et qui continuent de le pratiquer, conservent bien plus longtemps leur santé physique et mentale.

Grâce à l'entraînement régulier, les muscles restent fermes, la peau souple, le cœur fort et l'esprit clair. *Il n'est jamais trop tard pour commencer à s'exercer. A condition* d'y aller progressivement, on peut à n'importe quel âge s'assouplir, se muscler, améliorer sa résistance et ses capacités respiratoires.

L'exercice a un côté très accoutumant : au début le dérouillage peut être douloureux, mais, très vite, dès qu'on entre dans le rythme, il devient un plaisir et un besoin quotidien (des chercheurs ont récemment mis en évidence une hormone à action calmante et détendante qui est sécrétée lors d'activités physiques intenses et qui serait, entre autres, responsable de ce besoin).

La marche à pied

Si vous n'êtes pas entraîné, commencez doucement, notamment par la marche à pied qui est le meilleur des exercices, car elle met en mouvement le corps tout entier.

Prenez quelques précautions :
– **Si vous êtes obèse**, vous êtes probablement en mauvaise santé, avec du cholestérol, un cœur fatigué, une mauvaise résistance à la fatigue et aux maladies; ne faites donc pas inconsidérément des exercices violents que vous ne serez pas en état de supporter. Prenez l'avis de votre médecin et marchez; ne commencez des activités plus intenses que lorsque vos taux sanguins seront régularisés et que vous serez en meilleure forme.
– **Allez-y progressivement.** Commencez par une distance et un rythme qui vous semblent confortables et augmentez-les peu à peu. Lorsque vous sentirez que votre cœur et vos muscles ont acquis une meilleure résistance, vous pourrez commencer à courir. Au début, quelques minutes, puis reprenez la marche. Peu à peu, en prolongeant les périodes de course, vous arriverez à courir une demi-heure ou une heure d'affilée. Il n'est pas nécessaire de vous essoufler, ni de vous épuiser, le but recherché est la mise en forme de l'organisme, pas sa destruction. Un exercice trop violent vous découragera en vous demandant un effort que vous ne pourrez pas fournir : il doit toujours rester un plaisir.
– **N'entreprenez pas d'activités physiques intenses l'estomac vide**, vous risqueriez une crise d'hypoglycémie, évanouissement, sueurs froides, trou noir : croquez un fruit, une salade, une tartine avant de commencer.
– **Avant d'aller « jogger »**, faites des mouvements d'échauffement et d'assouplissement des jambes afin d'éviter une blessure musculaire et, achetez-vous des chaussures spéciales qui soutiennent la voûte plantaire, amortissent les chocs et réduisent les risques d'accident.

Prenez de bonnes habitudes quotidiennes :

Munissez-vous de bonnes **chaussures plates** : ayez une paire de sandales dans votre sac ou mieux, abandonnez les talons hauts dans la journée, ils raccourcissent le mollet et entraînent une mauvaise posture, qui déforme la colonne vertébrale et provoque douleurs dorsales, sciatique, maux de tête etc.

– **Évitez d'utiliser la voiture**, le bus ou le métro, marchez pour aller au travail, faire vos courses, promener le chien ou les enfants.

– **Montez les escaliers à pied.**

– **Levez-vous une heure plus tôt** tous les matins et consacrez-la à une promenade avant le travail. Si vous êtes en bonne santé, une heure de sommeil en moins ne peut vous faire du mal, surtout si elle est consacrée à l'exercice.

– **Plutôt que de faire un grand repas de midi**, croquez une crudité et allez vous promener.

– Consacrez quelques heures à l'exercice **chaque week-end** : allez en famille à la campagne ou au parc.

Si vous en avez la possibilité, inscrivez-vous dans un club de gymnastique et allez-y régulièrement. Pour être efficace, la gymnastique doit être pratiquée au moins trois fois par semaine et idéalement tous les jours. Si vous n'avez pas le temps d'aller souvent au club, apprenez au moins des exercices que vous pourrez répéter chez vous.

Certaines personnes préfèrent s'exercer le matin, d'autres le soir.

Le matin au réveil, vous pouvez faire un quart d'heure ou une demi-heure d'assouplissements : pas de mouvements trop violents ou vous risqueriez de blesser vos muscles qui sont encore pleins de sommeil. Quelques mouvements remplacent avantageusement une tasse de café : la circulation sanguine accélérée réveille le cerveau et les muscles et vous assure une bonne mise en forme pour affronter la journée. Après quelques assouplissements des articulations, du dos et du cou, vous pouvez pratiquer le « Surya Namaskara », le salut au soleil yoga, série de mouvements qui mettent en activité tous les muscles du corps.

Dans le courant de la journée, à votre travail, essayez de vous isoler cinq minutes pour relaxer votre dos : prenez la posture yoga de chandelle, en appui sur les épaules, les jambes en l'air : c'est une des positions les plus bénéfiques qui soient. Comme le corps est inversé, la gravité s'exerce à l'envers et tous les organes sont stimulés, particulièrement le cœur et les intestins : d'autre part, la pression exercée par le menton sur le cou agit sur la glande thyroïde. Cette position repose les jambes et est particulièrement bénéfique en fin de journée. On peut la maintenir aussi longtemps que l'on désire par autant que l'on trouve un point d'équilibre confortable.

On ne peut vraiment se forcer longtemps à faire de l'exercice, il doit devenir un plaisir, car c'est une activité aussi naturelle et nécessaire que celle de manger ou de faire l'amour. Il n'est pas de plus grande satisfaction que d'être bien dans sa peau, détendu, éclatant d'énergie et de santé et fier d'un corps ferme et maîtrisé.

Le yoga

La pratique et la connaissance du yoga peuvent aider autant à maigrir qu'à affronter les difficultés de la vie. Le principe de base du yoga est l'apprentissage du *contrôle du corps* par la volonté, et la recherche de *l'élévation spirituelle* par l'intermédiaire du corps, qui est le seul instrument qui nous appartienne vraiment.

Cette technique est exactement celle dont a besoin une personne qui désire maigrir et entreprendre une rééducation alimentaire. Elle passe par une prise de conscience de soi-même, une observation intérieure des mécanismes et des sensations de la douleur, du plaisir, de la fatigue, de la faim, des fonctions vitales, de la respiration, de la circulation du sang, de l'ouie, de la vision, de façon à connaître et à comprendre le fonctionnement de cette machine qu'est le corps, pour pouvoir le diriger, le contrôler, l'entretenir et le réparer, exactement comme on le fait avec une voiture ou un appareil photo.

A la limite, au terme d'une longue pratique, certains yogis peuvent abaisser leur rythme cardiaque à un battement à la minute ou rester des mois entiers dans la même position. Il existe en Inde, un gourou immobile depuis trente-six ans assis en lotus, les yeux fermés, n'ayant ni mangé ni bu pendant toutes ces années et qui cependant grossit, nourri seulement de l'énergie cosmique qu'il absorbe directement sans qu'il ait besoin d'utiliser son tube digestif. C'est ce qu'on appelle le détachement. Ce n'est pas le but du commun des mortels, mais seulement une démonstration vivante que la volonté et la force de l'esprit peuvent accomplir les plus grands miracles.

La pratique du yoga comprend l'assouplissement, les postures, la relaxation, la concentration, la respiration et la méditation.

Les mouvements d'assouplissement n'entraînent pas une grande dépense d'énergie, mais permettent d'échauffer muscles et ligaments pour éviter les blessures.

Les postures ou *asanas* sont des séries de mouvements effectués en douceur dans le but de prendre une position que l'on doit maintenir le plus longtemps possible. La plupart des exercices tendent à *stimuler la colonne vertébrale,* qui est le siège du système nerveux central, le support du squelette, l'arbre de vie du corps humain, et ont des actions directes et spécifiques sur les différents organes et leurs fonctions. Pour être efficaces, les « asanas » doivent être maintenus un certain temps et le temps de maintien est accru au fur et à mesure de leur pratique : à chaque fois, on doit les pousser jusqu'à la limite de la résistance. Une posture bien faite provoque au bout d'un certain temps une douleur au niveau des muscles qu'elle sollicite. Il faut donc alors la dépasser en s'en détachant.

C'est le but de la concentration qui consiste à fixer son attention sur un point extérieur à la douleur. C'est une technique qui peut par la suite trouver de nombreuses applications dans la vie quotidienne, par exemple, *pour oublier la faim!* Elle permet de comprendre comment la douleur n'existe que dans la conscience que l'on a : qui n'a fait l'expérience d'une blessure survenue au cours d'une activité tellement passionnante qu'on ne s'en est aperçu que plus tard? Certaines douleurs deviennent intolérables lorsqu'il s'agit d'échapper à une corvée et tout à fait anodines lorsqu'elles s'opposent à la réalisation d'un désir.

Les techniques de relaxation ont pour but la détente physique et mentale, qui aide à combattre la douleur, à économiser l'énergie et à résoudre les problèmes.

L'énervement provoqué par un régime a tendance, chez un obèse, à bloquer ou ralentir les mécanismes métaboliques, cercle vicieux que le yoga aide à briser.

Le contrôle de la respiration est favorable à la relaxation, à la concentration et à la lutte contre la douleur, au brûlage des toxines par l'accélération des échanges sanguins (des respirations profondes accroissent l'apport d'oxygène au sang), à une accélération du métabolisme, à un massage et une stimulation des organes abdominaux par les mouvements du diaphragme.

Enfin, le yoga débouche automatiquement sur **la méditation**, qui est un état paisible de transparence et de réceptivité au monde, à la nature, aux vibrations et aux influences, de façon à en être à la fois pénétré et détaché.

Le choc éprouvé au début d'une cure amaigrissante intensive ne laisse souvent que peu d'énergie disponible pour des exercices physiques intenses.

L'avantage du yoga sur la gymnastique traditionnelle (en dehors de son aspect mental) est qu'il laisse à chacun la possibilité de le pratiquer dans la mesure de ses capacités et d'y trouver des bienfaits à tous les niveaux. Le début d'un régime est donc la période idéale pour s'initier à l'assouplissement, la relaxation et la respiration, quitte, lorsqu'on a trouvé une vitesse de croisière et dépassé les premiers stades de fatigue, à le compléter par une musculation plus intense.

CONSEILS SUR LES VOIES DE LA MINCEUR ET DE LA SANTÉ

Régime individualisé

Nous vous donnons tous les trucs, astuces et conseils de Demis, toutes les constatations qu'il a faites au cours de son régime mais faites bien attention, chaque cas est spécial, personne ne réagit de façon identique; vous devrez moduler le régime selon que vous ayez cinq ou cinquante kilos à perdre, que vous soyez un homme ou une femme, que vous ayez vingt ou soixante ans, que vous soyez constipé ou diabétique ou goutteux, que vous souffriez de problèmes cardiaques ou de rhumatismes.

Si vous n'avez que quelques kilos à perdre, il vous suffira généralement de supprimer sucreries et alcool, et de réduire les corps gras pour retrouver votre poids normal; et si vous perdez lentement ces quelques kilos vous n'aurez pas de mal à vous maintenir, à condition bien sûr que vous continuiez à vous nourrir sainement.

Par contre, si vous devez perdre plus de cinq kilos, commencez par consulter votre médecin et faites des analyses sanguines afin de trouver vos points faibles. Commencez ensuite un régime aussi strict que possible pour déclencher le mécanisme d'amaigrissement. **Lorsque vous aurez maigri de deux tiers** de l'objectif fixé, vous pourrez passer à un régime de croisière, en réintroduisant peu à peu, et un par un, les aliments dont vous aurez besoin en temps normal : un peu d'huile (olive, tournesol), un peu de pain complet, un peu de fruits, des céréales. Faites-le très progressivement, selon votre goût ou vos besoins et contrôlez régulièrement votre poids : si vous constatez que vous arrêtez de maigrir, supprimez à nouveau l'aliment coupable. En vous testant ainsi, vous trouverez vous-même les aliments ou les combinaisons qui vous font grossir et que vous devrez supprimer à tout jamais de votre alimentation si vous ne voulez pas perdre la ligne que vous avez si durement gagnée. Mais vous découvrirez certainement qu'une alimentation équilibrée ne peut vous faire grossir et que les seules choses à éviter sont les sucreries et les abus de corps gras (fritures et lourdes sauces au beurre ou à la crème).

Faut-il ou non compter les calories?
Plus on dissocie, moins on a besoin de s'en soucier car l'organisme ne peut alors pas vraiment profiter de ce qu'il reçoit. C'est lorsqu'on commence à faire des repas plus complets et équilibrés que l'on doit comptabiliser la richesse énergétique des aliments. Plus un repas est complexe plus les calories qu'il apporte sont actives.

Le moment idéal

Tous les vieux routiers de l'amaigrissement savent qu'il existe des moments où il est tout à fait vain d'entreprendre un régime : que cela tienne aux dispositions astrales, aux biorythmes ou à l'environnement, il apparaît, à peine commencé, comme une tâche si pénible, qu'elle est certainement vouée à l'échec, et invariablement, la tentative reste passagère et infructueuse.

On ne peut tricher avec soi-même, et la détermination et la volonté nécessaires à une telle entreprise ne peuvent provenir que de la conviction personnelle de son bien-fondé. Si vous êtes las d'essayer des régimes qui échouent, de fournir des efforts gigantesques et tout compte fait inutiles et éternellement recommencés, de vous sentir le Sisyphe qui repousse perpétuellement en haut de la montagne le rocher qui vient de débouler, attendez le moment psychologique adéquat pour donner le signal de départ.

Les motivations peuvent être les plus diverses : raisons de santé, envie de plaire, besoin profond de changement, mais suffisantes à vous apporter l'optimisme, la confiance et la certitude intime qui soutiendront votre volonté. Car maigrir est une métamorphose, un changement de peau auquel on doit se préparer. Si vous en êtes encore à vous trouver des excuses telles que « les rondeurs sont plus confortables », « après tout je ne suis pas si moche », « on m'aime bien tel que je suis » ou « pourquoi devrais-je me plier aux exigences de la mode? », c'est que vous n'êtes pas encore mûr, et plutôt que de courir à un échec déprimant, il est préférable, en attendant le moment propice, de continuer à manger des gâteaux! Lorsque celui-ci se présente, les premiers jours de régime consciencieusement suivi, donc efficace, sont le meilleur des stimulants, les résultats constatés deviennent un encouragement constant et la volonté s'en trouve encore renforcée : un mécanisme de boule de neige permet d'atteindre son but sans craquer.

Le printemps est une époque favorable à la mise en route d'un régime : après le choix limité des étals de l'hiver dont les frimas donnent envie de nourriture lourde et réchauffante, les nouveaux fruits et légumes frais qui font leur apparition sur les marchés sont bien appétissants. Le renouveau de la nature montre le chemin à suivre, et il est normal d'avoir des envies de nettoyage et de changement.

L'été est une période plus délicate car, bien que la chaleur coupe l'appétit, les vacances multiplient les occasions de sortir avec des amis, de dîner au restaurant, de goûter les spécialités des pays que l'on visite. De plus, elles devraient plutôt être consacrées à une détente et un repos mérités qu'à un effort éprouvant et énervant.

Il a été plus facile à Demis d'être discipliné à une époque où il ne travaillait plus : mais son cas est assez particulier dans la mesure où, n'ayant pas d'occupation régulière, il s'est trouvé plusieurs mois sans activité intense pendant lesquels il a pu se consacrer entièrement à sa métamorphose. Dans la plupart des cas, il est préférable de choisir une époque où l'on est assez occupé pour éviter de devenir obsédé sans pour cela avoir à fournir des efforts spéciaux demandant une grande dépense énergétique, physique ou intellectuelle.

Quant à **l'humeur,** c'est une question très individuelle : le bonheur, tout comme l'angoisse, coupe l'appétit à certains alors qu'il l'ouvre à d'autres, la colère peut déprimer ou donner de l'énergie, et la tristesse peut pousser à s'agiter comme à s'enfermer.

Les écarts

Ils sont la manifestation d'un relâchement de la volonté, d'un instant de découragement ou d'un manque de conviction. Ils sont très dangereux dans la mesure où ils deviennent *répétitifs* : on se dit « un carré de chocolat, au point où j'en suis, pourquoi pas deux, je me rattraperai demain ». Et le lendemain on a pris un retard de trois jours, très déprimant, qui donne souvent envie de tout laisser tomber. D'autant plus que les papilles gustatives du gourmand sont rappelées à la réalité des saveurs qui le conduisent à sa perte, et que la torture d'y résister à nouveau va être intensifiée par sa mémoire rafraîchie.

Avant de porter à votre bouche la douceur coupable, faites un petit **examen de conscience** : repensez aux raisons pour lesquelles vous avez décidé de maigrir, aux buts que vous vous êtes fixés, au plaisir que vous aurez le jour où vous les aurez atteints, aux efforts que vous avez accomplis jusqu'ici et que vous risquez de jeter à la poubelle, à la brièveté du plaisir de manger par rapport au prix que vous devrez payer, à la plus grande difficulté que vous aurez de résister à la deuxième bouchée, à la journée de jeûne qu'il va falloir affronter, imaginez le trajet de ce poison-plaisir dans votre organisme et les dégâts qu'il va y faire, les fermentations dans votre estomac, les cellules graisseuses qui se gonflent de plaisir, le cholestérol qui menace votre cœur, le bouton qui va apparaître demain au milieu de votre front; il y a bien des chances que vous reposerez l'objet du délit sans y avoir goûté.

Si, par contre, votre désir résiste à cet interrogatoire et que vous cédez à la tentation, attendez-vous à une répétition périodique de l'événement et mettez au point un **système de compensation :**

– **ne faites jamais deux excès de suite** car en fait la graisse n'a pas le temps de s'installer en un seul repas. Si vous avez fait un repas trop calorique, **compensez** immédiatement en sautant le repas suivant ou en le remplaçant par une préparation lactée (fromage ou yaourt à 0 % additionné, si vous le désirez, de concentré de protéines) : mangez très légèrement le jour suivant et buvez beaucoup d'eau pour éliminer, faites un surplus d'exercice ou un sauna, et si vous le pouvez, **jeûnez** : les cinq cents grammes qu'accusaient la balance n'y résisteront pas.

Si, par contre, vous ne vous reprenez pas aussitôt en main, vous reculerez aussitôt d'un bon kilo que vous mettrez plusieurs jours à perdre.

Mais l'expérience de Demis (et de bien d'autres) prouve que les moments où il a maigri le plus rapidement et le plus régulièrement sont ceux où il n'a fait aucun écart, et qu'à partir du moment où il a cédé une fois, son amaigrissement est devenu beaucoup plus pénible et plus lent. Car les gourmands sont des drogués qui doivent se tenir éloignés des aliments qui leur sont nocifs et essayer d'en effacer le goût de leur mémoire pour en endormir le besoin. Une rééducation est une entreprise de longue haleine qui demande patience, courage et détermination, et qui peut être compromise en un seul instant.

Maigrir vite ou lentement

On admet généralement que plus un amaigrissement est lent, plus il a de chances de réussir et de se maintenir. En fait, une fois encore, cela dépend des individus et des méthodes employées. Si vous entreprenez un régime de famine ou totalement déséquilibré, il est probable que l'effort et la frustration seront si grands que vous ne pourrez pas le maintenir bien longtemps et que le passage brutal d'une sous-alimentation à une alimentation soi-disant « normale » aboutira à une reprise de poids. Mais si comme Demis vous continuez de manger sainement, en supprimant simplement les aliments qui ne vous réussissent pas, et si vous êtes très strict, il est fort possible que vous maigrissiez de façon spectaculaire. Vous devrez bien sûr prendre consciencieusement les compléments nécessaires à éviter une trop grande fatigue. Et il vous faudra faire très attention à la façon dont vous perdrez les derniers kilos et reprendrez une alimentation équilibrée.

Les derniers kilos et la reprise alimentaire

Pour stabiliser un amaigrissement il est essentiel de ne pas passer brutalement d'un contrôle strict à la liberté totale : vous reprendriez aussitôt tout ce que vous avez si durement perdu.

Le but maintenant est de trouver votre vitesse de croisière, l'apport nutritif qui vous est nécessaire à vous maintenir en bonne santé et à un poids stable.

Le plus lentement vous perdrez les derniers kilos, le plus de chances vous aurez de ne pas les voir revenir au triple galop. Votre organisme doit se réhabituer peu à peu à recevoir certaines nourritures dont il a besoin mais dont il a été longtemps privé : notamment le pain, les céréales, les fruits. Vous devrez le faire progressivement, en observant attentivement vos réactions à l'introduction de ces nouvelles denrées. Ralentissez ainsi peu à peu le rythme de votre amaigrissement jusqu'à ce que vous ayez atteint votre but et rétabli une alimentation équilibrée : 20 % de protéines, un minimum de corps gras, et vitamines et minéraux essentiels.

Mais surtout **ne recommencez pas** à vous nourrir comme vous le faisiez avant le régime : vous avez appris les règles d'hygiène et des combinaisons alimentaires, elles ont dû devenir une habitude de vie : si vous les appliquez vous n'aurez plus besoin de compter les calories pour vous maintenir en équilibre; si vous avez établi un fonctionnement correct de vos fonctions d'assimilation et d'élimination, vous serez automatiquement mince et en bonne santé.

Toutefois, un ancien obèse conserve toujours une tendance à la gourmandise, la gloutonnerie et l'excès de poids. Continuez donc à vous peser régulièrement et dès que vous voyez monter l'aiguille de la balance faites quelques jours de régime strict sans attendre que les kilos se soient accumulés. Il n'y a rien de plus facile à acquérir que les mauvaises habitudes.

La plupart des gens minces sont des personnes raisonnables.

Comment bien digérer

Une bonne digestion est la condition primordiale nécessaire à une bonne santé, à une belle ligne et à un tour de taille constant. C'est la digestion qui permet que les aliments remplissent correctement leurs fonctions, que les tissus cellulaires soient régulièrement renouvelés, qu'un sang de bonne qualité circule librement dans des vaisseaux souples, que les glandes régularisent le métabolisme.

Une mauvaise digestion entraîne une liste infinie de malaises et de maladies : maux d'estomac, ballonnements, gaz, constipation, ulcères, diarrhée, artériosclérose, arythmie cardiaque, nervosité, crampes et douleurs musculaires, douleurs vertébrales, insomnies, maux de tête, infections, cancers, crises cardiaques, cellulite, obésité, maigreur. Une bonne digestion passe autant par une alimentation saine et équilibrée que par les habitudes et les rythmes des repas. Un animal malade ou énervé refuse la nourriture et se met au repos. Nous devrions l'imiter mais, en général, nous faisons tout le contraire. Si nous sommes malades, nous mangeons pour nous fortifier et, si nous sommes de mauvaise humeur, nous mangeons pour nous consoler.

Les repas devraient être pris régulièrement et harmonieusement.

– **Avant le repas, détendez-vous** en marchant, en écoutant de la musique, ou en faisant quelques exercices de respiration.

– **Amenez** la plupart des mets sur la table de façon à ne pas avoir à vous lever dix fois pendant le repas.

– Premièrement **asseyez-vous**, il n'y a rien de plus indigeste qu'un déjeuner pris sur le pouce, debout dans la cuisine, devant la télévision ou en parlant au téléphone. Vous devez consacrer le temps du repas à manger, que ce soit seul ou en compagnie de votre famille, ou d'amis.

– **Laissez vos soucis au vestiaire,** et ayez des conversations agréables et détendues, pas de disputes ou d'énervement.

– **Tenez-vous droit et** ayez une table à la bonne hauteur de façon à ne pas comprimer votre estomac dans une mauvaise position.

– **Mangez lentement** en dégustant chaque bouchée et en mastiquant longuement et vous permettrez à la salive de remplir son rôle : vous découvrirez des saveurs nouvelles. Pensez à ce que vous faites, c'est en général parce qu'on est très préoccupé ou anxieux, qu'on avale à toute vitesse sans prendre le temps de mastiquer. Le résultat est que, d'une part on gaspille la nourriture puisqu'on n'a même pas le plaisir de la déguster, et que de l'autre on mange deux fois plus, on digère mal et on grossit. Vous remarquerez que si vous prenez le temps de déguster le contenu de votre assiette, vous n'aurez pas envie d'une deuxième portion.

– **Favorisez certains aliments** par rapport à d'autres : les crudités et les légumes verts, le poisson et les fruits de mer, les céréales complètes (si vous n'avez plus besoin de maigrir), les produits laitiers maigres, le pain complet, les œufs, les poulets de ferme.

– **Buvez de l'eau** tout au long de la journée pour promouvoir une bonne élimination.

– **Supprimez le plus possible les corps gras** rajoutés, ils ralentissent la digestion, spécialement lorsqu'ils sont cuits : si vous mangez des aliments gras, comme du fromage ou des œufs, accompagnez-les de légumes verts crus (aidant la digestion des graisses).

– **Évitez** les mauvaises combinaisons alimentaires (voir dissociation), les toxiques et excitants (café, thé, Coca-Cola, boissons gazeuses, alcool, tabac), sucres et graisses, conserves (préférez les produits surgelés si vous n'avez pas le choix), fritures, pâtisseries.

– Ne mangez **rien de trop chaud ou de trop froid,** cela dérange la digestion.

– **Ne sautez pas de repas,** sauf si vous n'avez vraiment pas faim, et essayez de prendre vos repas à heures régulières.

– Si vous avez envie de temps en temps de vous offrir une petite fête, buvez **un ou deux verres** de vin ou un verre de vodka mais pas plus.

De toute façon, **si vous prenez de telles bonnes habitudes alimentaires,** vous vous apercevrez rapidement que manger sain est un bien plus grand plaisir que de s'empoisonner, qu'il est plus agréable de sortir de table léger et la tête claire qu'avec l'estomac ballonné et l'esprit brumeux; que vous vous coucherez détendu, dormirez bien et vous réveillerez reposé et la bouche propre; que vous atteindrez très naturellement votre poids normal et que vous n'aurez besoin de faire aucun effort pour vous y maintenir, car vous donnerez à votre organisme ce qu'il demande et qu'il assimilera et éliminera selon ses besoins.

Avec une alimentation saine vous aurez toutes les chances d'être en bonne santé, et de vous guérir si vous tombez malade, et en maintenant votre organisme en bon état, vous aurez beaucoup moins de possibilités de développer des maladies graves, vous vieillirez mieux sans vous détériorer ni tomber en ruines.

Vous vous sentirez forts et optimistes, confiants en vous-mêmes et en la nature, capables de faire face à vos difficultés et de saisir les chances qui se présentent.

Compléments

Si vous faites un régime très strict, vous nourrissant presque exclusivement de grillades, yaourts et verdure, vous manquerez très certainement de certaines **vitamines et minéraux** : prenez-les en pilules, vous les trouverez chez le pharmacien ou dans les magasins diététiques. Prenez de la **vitamine B** sous forme de levure de bière (à absorber loin des repas); elle aide la digestion et l'assimilation des aliments et équilibre le système nerveux; du **ginseng** pour ne pas perdre vos forces et, si vous avez des douleurs musculaires ou des crampes, prenez du **potassium et du magnésium** [1].

Pour remédier ou éviter la **constipation** liée à une trop grande consommation de protéines par rapport aux aliments à fibres, augmentez votre consommation de **salade verte** (qui remplit

1. Sauf la levure de bière qui risque de fermenter et de produire des gaz, les vitamines et minéraux doivent, pour ne pas déranger l'estomac et être bien assimilés, être pris aux repas.

l'estomac avec un apport calorique presque nul) et mangez du **son.** Si vous êtes à la maison, il vaut mieux d'abord le faire tremper pour le réhydrater afin qu'il n'absorbe pas tous vos sucs digestifs, prenez-en une cuiller par repas (encore une fois, testez vos besoins); si vous sortez, vous pourrez emporter des tablettes (Infibran, Natuvit) ou des gressins au son (Céréfibre, vente en pharmacie), vous les utiliserez en guise de pain, à huit calories pièce vous ne risquez rien. Le seul danger est une irritation intestinale provoquant ballonnements ou diarrhée, trouvez la ration qui vous convient et mangez du yaourt. Une autre alternative est de recourir aux granulés d'**hémicellulose** qui gonflent dans l'eau et forment un gel (Normacol Blanc, Spagulax, Ispagnoul, Psyllium, vente en pharmacie). Vous pouvez aussi essayer l'**huile de paraffine** à utiliser en vinaigrette; son danger : elle entraîne avec elle les vitamines solubles dans l'huile.

Ne supprimez pas totalement les corps gras, car vous ne pourriez plus assimiler les vitamines solubles dans l'huile (A et D, E et K). D'autre part un peu de graisse est indispensable au bon fonctionnement de la vésicule biliaire et à l'absorption du calcium. Mangez un peu de fromage (à 20 % de matières grasses si possible), des œufs, et ajoutez une cuiller à café d'huile à votre salade, ce qui aidera également à un bon transit intestinal.

Si vous êtes une personne qui buvez ou buviez beaucoup d'**alcool,** prenez des **vitamines B et C.**

Si vous fumez, augmentez vos doses de vitamines A, B et C qui aident à l'élimination de la nicotine et du gaz carbonique et surveillez votre taux de zinc.

Les repas

A l'inverse de ce qui est couramment pratiqué, l'importance du repas devrait décroître au cours de la journée.

Le petit déjeuner devrait être le repas le plus copieux, bien que certains individus ne puissent rien avaler au saut du lit. Ceux-là, s'ils travaillent toute la matinée, doivent attendre l'heure du déjeuner pour prendre leur premier repas. Dans tous les cas, *un grand verre d'eau minérale* chambrée au réveil aide à déclencher le réflexe d'évacuation et à nettoyer les toxines amassées pendant la nuit.

Un petit déjeuner sain devrait comporter des *protéines,* (œufs, fromage, yaourt), et des *hydrates de carbone* (céréales ou légumes). Évitez de boire des excitants comme le café ou le thé, remplacez-les plutôt par des *succédanés à* base de chicorée, des *tisanes* (de fleur d'églantier contenant la stimulante vitamine C ou de fenouil, diurétique et amaigrissant), du thé de trois ans ou du thé vert japonais (sans caféine), du thé Mu (à base de ginseng) que l'on trouve dans les magasins diététiques. Ne mélangez pas les jus de fruits à une nourriture solide, prenez-les entre les repas, et évitez le lait si vous le digérez mal. Au moins, choisissez-le écrémé. Mangez fromages et yaourts maigres ou des fruits frais (pommes, pamplemousses, fraises) et laissez tomber les céréales sucrées.

Mais surtout *abandonnez à tout jamais le petit déjeuner français :* café ou chocolat au lait, pain, croissants, beurre et confiture, hypercalorique, indigeste, peu nourrissant et responsable de crises d'hypoglycémie.

Le déjeuner devrait être léger pour ceux qui ont pris un petit déjeuner copieux : salade ou légumes frais. En fonction de votre faim, mangez poisson ou volaille et évitez alcool et mets lourds à digérer qui vous alourdiraient pour l'après-midi. Si, comme Demis, vous voulez faire une dissociation totale, répartissez viande et légumes entre le déjeuner et le dîner.

Le dîner devrait être *le repas le moins riche car* pendant la nuit on brûle beaucoup moins de calories. Il vaut mieux toujours le prendre le plus tôt possible et, quitte à être antisocial, ne faites pas de gros repas à onze heures du soir. Si vous devez sortir très tard et que vous avez faim, prenez plutôt un petit en-cas à la maison, et au restaurant mangez légèrement.

Il est toujours préférable de manger souvent et peu que de faire un seul gros repas par jour : l'assimilation est plus efficace, le système se fatigue moins, et comme chaque digestion brûle deux cents calories, il est souvent plus amincissant de manger légèrement que de ne pas manger du tout.

Évitez donc de sauter les repas, sauf si vous n'avez vraiment pas faim, car vous aurez un creux au milieu de la journée et vous vous mettrez sous la dent ce que vous aurez à portée de la main; sandwich, biscuit, ou morceau de chocolat; et si vous réussissez à tenir le coup jusqu'au prochain repas, vous risquez fort d'avoir une telle faim que vous mettrez les bouchées doubles. Cette pratique souvent répétée peut entraîner des carences en vitamines et minéraux. Bien que Demis ait utilisé cette méthode pour compenser les écarts, elle n'est pas à recommander. Il vaut mieux faire de temps en temps une journée de jeûne complet.

Mangez à heures régulières de façon à habituer votre organisme à n'avoir faim qu'aux heures des repas. Si vous prenez trois repas par jour, vous ne devriez pas avoir besoin de grignoter au milieu de la journée. Ne remangez pas avant qu'une digestion soit terminée.

Cinquante conseils pour maigrir et vivre sainement.

Si vous avez un petit creux, utilisez des coupe-faim naturels. Le meilleur d'entre tous est *l'eau;* buvez beaucoup : chaque fois que vous sentez votre estomac vide, remplissez-le d'un bon coup d'eau minérale (à basse teneur en sodium, et plate de préférence), buvez des tisanes et buvez aux repas (donne une sensation de satiété plus rapide). Les *crudités* sont aussi un très bon coupe-faim, elles remplissent l'estomac d'eau et de fibre avec un apport calorique minimal : croquez une branche de céleri, ou même dix, un bulbe de fenouil, une carotte ou même une pomme (pas trop de fruits, vous consommeriez trop de sucre).

Changez de temps en temps de marque d'eau minérale de façon à ne pas vous accoutumer à leurs effets.

Mangez avec plaisir : si vous êtes gros, c'est que vous êtes gourmand et aucun régime au monde ne pourra détruire votre goût pour les plaisirs de la table : préparez des plats qui seront une joie pour le palais autant que pour les yeux, utilisez herbes et épices, installez une table agréable, bien décorée et appétissante.

Servez-vous de petites portions car on vient toujours à bout de ce qu'on aime. Ne vous resservez d'aucun plat et essayez toujours de laisser quelque chose dans votre assiette.

Ayez faim, mais pas trop. Lorsqu'une faim réelle n'est pas satisfaite, l'organisme mobilise ses stocks de graisse pour fournir l'énergie qu'il requiert, c'est alors que l'on maigrit. Résister un moment au désir de manger peut devenir très satisfaisant à condition de ne pas se laisser totalement submerger car on risque alors de se jeter sur la nourriture comme une bête affamée.

Attendez, pour manger, que votre faim se soit un peu calmée. *Apprenez surtout à faire une distinction entre faim et appétit,* entre besoin physique de carburant et gourmandise.

Si vous avez une crise de manque aiguë : sueurs froides, trou noir, vertige, envie de vomir, faiblesse dans les jambes, vous êtes en état *d'hypoglycémie,* votre taux de sucre sanguin est trop bas. Prenez une cuillère de miel, mais ne buvez pas avant une demi-heure : le miel lui-même est très concentré et va rester dans le sang pendant un bon moment, alors que dilué, il devient de l'eau sucrée qui, transportée vers vos cellules beaucoup trop rapidement, ne ferait que remettre la crise d'hypoglycémie à plus tard. De toute façon réservez cette solution à des cas d'extrême urgence, qu'il ne faut pas confondre avec une simple sensation de faim ou d'estomac vide. Dans ce cas, il est préférable de manger quelque chose de plus solide, hydrates de carbone à absorption lente (légumes, crudités) ou protéines (œuf dur, fromage, yaourt).

Au restaurant : commandez vos salades sans assaisonnement, vos viandes ou poissons grillés ou pochés, vos légumes crus ou à la vapeur; ne prenez ni fromage ni dessert, un yaourt si vous y tenez. Buvez de l'eau minérale, amenez avec vous vos gressins de son ou votre pain de soja. N'importe quel restaurateur doit pouvoir vous satisfaire.

Ayez toujours sur vous votre faux sucre et vos gressins de son ou pain de soja.

Éduquez votre famille : il vous sera pratiquement impossible de suivre un régime si le reste de la maisonnée continue de déguster sous votre nez frites et gâteaux. Transmettez-leur donc votre nouvelle sagesse et changez ensemble vos habitudes alimentaires, ce sera au bénéfice de tous. *Personne n'a besoin de plats trop riches et de desserts sucrés.* Pour ceux qui n'ont pas besoin de maigrir, le repas pourra comporter pain complet, céréales, fromages normaux, il vous suffira de savoir quoi éviter. Mais au moins, vous conserverez le plaisir incomparable de partager vos repas avec ceux que vous aimez sans avoir l'impression d'être puni ou mis hors-la-loi.

Attention à l'alimentation de vos enfants : nourrissez-les sainement dès le plus jeune âge de façon à ce qu'ils prennent à vie de bonnes habitudes. C'est pendant l'enfance qu'une personnalité se forme, que les informations et directives de base nécessaires à la navigation sont mises en mémoire; les comportements adultes sont toujours dérivés des expériences enfantines. Proust n'a jamais perdu son goût pour les madeleines, ni Demis pour les baklavas. *Apprenez-leur* donc à discerner et à aimer ce qui leur fait du bien.

N'utilisez pas la nourriture, et surtout pas les sucreries pour les *récompenser ou les consoler.* Faites travailler votre imagination pour leur organiser des plaisirs bienfaisants et utiles : emmenez-les en promenade, encouragez-les à jouer avec des animaux, initiez-les à la peinture et à la musique, aux travaux manuels, à la menuiserie, la couture, la botanique (même sans avoir un jardin vous pouvez faire des essais de culture en pots sur un balcon ou près d'une fenêtre). *Évitez les solutions de facilité :* il est très simple de réduire au silence un bébé qui pleure en lui enfonçant un biberon dans la bouche; il est plus intelligent de le distraire en lui jouant un de ses tours favoris, que ce soit des chatouilles, un vol plané ou un séjour dans votre lit. Vous profiterez vous-même de ces expériences qui amélioreront vos rapports familiaux, développeront vos connaissances et donneront à tous l'occasion de découvrir des talents cachés.

Mangez du poisson autant que vous pouvez plutôt que de la viande : il est moins gras, contient moins de toxines et plus de sels minéraux, il est plus digeste. Achetez-le toujours bien frais et préparez-le poché ou grillé.

Utilisez le soja sous toutes formes : il contient beaucoup de protéines, et ni cholestérol et sucre (voir chapitre sur le soja).

Dégraissez votre viande : choisissez-la maigre et enlevez le gras qui l'entoure. Enlevez la peau des volailles (avant de les cuire si vous les préparez à la casserole).

Mangez le plus possible de produits crus, frais et jeunes à l'aspect engageant et à l'odeur agréable.

Refusez les aliments qui ont commencé à pourrir ou à se détériorer : beurre rance, pain moisi, viande trop faisandée, poisson trop odoriférant, fruits et légumes noircis. Ils sont impropres à la consommation et contiennent des toxines qui risqueraient de vous empoisonner.

Choisissez plutôt les fruits et légumes de saison : ils ont poussé dans des conditions plus naturelles et sont mieux adaptés à vos besoins.

Mangez tous les jours des crudités pour avoir votre dose quotidienne de vitamine C.

Buvez ou utilisez pour faire des sauces l'eau de cuisson des légumes, elle est bourrée de vitamines et de minéraux.

Mangez la peau des légumes et des fruits : c'est là que se trouvent les vitamines.

Choisissez les huiles première pression à froid : leurs vitamines n'ont pas été détruites par le procédé d'extraction.

Bannissez de votre alimentation tous les aliments raffinés, remplacez-les par des aliments complets.

Apprenez à faire le pain : c'est un plaisir très sensuel de pétrir la pâte et de sentir l'odeur du pain juste sorti du four. Et vous pourrez le préparer avec plus de fibre (en ajoutant du son), moins de calories et plus de protéines (voir recette du pain de soja).

Supprimez les desserts, trop caloriques et inhibiteurs de la digestion.

Ne mangez pas de fromage en dessert d'un repas qui comprend de la viande ou du poisson : ce serait trop riche en gras et en protéines.

Mangez les fruits séparément, et si vous voulez maigrir, pas plus de deux par jour.

Supprimez le sel et les sucres : les aliments naturels en contiennent suffisamment, pas besoin d'en rajouter.

Ne mettez pas de beurre sur la table et ne mangez pas de beurre avec le fromage.

Évitez les nourritures trop salées et qui ont subi trop de transformations, conserves, charcuterie, etc.

Faites attention aux sucres cachés : sauces, condiments (ketchup, chutney), préparations en conserves, céréales du petit déjeuner (flocons de maïs ou d'avoine), yaourts aux fruits, jus de fruits sucrés, liqueurs, apéritifs et vins doux, chewing-gums, médicaments, sirops et pastilles pour la gorge et la toux.

– Si vous avez besoin de *médicaments,* demandez s'ils contiennent ou non du sucre et dans l'affirmative, choisissez la version sans sucre réservée aux diabétiques.

Les chewing-gums ne sont pas très sains car ils accroissent inutilement la sécrétion salivaire et préparent l'estomac à recevoir une nourriture fantôme. C'est ainsi qu'ils stimulent l'appétit. Évitez-les donc et au pire, choisissez-les sans sucre (c'est aussi ce qui est aussi moins nocif pour les dents).

Supprimez tout alcool autant pour votre santé que pour votre ligne. Il est impossible de maigrir si on boit de l'alcool régulièrement, même en mangeant très peu.

– **Et si de temps en temps vous** vous laissez aller à un verre de vin, remplissez-le à moitié au début du repas et faites-le durer jusqu'à la fin. Servez-vous également d'un grand verre d'eau et alternez les deux boissons.

Remplacez l'apéritif par un jus de légumes ou du Perrier avec une tranche de citron.

Ne grignotez pas cacahuètes et biscuits salés : si vous recevez, servez des batonnets de crudités (céleri, carottes, radis, concombre) avec une sauce au yaourt ou au fromage blanc à 0 % de matière grasse.

Réduisez au maximum votre consommation de café et de thé. Essayez de vous en déshabituer pour le petit déjeuner, votre organisme ne mérite pas d'être empoisonné au saut du lit. Buvez plutôt des succédanés, des tisanes ou de l'eau fraîche. Et si c'est trop difficile, prenez-le au moins à l'américaine (très léger) et décaféiné.

Arrêtez de fumer, cela va de soi!

Faites de temps en temps un jeûne ou une cure de fruits ou de jus de fruits pour nettoyer votre système et votre peau.

Si vous ne voulez maigrir qu'un peu, commencez par supprimer le sucre (dans le café, le thé et les pâtisseries), l'alcool et le beurre.

Avant de commencer un régime observez vos habitudes alimentaires et prenez note de tout ce que vous avalez : vous trouverez ainsi plus facilement ce que vous devez couper.

Ayez toujours dans votre cuisine des produits inoffensifs et frais de façon à n'avoir pas à recourir en cas d'urgence à une boîte de conserve ou à un morceau de pain : faites provisions de légumes frais et prêts à croquer (céleri, fenouil, tomates, carottes, salades) et de fromage ou yaourts à basse teneur en matières grasses.

Videz vos placards des aliments trop riches : biscuits, chocolats, bonbons. Si une fringale vous prend, il vous sera ainsi impossible de la satisfaire dans l'instant et vous l'oublierez.

Lisez les étiquettes de façon à éviter les produits contenant les substances engraissantes ou nocives. Vérifiez les pourcentages de matières grasses des fromages et du lait. Cherchez combien de sucre ou de sel certaines préparations contiennent. Regardez la teneur en sodium (sel) des eaux minérales. Contrôlez la présence de colorants et préservateurs. Vérifiez les dates limites de vente ou de consommation des produits frais préemballés. N'hésitez pas à poser des questions concernant la provenance, la fabrication et la qualité des denrées qui vous sont proposées.

Fréquentez les magasins de produits diététiques : ils sont pleins de ressources.

Faites des détours pour éviter de passer devant une pâtisserie ou une vitrine d'alimentation particulièrement appétissante.

On ne maigrit pas en un seul jour : le passage d'une alimentation de régime à une alimentation normale se traduit toujours par une légère prise de poids. Si vous voulez perdre un kilo et qu'après un jour de jeûne, de fruits, ou de protéines, la balance vous donne satisfaction, ne célébrez pas avec un verre de vin, le kilo réapparaîtrait le lendemain. Accordez-vous d'abord une ou deux journées de stabilisation : basses calories ou hautes protéines.

Ne vous laissez pas aller à des fringales sous prétexte que vous avez craqué sur une douceur en pensant « au point où j'en suis, autant continuer ». Beaucoup de régimes échouent ainsi. Un carré de chocolat ou un biscuit peuvent rester discrets, pas une plaque ou un paquet entier.

Ne trichez pas, soyez honnêtes avec vous-mêmes. Si vous grignotez des chocolats entre les repas ou faites des visites nocturnes au réfrigérateur, tout en jurant à vos proches que vous portez une auréole de sainteté, vous ne trompez personne. Il n'y a que vous qui sachiez la vérité, à vous qu'elle importe et seul vous subirez les conséquences de vos agissements.

Un régime n'est pas une punition : considérez plutôt votre tendance à l'obésité comme un *don du ciel* destiné à vous mettre en garde contre les dangers d'une alimentation malsaine et à vous permettre d'éviter des troubles beaucoup plus graves. Un régime doit être une *rééducation,* un apprentissage du bien manger et des règles de base de la diététique. Ne le suivez pas bêtement à la lettre, essayez plutôt de comprendre pourquoi et comment il agit, de façon à pouvoir être votre propre guide.

Après une grossesse, une femme maigrit plus vite si elle nourrit son bébé au sein : ses réserves de graisses sont utilisées à la fabrication du lait.

Dépensez-vous : utilisez le moins possible de machines, marchez, montez les escaliers à pied, restez debout; faites tous les jours votre lit à fond, frottez vos meubles, balayez, faites reluire vos chaussures, battez les blancs d'œufs et montez une mayonnaise à la main, jouez au ballon avec vos enfants et faites beaucoup l'amour avec imagination!

Faites de l'exercice quotidiennement : cela doit devenir une routine au même titre que de se brosser les dents.

Pesez-vous régulièrement, mais sans hystérie. Pas plus de deux fois par semaine, montez sur la même balance, le matin à jeûn, après avoir été à la toilette, nu ou avec les mêmes vêtements. Si vous le faites quotidiennement, vous constaterez que le poids peut varier d'un jour à l'autre de quelques centaines de grammes. Ce phénomène est dû à une rétention d'eau causée par des phénomènes physiques (changement d'habitudes alimentaires, période prémenstruelle, température) ou même psychologiques. En fait, *personne n'a un poids vraiment stable,* mais varie plutôt dans une fourchette de deux ou trois kilos. L'obsession de la balance peut causer des dépressions inutiles et des joies trompeuses. Il est préférable de se mesurer ou surtout de se tester par rapport aux vêtements : *le volume est plus significatif que le poids.* Ceci est d'autant plus valable que vous pratiquez des exercices physiques : les muscles étant plus lourds que la graisse (l'huile flotte), vous risquez fort de constater une augmentation de votre poids en même temps qu'une diminution de votre tour de taille, de hanches ou de cuisses.

En début, en cours et en fin de régime, faites vous faire des **analyses médicales** pour vérifier l'état de votre cœur, vos taux sanguins, et vos déficiences éventuelles en vitamines et minéraux.

Brossez-vous les dents après chaque repas et utilisez un fil dentaire ou un cure-dents pour enlever les débris. Les caries sont provoquées par des bactéries qui se nourrissent de sucre et le déchaussement est causé par le tartre. *Si vous nettoyez bien vos dents, il n'y a aucune raison que vous les perdiez jamais.*

N'ayez pas recours à des médicaments pour un oui ou pour un non. Ils ne font, le plus souvent, que faire disparaître les symptômes d'un mal sans toucher à sa cause : ils réapparaîtront donc tôt ou tard sous une autre forme. Les produits chimiques sont très polluants et entraînent toujours des effets secondaires. *Même une aspirine est nocive* – pour l'estomac et le sang – les tranquillisants et barbituriques peuvent provoquer indigestion, troubles du foie et des reins, hypertension, confusion mentale etc., les laxatifs irritent l'intestin et occasionnent des déperditions de vitamines et minéraux. Il est préférable d'utiliser des herbes et surtout de bien prendre conscience que *seul votre corps peut se guérir lui-même* et que la meilleure thérapeutique est de le mettre en condition optimale par la nutrition et l'exercice.

Soyez à l'écoute de vous-même : vos propres réactions vous avertissent de ce qui va bien ou mal. Un bouton, un teint brouillé, une fatigue, une déprime, un désir ou un dégoût peuvent être le signe qu'un aliment ou un comportement ne vous a pas réussi ou vous manque. Plutôt que d'être tuée, *la douleur doit être respectée* et écoutée : elle est l'indication la plus nécessaire à l'établissement d'un diagnostic.

Faites attention à vos amis : la plupart d'entre eux auront tendance à vous décourager. Ils vont vous dire que vous êtes très bien comme ça, qu'il ne faut surtout pas changer, que vous êtes fou, maniaque ou obsédé, qu'un petit verre ne peut pas faire du mal, et qu'un foie gras, c'est si bon! Ne faites pas attention à leurs commentaires et essayez plutôt de communiquer vos impressions et votre nouvelle sagesse, à ceux qui montrent une attitude bienveillante. *Votre nouvelle santé et votre bonne humeur serviront d'exemple.*

A LA CUISINE

LA CUISINE SAINE

Cuisiner « mince » est un art différent de la cuisine dite normale. On a toujours enseigné qu'il fallait huiler les casseroles pour qu'elles n'attachent pas, graisser les rôtis pour qu'ils ne brûlent pas, saler tous les aliments pour qu'ils ne soient pas fades, lier les sauces à la farine pour les épaissir, mettre du beurre dans chaque plat et sur tous les légumes pour les rendre onctueux. Or, nos expériences de cuisine amaigrissante nous ont appris qu'il existe des méthodes de cuisson et de préparation toutes aussi savoureuses et bien moins dangereuses, qui permettent non seulement de maigrir, mais aussi de sortir de table l'estomac léger et de faciliter la digestion.

La préparation des aliments

Une fois encore, plus les aliments sont frais et laissés dans leur état naturel, plus ils sont riches en éléments nutritifs indispensables à une bonne santé.

– Il est donc préférable de **conserver les légumes** au frais et à l'abri de la lumière, de préférence au réfrigérateur; de ne pas les acheter trop longtemps à l'avance, et de les préparer juste avant de les consommer. Pour éviter les déperditions de vitamines et de minéraux, **ne laissez pas tremper** pendant des heures, fruits, légumes et salades, lavez-les rapidement sous l'eau courante. Dans la mesure du possible, laissez-les **entiers**, sans les couper (spécialement les salades) ou **déchirez-les** plutôt que de les trancher au couteau.

– La meilleure façon de préparer les légumes est de les **cuire à la vapeur,** ce qui évite la fuite de vitamines et minéraux dans l'eau de cuisson que l'on peut utiliser pour préparer sauces et potages. Cuisez-les le plus légèrement possible de façon à ce qu'ils restent croquants, colorés et vivants. *N'utilisez pas de bicarbonate de soude :* il tue les vitamines.

– **Ne pelez pas** carottes, concombres, radis, pomme de terre, tous les légumes à peau fine et comestible, brossez-les plutôt sous l'eau.

– **Évitez de cuire** les fruits.

– **Les légumes** peuvent aussi être grillés (tomates, poivrons, aubergines, courgettes), sautés à sec (oignons, fenouil, céleri, poivrons, aubergines), ou rôtis (pommes de terre, tomates, poireaux).

– Comme la cuisson durcit **les protéines** et rend le travail des enzymes gastriques plus difficile et plus lent (un œuf, n'est-il pas plus bourratif dur qu'à la coque?), les viandes, les poissons, crustacés et œufs sont mieux assimilés s'ils ne sont que légèrement cuits, que ce soit grillés, pochés, à la vapeur, sautés ou rôtis.

– **Les plats Tefal,** à revêtement anti-adhésif, sont précieux, car ils permettent d'éviter l'adjonction de corps gras. En fait, vous vous apercevrez que les viandes et les volailles contiennent en elles-mêmes suffisamment de graisses pour ne pas brûler ou attacher.

– **Les œufs** peuvent être préparés à la coque, en omelette, ou au plat dans une poêle Tefal, en remplaçant l'huile par une cuiller d'eau qui leur évitera d'attacher ou de brûler.

– **Les céréales** doivent être bien cuites afin que leur carapace fibreuse soit ramollie et permette aux sucs digestifs d'agir en profondeur : c'est une des raisons pour lesquelles le muesli (préparation d'avoine et de blé cru avec des fruits secs et du miel) est un des aliments les plus indigestes qui soit, surtout s'il est mal mastiqué.

Les méthodes de cuisson

Grillade : les grillades les plus savoureuses sont faites sur des feux de bois et d'herbes qui confèrent aux aliments leur propre saveur :

ceps de vigne, pommes de pin, branches de fenouil, etc. Pour ceci, il faut utiliser une cheminée ou un barbecue en plein air. On peut tout aussi bien utiliser des fours électriques ou à gaz, ou une plaque de fonte posée sur le feu.

On peut tout griller : les viandes, les poissons, les légumes (essayez donc des tomates et des poivrons). Il n'est pas nécessaire de huiler les aliments auparavant. Les viandes contiennent déjà suffisamment de corps gras sans avoir besoin d'en rajouter. Pour éviter que les poissons n'attachent trop, on peut les humecter et les poser sur une feuille de papier d'aluminium qui permettra de les retourner plus facilement.

Les temps de cuissons dépendent des goûts de chacun et de l'épaisseur des pièces à griller, mais les *protéines se digèrent plus facilement si elles ne sont que légèrement cuites.*

Rôtis : peuvent se faire au four ou à la broche. Il faut toujours préchauffer le four pour bien saisir les viandes et il n'est pas nécessaire de huiler ou beurrer les morceaux à rôtir : il suffit d'arroser d'eau de temps en temps pour éviter de brûler ou lorsque la dorure est suffisante, on peut recouvrir d'une feuille de papier aluminium qui évitera à la viande de brûler et de se dessécher. Si vous faites rôtir un poulet vous serez étonné de la quantité de gras qu'il rend dans le jus de cuisson, et qu'il vaudra mieux éliminer : comme le gras flotte, on peut très facilement le recueillir avec une cuiller, et l'absorber avec du papier absorbant.

La cuisson à la vapeur, se fait dans un récipient spécial à deux étages ou couscoussier. On met de l'eau dans le fond et les aliments à cuire dans la partie supérieure. C'est un mode de préparation très sain qui permet de conserver toute leur saveur aux aliments : à la cuisson bouillie ou pochée, le goût et les vitamines ont plus tendance à passer dans l'eau. Évitez de trop cuire les légumes verts puisque de nombreuses vitamines sont détruites à la chaleur. On peut préparer ainsi non seulement les poissons et les légumes mais également les viandes. C'est un bon procédé de dégraissage de certaines viandes ou poissons puisque le gras fond et se disperse dans l'eau. La vapeur ne communiquant pas les odeurs on peut cuire plusieurs aliments en même temps pour autant qu'ils soient sur différents étages et qu'ils n'entrent pas en contact. Les herbes et les épices doivent donc être “ en litière ” et non pas dans l'eau de cuisson.

La cuisson bouillie ou pochée est aussi très dégraissante : Pour préserver leur saveur, les viandes et les poissons doivent être cuits dans un court-bouillon : c'est-à-dire dans une quantité d'eau minimale qui les recouvre à peine. Pour éviter l'aspect triste de cette cuisson, on peut la relever avec des herbes ou des épices.

Cuisson sautée à sec : Si on utilise de la viande ou du poulet, on doit les mettre à sec dans la casserole et commencer ainsi à les faire dorer, ils vont rendre un peu de gras, c'est alors que l'on y fera revenir les oignons. Si on prépare les plats de légumes, on peut les faire revenir dans un peu d'eau ou de jus de citron, en continuant de les humecter régulièrement pour éviter de les brûler.

Fritures : La friture à l'huile doit être tout à fait bannie d'une alimentation saine. En plus d'être hypercalorique, elle est aussi très indigeste : elle inhibe les sécrétions gastriques et entoure les aliments d'une espèce de croûte que les sucs digestifs ont beaucoup de mal à pénétrer (puisque les corps gras sont les substances qui demandent le plus de temps à être digérées). Essayez donc les fritures à l'eau ou à la poêle Tefal (œuf au plat, omelettes).

Les ustensiles indispensables :

- un gril
- des poêles et casseroles Tefal
- casserole de cuisson à la vapeur ou couscoussier
- un mixeur, batteur, râpeur, coupeur en tranches
- moules à fond détachable
- cuillers et spatules de bois
- saladiers
- papier aluminium
- papier absorbant
- balance et verre gradué
- une brosse pour nettoyer fruits et légumes

Les aliments de substitution

ou comment échanger des aliments dangereux pour des produits plus inoffensifs :

La crème est remplacée dans certains plats et pour lier les sauces, par du yaourt ou du fromage blanc à 0 % de matières grasses.

Attention : ne les ajouter qu'en fin de cuisson car ils risquent de coaguler.

Le beurre : margarine au tournesol (riche en graisses polyinsaturées) et margarine allégée ou basse calories (étant riche en eau, elle est deux fois moins calorique que la normale, mais elle ne peut être cuite et doit être réservée pour des préparations froides ou pour tartiner).

L'huile : les cuissons se font à l'eau ou à sec, dans les sauces on peut utiliser avec parcimonie l'huile de paraffine (0 calorie huile Acal).

Les sauces : jus de légumes ou de fruits qu'on peut épaissir par évaporation.

La farine : purée de légumes (champignons, carottes, haricots verts, broccolis) qui servent à épaissir les sauces, farine de soja, protéines de soja déshydratées et réduites en poudre au mixer pour les pâtisseries et les pâtés, lait écrémé en poudre, son moulu très fin, agar agar.

Le lait : lait écrémé.

Le pain : pain de soja, gressins de son.

La viande : protéines de soja texturées.

Le fromage : fromage blanc à 0 % de matières grasses, fromage dur à 20 % (voir recette du fromage ricotta), tofu (fromage de soja).

Le chocolat : remplacé par du caroube en poudre qui n'a que la moitié des calories du chocolat, contient 1 % de matières grasses (23,7 % pour le cacao) et ne renferme ni caféine ni théobromine, ne fait pas mal au foie et ne donne pas de boutons.

Le café : est remplacé par du décaféiné, ou des substituts fabriqués à base de céréales torréfiées (Bambou, Pionier) et de chicorée.

Le sucre : est remplacé par des sucres artificiels : le Sucaryl en poudre peut être cuit ainsi que les sucres ODA.

Les confitures : compotes sans sucre, ou confitures diététiques avec édulcorants artificiels (la meilleure, faite sans sucre ni édulcorant est la Whole-Earth).

Le ketchup : coulis de tomates

Le sel : épices et herbes

Les boissons : eau minérales, tisanes, boissons diététiques basses calories.

Le sucaryl en poudre est d'un usage assez délicat car il est extrêmement concentré et doit être dosé au grain près.

Il est donc nécessaire, jusqu'à ce que vous ayiez pris l'habitude de l'utiliser, de l'incorporer peu à peu en goûtant aux préparations.

Si vous préférez utiliser un autre édulcorant artificiel, vérifiez qu'il soit thermostable, c'est-à-dire qu'il supporte la cuisson sans se décomposer (le sorbitol n'est pas thermostable).

Les provisions à avoir toujours à portée de la main

Ce sont les aliments indispensables que vous pourrez grignoter sans danger au cas où vous auriez un petit creux et qui constitueront la base de votre alimentation.

Ce qui se conserve dans les placards
- Lait écrémé en poudre et liquide longue conservation.
- Huile de tournesol et d'olive (première pression à froid).
- Huile de paraffine. (Acal)
- Vinaigre de cidre.
- Protéines de soja texturées.
- Son de blé et gressins de son.
- Moutarde de Meaux.
- Cornichons.
- Gélatine.
- Agar agar (cellulose végétale).
- Caroube en poudre.
- Confiture sans sucre ou pour diabétiques (en cas d'urgence).
- Café décaféiné et succédanés de café.
- Sucaryl en poudre.
- Eau minérale.
- Tisanes.

Epices : poivre, muscade, canelle, paprika, coriandre, vanille, cayenne, curry, clou de girofle.
- Herbes : basilic, menthe, thym, laurier, fenouil, anis, aneth, cumin, oignon sec, ail.
- Essences d'orange, de vanille, d'amandes, de noix de coco, de citron.
- Eau de fleurs d'oranger.

Ce qui doit être frais :
- œufs de ferme.
- margarine fruit d'or au tournesol.
- poissons blancs très frais : sole, turbot, églefin, lotte, cabillaud, loup, daurade, mulet, lieu, crevettes, langoustines, langoustes, crabe, coquillages.

(les poissons les plus gras sont : le thon, le saumon, le maquereau, les sardines, l'anguille, la raie, le hareng).

– poulet de ferme.

– légumes frais : haricots verts, courgettes, aubergines, broccolis, chou, chou-fleur, artichauts, céleris, endives, fenouils, asperges, champignons, salade. Avec parcimonie, parce que plus sucrés : carottes, tomates, betteraves, oignons. A éviter : avocats.

– fruits : pommes, poires, oranges, citrons, pamplemousses, ananas, fruits rouges, fraises, framboises, mûres (évitez la banane et les fruits à noyaux plus constipants).

LA COMPOSITION DES MENUS

Essayez de **respecter les proportions de la santé;** 20 % de protéines, un maximum d'hydrates de carbone, un minimum de gras.

Bien sûr, pour **provoquer un amaigrissement,** ou en cas de croissance cellulaire accélérée, vous pouvez augmenter la ration de protéines, mais n'allez pas au-delà de 50 %, vous pourriez vous intoxiquer.

Choisissez les hydrates de carbone les plus légers et les plus fibreux, mangez des **crudités** à chaque repas (elles sont les meilleures amies de la minceur, remplissant l'estomac à peu de frais d'eau et de fibres et fournissant une bonne dose de vitamines et minéraux).

Commencez donc par une grande salade qui laissera moins de place pour le deuxième plat plus calorique.

Continuez avec votre plat protéiné.

Évitez les desserts et mangez les fruits séparément.

Essayez de ne pas mélanger à un même repas plus de trois catégories d'aliments.

Pour maigrir, **dissociez** le plus possible. Vous pouvez toujours combiner des légumes verts avec des protéines et vous devez en manger avec les corps gras pour en faciliter leur digestion. Et si vous désirez un *amaigrissement ultra rapide,* faites un repas de protéines seules et un repas de légumes seuls.

Mais **attention aux carences:** prenez des compléments de vitamines et de minéraux et ne *prolongez pas cette dissociation totale indéfiniment.*

L'UTILISATION DES PLANTES

Les herbes

En cuisine : elles sont très précieuses puisqu'elles permettent de relever des plats qui, préparés sans sel et sans corps gras, pourraient être très fades. De plus leurs propriétés médicinales sont des aides précieuses pour assurer une bonne digestion et soigner certaines maladies. Dans nos recettes, nous avons particulièrement utilisé les plantes digestives, mais, bien sûr, vous pouvez les varier selon vos goûts et vos besoins.

L'aneth est apparenté au fenouil et à l'anis. On utilise ses petites feuilles et ses graines avec le poisson, les salades, le concombre. Il est un excellent carminatif (il aide l'expulsion des gaz intestinaux), il est diurétique, digestif, et antispasmodique.

L'anis est plus fort que l'aneth. Ses graines sont utilisées en pâtisserie et en infusions. C'est un bon antispasmodique qui soulage les estomacs douloureux, l'aérophagie ou dispepsie, les coliques et les douleurs menstruelles.

L'ail tout le monde connaît son parfum mais certaines personnes ne peuvent le supporter, particulièrement chez les autres. Il peut être utilisé avec bonheur et parcimonie dans toutes sortes de préparations, viandes blanches, légumes ou sauces à la provençale, mais il est souvent difficile à digérer : une bonne façon d'éviter cet écueil est d'utiliser une gousse entière qui communiquera son parfum, sans être avalée. Il a toujours été considéré comme une panacée : c'est un fortifiant, vermifuge, antidote de la rage et des piqûres de scorpion. Il est particulièrement utilisé comme stimulant cardiaque et circulatoire, c'est enfin un bon antiseptique qui peut lutter efficacement contre les bronchites et les diarrhées.

Le basilic ou pistou, entre dans les préparations méditerranéennes à base de tomates, il se marie très bien avec les aubergines, courgettes et différents légumes. C'est un antispasmodique efficace contre les douleurs d'estomac et les migraines nerveuses. C'est aussi un désinfectant.

Le cerfeuil haché, il convient bien aux salades et aux potages. Il est diurétique et purgatif.

Le cumin encore une ombellifère de la famille de l'anis et du fenouil est comme eux très digestif et diurétique. Les Arabes le considèrent aphrodisiaque. Il s'allie bien au fromage et entre dans la composition du curry.

L'estragon est utilisé dans la fabrication des sauces, (vinaigrette, béarnaise) il se marie bien avec les salades, les œufs, le poulet, les crustracés. Il aide la digestion sans irriter.

Le laurier : son parfum fait ressortir celui des autres herbes. Il s'emploie dans le bouquet garni, avec les poissons et les viandes. Il est antiseptique, ce qui justifie son usage dans les marinades de viandes et de gibier; il stimule l'appétit et combat les fermentations, il est diurétique et fait tomber la fièvre.

La marjolaine ou origan accompagne très bien les salades (à la grecque avec tomates, poivrons et fromage), le fromage et les volailles. Elle est un sédatif nerveux qui calme l'anxiété, les migraines et les douleurs d'origine nerveuse et l'insomnie.

Les menthes : verte ou poivrée, sont délicieuses avec les viandes, les salades, carottes, concombres, dans les omelettes ou les desserts. Elles stimulent la digestion, calment la douleur, tonifient : elles sont antiseptiques et aphrodisiaques.

L'oseille : son acidité la fait particulièrement aimer des poissons, elle accompagne aussi très bien le poulet et les œufs. Elle est légèrement diurétique et laxative mais elle est déconseillée aux personnes qui souffrent d'ulcères d'estomac, d'arthrite, de goutte et de rhumatismes.

Le persil est utilisé à toutes les sauces et surtout, malheureusement en décoration. Il est très diurétique et souverain pour soulager la rétention d'eau prémenstruelle. Comme il est très riche en vitamines (C) et sels minéraux, il est tonique, antirachitique, antianémique. Appliqué sur la peau, il calme les irritations et les piqûres de moustiques.

Le romarin parfume les grillades. Il était l'ingrédient de base de l'eau de la reine de Hongrie qui l'utilisait comme lotion de jouvence. Il stimule le foie et la fonction bilaire.

La sauge qui accommode très bien les volailles et tous les plats à la tomate est considérée comme une panacée. Elle combat la faiblesse, les digestions difficiles, la dépression, les sueurs, les douleurs menstruelles.

Le thym est délicieux dans les courts-bouillons les soupes, les pâtés, les farces et les carottes. Il est reconnu comme antiseptique, il combat les angines et les rhumes. Il favorise la désintoxication et la transpiration, il facilite la digestion et chasse les gaz.

Toutes ces herbes culinaires peuvent également être utilisées comme boissons en infusions ou décoctions, comme d'autres plantes qui, elles, n'entrent pas dans les préparations culinaires (voir plus loin).

Les épices

La cannelle se marie bien avec le sucre. Elle stimule les fonctions digestives et redonne des forces (vin chaud à la cannelle pour combattre la grippe, peut être remplacée par une tisane à la cannelle).

Le gingembre est réputé comme aphrodisiaque mais est aussi apéritif et digestif. Il se marie aussi bien avec le sucré qu'avec le salé.

Le clou de girofle accompagne très bien les plats de viande en sauce, mais peut aussi entrer dans la composition de certains desserts. C'est un antiseptique puissant et il lutte contre les ballonnements.

La moutarde permet souvent de remplacer le sel. Elle entre dans la composition des plats au fromage et aime les viandes blanches et la volaille. Elle est antiseptique, laxative, et est couramment utilisée en cataplasme pour combattre les refroidissements.

La muscade qui va très bien avec les purées de légumes et les plats aux œufs et au fromage facilite la digestion des plats lourds et gras. Elle a aussi la réputation de rendre intelligent.

Le piment est très utilisé dans les cuisines exotiques. Il aide la digestion et ses propriétés échauffantes sont précieuses dans le traitement des toux, des angines, des rhumatismes et des blessures musculaires.

Le poivre est utilisé à toutes les sauces; il est digestif, stimulant et aphrodisiaque.

Le safran versé à doses minuscules dans les plats de poisson, et de volaille, stimule l'estomac et les désirs sexuels.

Le coriandre relève la saveur des salades et des légumes, il est digestif et favorise l'expulsion des gaz.

Les tisanes

Sont préparées à partir de plantes séchées qui, pour garder leur efficacité, doivent être conservées dans des bocaux hermétiques, qu'il est préférable de dater, car une plante sèche ne devrait pas être utilisée plus d'une année après sa récolte : au-delà ses principes actifs seront très diminués.

L'infusion consiste à verser de l'eau bouillante sur les plantes, et à laisser infuser dans un récipient couvert le temps nécessaire à ce que les principes actifs passent dans l'eau (de dix minutes à une heure selon qu'il s'agisse de feuilles, de tiges ou de racines). C'est ainsi que sont utilisées la camomille, la menthe, le thé, le tilleul, la verveine.

La décoction s'obtient en faisant bouillir les plantes dans de l'eau pendant dix à trente minutes. Cela convient aux racines, aux tiges, aux graines et aux fruits qu'il faut avoir soin de couper en petits morceaux.

La macération s'opère en plaçant simplement les plantes dans un liquide froid pendant plusieurs heures : ce liquide peut être un alcool (vin ou eau-de-vie) ou une huile.

Il existe de nombreux **autres modes d'utilisation de plantes :** gargarisme, lotion, bain, lavement, injection, fumigation, cataplasme.

Les plantes à tisane

Le thé aux trois graines (cumin, anis, fenouil) est digestif, diurétique et aide à éliminer les gaz. Il est préférable, afin que leurs substances se dégagent, d'écraser les graines avant de les faire bouillir.

L'anis étoilé ou badiane digestif, il aide à éliminer les gaz et soulage les ballonnements : faire bouillir quatre ou cinq fleurs par demi-litre d'eau pendant un quart d'heure.

Le boldo agit sur le foie, stimule la sécrétion biliaire, donc lutte contre la constipation et aide la digestion.

La camomille est apéritive, antispasmodique ou antinévralgique. Elle soulage les douleurs d'estomac, les maux de tête et les rhumatismes.

Les queues de cerise sont connues pour leur action diurétique.

L'églantier contient beaucoup de vitamine C, ce qui en fait un diurétique puissant. Il aide à lutter contre la maladie et la fatigue; stimulant, il peut se boire au réveil en remplacement du café ou du jus d'orange.

L'eucalyptus est réputé pour son action contre le rhume. C'est un bon antiseptique des bronches et ses feuilles peuvent être roulées, préparées en cigarettes et fumées. (Malgré l'action néfaste de l'oxyde de carbone ainsi dégagé.)

Le jasmin entre dans la composition du thé au jasmin. Il est calmant, favorise le sommeil et soulage les maux de tête.

La passiflore est un remède contre l'insomnie et un calmant.

Le séné est un laxatif puissant.

Le tilleul possède une action sédative sur le système nerveux et favorise le sommeil. Il stimule la transpiration et est utilisé comme remède contre la grippe.

La verveine est à la fois apéritive et digestive. Elle a également une action anti-douleurs.

Les légumes

L'artichaut est réputé pour être un des médicaments spécifiques du foie. c'est-à-dire qu'il stimule la sécrétion de la bile, provoque son évacuation vers l'intestin, ce qui aide le transit des matières fécales, et est diurétique : de nombreux médicaments et alcools digestifs sont fabriqués à base d'artichauts (cinara, fernet branca). Cependant, son principe actif résidant dans sa feuille, la fleur que nous consommons est bien moins efficace. Pensez donc à manger des feuilles d'artichauts en salade, si vous avez mal au foie. L'artichaut peut se manger cru ou cuit.

L'asperge est recommandée pour son action sur le foie. Elle a un effet très diurétique qui peut la faire proscrire chez des sujets présentant des troubles de la vessie, qui souffrent de calculs rénaux ou de cystite.

La carotte est le remède populaire contre la jaunisse et les maladies du foie, d'où les carottes « Vichy ». Elle régularise dans les deux sens les fonctions intestinales et augmente le volume des urines. Sa richesse en vitamine A en fait une alliée précieuse de la croissance. Elle donne bonne mine et bonne humeur, stimule la digestion, active la cicatrisation des plaies, rajeunit la peau, aide au bronzage, etc...

Le céleri est bien connu comme diurétique et aphrodisiaque : peut-être est-ce parce qu'il stimule la fonction rénale qu'il provoque chez les hommes une pseudo érection matinale... Il est aussi très digestif et amaigrissant (cures de jus de céleri). On peut en manger la racine (céleri rave) et les feuilles.

La chicorée souvent ignorée et méprisée, fait une excellente salade un peu amère, apéritive, diurétique et déconstipante. Son effet laxatif est double puisqu'elle stimule la sécrétion biliaire et constitue un bon antiseptique intestinal. Sa racine, grillée et torréfiée se boit comme le café.

Le chou a la fausse réputation de provoquer gaz et ballonnements. Cet effet ne tient pas au chou lui-même mais à la façon dont il est la plupart du temps préparé avec trop de graisses et de viande (choucroute). Mangé cru, rapé en salade, ou cuit simplement sans matière grasse, il est au contraire un stimulant et désinfectant intestinal. La cure de jus de chou est très efficace pour soulager les inflammations gastriques et intestinales et la constipation.

La citrouille ou potiron est un légume extrêmement digeste, ce qui la fait recommander comme premier aliment solide après un jeûne. Sa chair, qui peut se préparer en purée, en soupe ou en gâteau est diurétique et déconstipante. Crue, en cataplasme, elle soulage les brûlures. Ses graines, combinées à une purge, sont utilisées comme vermifuge. Elle est nourrissante et peu calorique.

Le concombre est utilisé spécialement pour les traitements externes de la peau : il soulage les irritations, inflammations et brûlures, on en fait des masques de beauté.

Le cresson est de tous les légumes le plus riche en vitamines et sels minéraux. Il est recommandé pour les anémiés et les convalescents. Il a des vertus diurétiques et dépuratives. Il doit toujours être consommé cru car la chaleur fait évaporer son principe actif.

L'épinard a été surnommé le balai de l'intestin à cause de son action laxative. Il est réputé comme antianémique car il contient du fer et la vitamine B. Il est cependant interdit aux arthritiques, rhumatisants et goutteux. Il est aussi délicieux cru en salade que cuit à l'eau.

Le fenouil est la plante amaigrissante par excellence. C'est un puissant diurétique et digestif. Les cures de jus de fenouil sont recommandées pour faire disparaître la cellulite et traiter les œdèmes et rétention d'eau. Il combat les flatulences en stimulant la formation des sucs digestifs. Son bulbe peut être consommé cru ou cuit.

La laitue est un sédatif qui est utilisé pour calmer la toux, les palpitations et les insomnies. C'est aussi un stimulant général des fonctions digestives qui soulage la constipation. Avec 12 calories aux 100 grammes, c'est une amie des obèses.

L'oignon a une longue réputation diurétique et est recommandé cru, contre les troubles de la prostate. Il est souvent utilisé comme antibiotique dans les infections cutanées et rhino-pharyngées. Cuit, il est un bon laxatif.

Le pissenlit, méprisé à tort comme étant juste bon pour les animaux, ses feuilles en salade ont de remarquables vertus diurétiques. C'est un puissant stimulant du foie et de la vésicule biliaire. Il lutte efficacement contre la constipation et l'indigestion. C'est aussi un régénérateur du sang.

Le poireau est très connu comme diurétique. Comme il est très fibreux, il aide à combattre la constipation. Il est très efficace pour les affections des voies respiratoires, Néron l'utilisait pour éclaircir sa voix.

Le radis et le radis noir ou raifort, sont utilisés comme cure des maladies de foie. Ils stimulent la sécrétion biliaire et aident à lutter contre la constipation (cures de jus de radis noir). Ils sont aussi diurétiques, digestifs, toniques et antianémiques.

La rhubarbe est connue pour ses propriétés digestives et purgatives.

La tomate est en fait un fruit mais nous la considérons comme un légume. Elle est laxative, diurétique, vitaminée et riche en sels minéraux. Son acidité la fait déconseiller aux malades de l'estomac. Elle est en fait peu sucrée et peu calorique. On peut la consommer crue, cuite ou en jus (très utile pour se couper l'appétit en début de repas).

La vigne : ses feuilles sont recommandées pour combattre l'obésité, la cellulite, les hémorragies et hémorroïdes.

Les fruits

L'ananas est un allié précieux des gens au régime. Il contient un enzyme qui aide à dissoudre les protéines. Il est diurétique, laxatif et très riche en fibres. Des cures d'ananas de deux ou trois jours sont comparables à un jeûne dans leurs effet dépuratifs et amaigrissants, mais permettent de ne pas souffrir de la faim.

La cerise est laxative et diurétique. Les cures de cerises aident à maigrir. Riche en vitamine C.

Le citron : sa richesse en vitamine C en a fait un traitement du scorbut. Il aide aussi à lutter contre le rhume et la grippe (tisane de thym avec du jus de citron). Il est antiseptique, combat l'artérosclérose. Astringent, il nettoie et blanchit la peau. Très peu sucré, il est un allié précieux en cuisine.

La fraise est diurétique et laxative. Son sucre est très assimilable et peut être consommé par les diabétiques. Mais certaines personnes y sont allergiques : attention à l'urticaire!

La framboise a les mêmes propriétés que la fraise.

La figue est laxative et très utile dans les affections des voies respiratoires. Malheureusement elle est très sucrée et nourrissante!

L'olive est en Grèce l'objet d'un véritable culte tant ses vertus sont nombreuses : elle fait baisser la fièvre et assouplit les artères, elle est laxative et aide à l'évacuation des calculs biliaires. Bien sûr, étant très riche en huile, elle est aussi très nourrissante.

L'orange, comme le citron, est riche en vitamine C, donc diurétique, et aide à lutter contre la maladie. L'écorce d'orange est un tonique des voies digestives; l'eau de fleur d'oranger est un bon calmant de la peau.

La pêche est laxative, diurétique et vermifuge.

La pomme aide beaucoup la digestion : elle est acide, très fibreuse, très humide et peu sucrée. Elle contient beaucoup de vitamines spécialement du groupe B (sauf les Golden), elle déconstipe, est diurétique, lutte contre l'hypertension et fait baisser le cholestérol. Les cures de pommes sont amaigrissantes et dépuratives.

La prune, connue pour son action laxative, est aussi diurétique.

Le raisin est très riche en vitamines et oligo-éléments. Diurétique et laxatif, les cures uvales ont été pratiquées depuis la nuit des temps comme un grand nettoyage d'automne. Il vaut mieux le consommer sans la peau ni les pépins qui peuvent être indigestes. Mais, il est aussi très sucré.

LES RECETTES AMINCISSANTES

LES RECETTES AMINCISSANTES

SAUCES

SALADES

PLATS VÉGÉTARIENS

POISSONS ET VOLAILLES

LES FROMAGES

DESSERTS

Au cours de plusieurs années d'expérimentation souvent empiriques nous avons mis au point un certain nombre de préparations culinaires qui se sont révélées efficaces : elles présentent les avantages d'être savoureuses, légères, digestes, faibles en calories, souvent hautement protéinées et remplies de vitamines et sels minéraux.

Mais ce livre n'est pas un manuel complet de cuisine, et il n'est pas possible de donner des recettes pour une vie entière. Cependant, sur la base des principes d'alimentation saine, de combinaisons, de substitutions, d'aromatisation, de préparation et de cuisson que nous vous avons expliqués au cours de cet ouvrage, il vous sera aisé, si vous ajoutez un brin d'imagination, de créer vos propres recettes. Pour que vous puissiez vous contrôler encore plus facilement, nous avons calculé, pour chaque plat, son apport total en calories, et les pourcentages de celles-ci fournies par les protéines, les corps gras et les hydrates de carbone contenus dans chaque recette (les graisses étant deux fois plus caloriques que les deux autres éléments).

CAL = calories
P = protéines
MG = matières grasses
HC = hydrates de carbone

SAUCES

Vinaigrette

- 2 cuillers de vinaigre de cidre
- 1 cuiller de moutarde de Meaux
- 1 yaourt à 0 % ou 100 g de fromage blanc à 0 %
- estragon ou herbe de votre choix

Pourcentage des calories

CAL	P	MG	HC
80	80	0	20

~

Mayonnaise

- 1 œuf
- huile de paraffine
- moutarde
- poivre
- estragon

CAL	P	MG	HC
65	50	40	10

Mélanger le jaune d'œuf avec la moutarde et monter en mayonnaise avec l'huile de paraffine. Poivrer et incorporer l'estragon haché.

~

Sauce mousseline au citron

- 1 œuf
- 200 g de fromage blanc à 0 %
- 1 cuiller à café d'huile d'olive
- jus d'un demi-citron
- poivre

CAL	P	MG	HC
260	51	35	14

Monter en mayonnaise le jaune d'œuf avec le fromage blanc. Ajouter à la fin l'huile et le jus de citron. Poivrer. Battre le blanc d'œuf en neige et l'incorporer délicatement à la sauce.

Accompagne bien le poisson froid ou chaud.

~

Sauce au fromage blanc et moutarde

- 200 g de fromage à 0 %
- moutarde de Meaux

CAL	P	MG	HC
160	85	0	15

Pour assaisonner les salades.

~

Sauce au yaourt
– 1 yaourt
– jus d'un demi-citron

Pourcentage des calories

CAL	P	MG	HC
90	25	22	53

Peut se parfumer à la menthe fraîche hachée.

Sauce au bleu
– 100 g de fromage à 0 %
– 50 g de fromage bleu à 20 % émietté
– moutarde

CAL	P	MG	HC
170	48	34	18

Pour les salades.

Sauce rose
– 200 g de fromage blanc à 0 %
– paprika
– poivre
– vinaigre

CAL	P	MG	HC
160	82	0	18

Pour les crustacés, les poissons, les patés ou les salades.

Sauce aux olives
– 1 yaourt à 0 %
– 1 cuiller de tapenade ou de purée d'olives
– poivre
– herbes de Provence (si on utilise des olives non parfumées).

CAL	P	MG	HC
100	24	36	40

Pour y tremper les crudités.

Sauce au tofu

- 150 g de tofu
- jus d'un demi-citron
- 1 cuiller de sauce de soja
- 1 cuiller d'aneth

Pourcentage des calories

CAL	P	MG	HC
80	34	39	27

Passer le tout au mixer.

Servir avec des crudités.

Coulis de tomates au basilic

- 6 tomates
- basilic
- poivre
- Sucaryl

CAL	P	MG	HC
180	25	0	75

Ébouillanter les tomates une minute pour pouvoir les peler facilement et les ouvrir pour enlever les pépins. Faire cuire doucement cinq minutes dans une casserole avec du basilic frais haché et une pincée de Sucaryl. Poivrer.

SALADES

Seules les calories pour la salade entière sont indiquées, puisque la portion varie selon qu'il s'agit d'une entrée ou d'un plat principal.

Salade de pissenlit au fromage

- 300 g de pissenlit
- 100 g de fromage à 0 %
- 50 g de fromage bleu à 20 %
- moutarde

Pourcentage des calories

CAL	P	MG	HC
200	40	17	43

Mélanger les feuilles de pissenlit et le fromage bleu émietté. Assaisonner avec le fromage à 0 % et la moutarde.

Salade de cresson, champignons et crevettes

- 1 botte de cresson
- 250 g de champignons
- 6 gambas

CAL	P	MG	HC
420	67	12	21

Couper les champignons en lamelles et les passer immédiatement au jus de citron pour les empêcher de noircir. Mélanger avec le cresson et les crevettes ou gambas décortiquées. Ajouter des graines de coriandre. Assaisonner avec la mayonnaise ou la sauce au yaourt.

Salade d'aubergines

- 3 aubergines
- 300 g de fromage à 0 %
- 1 pot de yaourt
- moutarde

CAL	P	MG	HC
350	52	1	47

Faire griller les aubergines entières avec la peau, en les retournant de temps en temps pendant une demi-heure. Ouvrir la peau et recueillir la chair. La passer au mixer avec le fromage, le yaourt et la moutarde pour obtenir une consistance crémeuse et légère.

Se sert froid avec des viandes, des branches de céleri ou du pain de soja.

Salade de tomates et de poivrons grillés

- 4 tomates
- 4 poivrons
- basilic

Pourcentage des calories

CAL	P	MG	HC
230	42	0	58

Passer les tomates et les poivrons sous le gril jusqu'à ce qu'ils soient cuits. Laisser refroidir. Assaisonner de feuilles de basilic.

Peut se servir avec une vinaigrette ou une sauce au yaourt.

~

Salade de chou et carottes au poulet

- 1/2 chou
- 250 g de carottes
- 4 blancs de poulet

CAL	P	MG	HC
1050	70	13	17

Raper chou blanc et carottes, mélanger avec des morceaux de blanc de poulet cuit à la vapeur, désossé et pelé et assaisonner avec la sauce au fromage blanc et à la moutarde ou à la sauce au tofu.

~

Taramosalata

- 100 g d'œufs de cabillaud fumés
- 300 g de ricotta
- 1 jus de citron
- aneth
- poivre

CAL	P	MG	HC
480	45	39	16

Passer tous les ingrédients au mixer pour obtenir une consistance crémeuse.

Se sert avec des crudités ou du pain de soja.

~

Salade Cesar

- 1 salade frisée
- 2 cuillers de protéines de soja fumées
- 1 cuiller de mayonnaise

CAL	P	MG	HC
125	62	12	26

~

Salade blanche
– 4 endives
– 1 céleri en branches
– 1 bulbe de fenouil
– 2 cuillers de sauce au fromage blanc ou au yaourt ou au tofu

Pourcentage des calories

CAL	P	MG	HC
200	28	16	56

Salade de champignons
– 250 g de champignons
– 1 jus de citron
– 1 yaourt
– coriandre
– poivre

CAL	P	MG	HC
160	28	20	52

Émincer les champignons et les passer immédiatement au jus de citron pour les empêcher de noircir. Y verser le pot de yaourt et les graines de coriandre. Poivrer.

Salade orientale
– 300 g de germes de soja
– 200 g de champignons
– quelques feuilles de chou chinois ou d'endives
– 4 carottes
– 1 citron
– 300 g de chair de crabe
– 1 gingembre rapé
– 1 cuiller de tamari ou sauce de soja

CAL	P	MG	HC
670	48	23	29

4 portions à 168 calories

Émincer les champignons et passez-les au jus de citron pour les empêcher de noircir; râper les carottes, couper le chou en tranches, mélanger à la chair de crabe, parfumer avec le gingembre et la sauce de soja.

Peut se servir avec la sauce au tofu.

Salade maraîchère

Pourcentage des calories

CAL	P	MG	HC
215	22	8	70

- 2 bulbes de fenouil
- 4 branches de céleri
- 2 fonds d'artichauts
- 10 radis
- 2 cuillers de sauce au bleu

Faire pocher les artichauts, enlever les feuilles et couper les cœurs en tranches. Couper en tronçons le céleri, le fenouil en tranches et émincer les radis. Assaisonner.

Salade de homard

CAL	P	MG	HC
350	67	7	26

- 1 homard ou langouste pochée froide
- 200 g de haricots verts
- 200 g de pointes d'asperges

Décortiquer le homard, couper en tranches. Présenter sur une assiette avec les légumes tièdes. Servir avec une vinaigrette (voir page 198) ou une sauce rose (page 199).

Servir avec une vinaigrette ou une sauce rose.

Voir recette illustrée en fin de volume.

Salade de fruits rouges

CAL	P	MG	HC
270	13	0	87

- 200 g de fraises
- 200 g de framboises
- 200 g de mures
- 200 g de groseilles
- 1 orange

Laver et équeuter tous les fruits rouges. Les mettre dans un saladier avec le jus et le zeste rapé de l'orange.

Salade de fruits-acides

- 1 pomme
- 1 mandarine
- 1/2 ananas
- 1 mangue
- 1 laitue
- 1 citron

Pourcentage des calories

CAL	P	MG	HC
325	4	0	96

Couper les fruits en morceaux, mélanger dans un saladier avec les feuilles de laitue et le jus de citron.

Salade de fruits exotiques

- 1/2 ananas
- 1 mangue
- 4 kiwis
- 6 lychees
- 2 fruits de la passion
- 1 verre de jus d'ananas frais
- 1 cuiller à café de cannelle

CAL	P	MG	HC
450	12	0	88

Couper l'ananas et la mangue en morceaux, les kiwis en tranches, écraser la pulpe des fruits de la passion dans le jus d'ananas et mélanger le tout dans un saladier avec la cannelle.

Pain de soja

- 200 g de protéines de soja texturées
- 200 g de farine de froment complète
- 50 g de son de blé
- 1 cuiller d'huile
- levure de boulanger
- 1 cuiller de sucre
- eau minérale

Pourcentage des calories

	CAL	P	MG	HC
total	1 500	50	12	38
pain (4)	375			

tranches (10) 37 cal.

Mélanger dans un bol la levure, une cuiller de sucre en poudre et un demi-litre d'eau et mettre dans un endroit tiède (au-dessus d'un radiateur par exemple).

Réduire au mixer les protéines de soja en poudre fine comme de la farine. Ajouter l'huile, la farine et le son, et lorsqu'elle a moussé comme de la bière (cela prend de vingt minutes à une demi-heure), la levure. Il faut obtenir une consistance élastique qui peut se travailler. Pétrir pendant cinq minutes sur une planche farinée, en ajoutant farine ou eau pour obtenir une pâte souple. Remettre dans un bol et placer à nouveau dans un endroit chaud pendant 3/4 d'heure pour que la préparation augmente au moins d'un tiers de son volume. Remettre sur la planche farinée. Donner deux ou trois tours de pétrissage, puis diviser en quatre et former chaque morceau en saucisse.

Mettre sur la plaque du four farinée. Envelopper d'un sac en plastique et placer dans un endroit tiède pendant une demi-heure jusqu'à ce que les pains aient doublé de volume. Ne pas les laisser attendre trop longtemps ainsi car ils s'effondreraient à la cuisson.

Pendant ce temps, préchauffer le four à thermostat 6 et y placer les pains pendant 45 minutes environ jusqu'à ce qu'ils soient bien dorés. Ne pas ouvrir la porte en cours de cuisson car la température doit rester constante (surtout pendant la première moitié de la cuisson). Sortir du four, décoller délicatement les pains sans les casser et les mettre à refroidir sur une grille.

On peut parfumer ce pain avec des herbes et des épices : anis, cumin, fenouil, cannelle, clous de girofle, muscade, ou (et) le sucrer au Sucaryl, ce qui en fera une sorte de gateau sec.

Voir recette illustrée en fin de volume.

Tarte au fromage à la moutarde et au cumin

Pourcentage des calories

	CAL	P	MG	HC
total	960	60	30	10

4 portions à 240 cal.

- 3 œufs
- 200 g de ricotta
- 300 g de fromage à 0 % de MG
- 1 pot de yaourt maigre
- 2 cuillers de moutarde de Meaux
- 2 cuillers de graines de cumin
- 2 cuillers de graines de carvi
- 60 g de protéines de soja texturées

Réduire en poudre au mixer les protéines de soja déshydratées et les humecter jusqu'à obtenir une consistance de pâte, y incorporer une cuiller de moutarde et l'étendre dans le fond d'un moule à haut bord et fond détachable légèrement huilé. Mélanger au mixer le reste des ingrédients, y compris la moitié des graines. Verser la préparation dans le moule et cuire à four moyen pendant environ 45 minutes jusqu'à ce que la tarte ait gonflé et bien doré. Laisser refroidir deux minutes et parsemer des restes des graines de cumin et de carvi.

Peut se servir chaud ou froid.

Tarte aux poireaux

	CAL	P	MG	HC
total	1 060	55	20	25

4 portions à 265 cal.

Se prépare comme la tarte au fromage à la moutarde, en supprimant les graines, diminuant la quantité de moutarde et ajoutant à la mixture trois poireaux coupés en morceaux. Peut se préparer avec toute autre sorte de légumes : oignons, céleri, épinards etc.

On peut également, pour la rendre moins calorique, ne pas mettre de fond de pâte (économie de 210 calories).

Pâté de soja

Pourcentage des calories

	CAL	P	MG	HC
total	800	56	18	16

8 tranches à 100 cal.

- 50 g de protéines de soja texturées nature
- 100 g de protéines de soja texturées, parfum bœuf
- 200 g de champignons
- 1 œuf
- 1 oignon
- 1 cuiller de fromage blanc à 0 %
- 50 de tome à 20 %
- aneth
- poivre
- muscade

Mélanger dans un bol les protéines de soja réhydratées, l'œuf, le fromage blanc, l'oignon haché, les champignons réduits en purée au mixer, les herbes et les épices. Mettre dans une terrine et cuire à four moyen pendant trois quarts d'heure. A la fin de la cuisson, parsemer de la tomme coupée en lamelles afin qu'elle gratine.

Voir recette illustrée en fin de volume.

Courge farcie

	CAL	P	MG	HC
total	725	57	17	26

4 grosses portions à 180 cal.
6 moyennes portions à 120 cal.

- 1 grosse courge
- 2 carottes
- 1 oignon
- 1/2 bulbe de fenouil
- 500 g de champignons
- 1 tasse de protéines de soja texturées nature
- 1 œuf
- 200 g de fromage blanc à 0 % ferme
- 50 g de tomme à 20 %
- muscade
- poivre
- persil

Hacher grossièrement les carottes, l'oignon, le fenouil, le persil et la moitié des champignons. Réduire en purée le reste des champignons et passer au mixer avec l'œuf et le fromage blanc. Mélanger le tout avec le soja, poivrer, muscader.

Couper la courge en deux dans la longueur. Enlever les pépins (comme pour un melon). Remplir de la farce et cuire à four moyen pendant une heure. Si la farce dore trop vite, couvrir d'un papier d'aluminium. Avant de servir, parsemer de tome qui devra fondre et gratiner. Servir avec un coulis de tomates au basilic.

Cette préparation peut être utilisée pour farcir courgettes, tomates, poivrons, champignons, fonds d'artichauts, chou, laitue etc.

Pâté de courgettes

- 500 g de courgettes
- 3 œufs
- 250 g de fromage à 0 % ferme
- 50 g de tomme à 20 %
- coriandre
- muscade
- poivre

Pourcentage des calories

CAL	P	MG	HC
600	53	34	13

4 grosses portions à 150 cal.
6 moyennes portions à 100 cal.

Passer la moitié des courgettes au mixer avec tous les ingrédients. Mélanger à l'autre moitié coupée en tranches. Verser dans une terrine ou un moule à gâteau légèrement huilé et cuire à four moyen pendant une heure. En fin de cuisson parsemer de lamelles de tomme pour gratiner. Se sert avec un coulis de tomates.

Cette recette peut se réaliser avec des broccolis, choux-fleurs, carottes, ou tout autre légume peu calorique et à chair ferme.

Voir recette illustrée en fin de volume.

Gâteau de champignons

- 1 kg de gros champignons
- 3 œufs
- 1 yaourt maigre
- 1 cuiller de lait écrémé en poudre
- 50 g de protéines de soja texturées fumées
- poivre
- coriandre

Pourcentage des calories

CAL	P	MG	HC
580	45	34	21

580 cal. pour 4 belles portions à 145 cal.

Tapisser le fond d'un moule à fond détachable avec le 1/3 des champignons coupés en tranches. Passer au mixer un autre tiers des champignons avec les œufs, le yaourt, le lait écrémé et les épices pour obtenir une crème. Ajouter le soja. Verser dans un moule, recouvrir avec le reste des champignons coupés en tranches. Cuire à four moyen pendant 45 minutes à une heure.

Voir recette illustrée en fin de volume.

Gâteau de tomates

- 4 grosses tomates
- 3 œufs
- 3 cuillers de lait écrémé en poudre
- 1/2 poivron
- 1 cuiller de tapenade
- thym frais
- Sucaryl
- poivre

CAL	P	MG	HC
520	30	30	40

520 cal. ou 4 grosses portions à 130 cal.

Ébouillanter, peler et épépiner les tomates. Passer tous les ingrédients au mixer et cuire dans un moule à soufflé pendant 45 minutes à four moyen.

Voir recette illustrée en fin de volume.

Tourte aux épinards

- 500 g d'épinards
- 3 œufs
- 250 g de fromage à 0 % ferme
- 125 g de yaourt maigre
- 1/2 oignon
- aneth
- poivre
- muscade

Pourcentage des calories

CAL	P	MG	HC
580	48	30	22

580 cal. ou 4 portions à 145 cal.:

Recouvrir un moule à haut bord d'une feuille de papier d'aluminium. Tapisser le moule avec les plus grandes feuilles d'épinard, les queues au centre et l'extrémité des feuilles dépassant du moule. Faire cuire la moitié des épinards restant cinq minutes à l'eau bouillante. Passer l'autre moitié au mixer avec le reste des ingrédients. Égoutter soigneusement les épinards cuits, les mélanger dans la mixture et verser le tout dans le moule. Refermer les feuilles d'épinard qui dépassaient du moule et recouvrir le tout d'une feuille d'aluminium. Cuire une heure à four moyen.

Voir recette illustrée en fin de volume.

Curry de légumes

- 500 g de broccolis
- 4 courgettes
- 1 aubergine
- 1 fenouil
- 1/2 oignon
- 1 poivron
- 1 cuiller à café d'huile d'olive
- 1/2 pot de yaourt
- 1 cuiller de curry en poudre
- 3 graines de cardamone
- graines de coriandre
- graines de cumin
- 1 cuiller de poudre de garam masala

CAL	P	MG	HC
350	22	21	57

350 cal. ou 4 portions à 87 cal.

Couper les courgettes en tronçons de 2 cm d'épaisseur, l'aubergine en quarts dans la longueur, puis en tronçons de 2 cm, l'oignon, le fenouil et le poivron en tranches. Mettre à cuire à feu doux dans une cocotte avec tous les parfums sauf le masala et de l'eau pendant une heure et demie. Au dernier moment, quand la sauce a épaissi ajouter le yaourt et la poudre de masala. Peut se servir chaud ou froid.

Si on omet les épices et on rajoute du basilic, ce plat devient une ratatouille.

Voir recette illustrée en fin de volume.

Purée de courgettes et de céleri à la menthe

- 6 courgettes
- 1 céleri en branches ou rave
- 100 g de lait écrémé en poudre
- poivre
- muscade
- menthe fraîche

Pourcentage des calories

CAL	P	MG	HC
375	27	0	73

375 cal. ou 4 portions à 94 cal.

Cuire les légumes pendant une vingtaine de minutes à la vapeur puis passer le tout au mixer. Servir chaud ou froid.

Voir recette illustrée en fin de volume.

Feuilles de vigne farcies

- 1 paquet de feuilles de vigne
- 100 g de protéines de soja texturées
- 1/2 oignon
- 200 g de champignons
- 2 œufs
- 1 citron
- coriandre
- poivre

CAL	P	MG	HC
700	55	20	25

700 cal. ou 4 portions à 175 cal

Réduire au mixer les champignons et les oignons en purée. Mélanger avec le soja, l'œuf, et mouiller pour obtenir une pâte épaisse.

Placer une cuillère du mélange sur chaque feuille de vigne et rouler en refermant la feuille de tous les côtés. Placer au fur et à mesure dans une casserole, en serrant les petits paquets les uns contre les autres. Ajouter le jus de citron et le zeste, les graines de coriandre, le poivre et un peu d'eau. Poser sur le dessus une assiette qui, par son poids, empêchera les feuilles de se défaire. Au bout d'une demi-heure, recueillir le jus dans une autre casserole, ajouter un jaune d'œuf et faire épaissir la sauce à feu doux, en remuant tout le temps pour éviter que l'œuf ne coagule. Lorsque la sauce est suffisamment épaisse, poser les feuilles de vigne dans un plat, napper de la sauce et servir.

Voir recette illustrée en fin de volume

Hamburgers de soja

Pourcentage des calories

CAL	P	MG	HC
470	60	15	25

470 cal. ou 4 hamburgers à 118 cal.

- 100 g de protéines de soja texturées au parfum que vous désirez
- 1 oignon
- 1 œuf
- 2 cuillers de son ou de chapelure de pain complet
- persil
- origan
- poivre
- muscade

Hacher l'oignon. Hydrater le soja, jeter l'eau et mélanger tous les ingrédients. Former en boulettes aplaties et griller cinq minutes de chaque côté.

Fonds d'artichauts au saumon

- 4 artichauts
- 300 g de saumon poché
- 200 g de fromage à 0 % ferme ou égoutté
- aneth
- poivre
- sauce mousseline au citron

Pourcentage des calories

CAL	P	MG	HC
940	60	27	13

940 cal. soit 235 cal. par artichaut.

Pocher les artichauts, enlever les feuilles et réserver les fonds. Passer au mixer la moitié du saumon avec le fromage blanc et la chair recueillie sur les feuilles (si vous en avez le courage). Mélanger cette pâte avec le reste de saumon émietté, les herbes et quatre cuillers de sauce mousseline. Remplir les fonds avec la préparation. Peut se servir froid mais est meilleur si les fonds d'artichauts sont chauds.

Peut se préparer avec tout autre poisson, fruits de mer ou crustacés.

Poissons marinés

- 300 g de saumon frais
- 300 g de filet de turbot
- 300 g de filet de sole
- 300 g de thon frais
- 2 citrons
- poivre en grains
- aneth

CAL	P	MG	HC
1 500	66	31	3

1 500 cal. ou 4 portions à 375 cal.

Couper le poisson cru en morceaux de quatre cms de long et deux de large et mettre à mariner dans le jus de citron avec le poivre et l'aneth pendant vingt-quatre heures au réfrigérateur : le citron cuira la chair des poissons.

Est délicieux accompagné d'une salade frisée ou d'épinards crus.

Terrine de loup aux légumes frais

- 1 loup moyen (400 g de chair)
- 2 œufs
- 1/2 oignon
- 1 pot de yaourt maigre
- 300 g de fromage à 0 %
- 8 petites carottes
- 1 grosse tomate
- 500 g de broccolis
- coriandre, poivre, aneth

Pourcentage des calories

CAL	P	MG	HC
1080	61	31	8

1 080 cal. soit 6 portions à 180 cal.

Faire préparer les filets de poisson sans peau ni arêtes. Passer au mixer les œufs, le fromage, le yaourt, l'oignon et les épices. Dans une terrine alterner des couches de poisson, de mixture aux œufs, et de légumes coupés en longueur. Recouvrir de grains de coriandre et feuilles de laurier. Cuire 45 mn à four moyen.

Peut se servir avec une sauce mousseline.

Voir recette illustrée en fin de volume

Rôti de lotte aux poireaux

- 1 lotte coupée en filets (1 kg de chair)
- 6 poireaux
- 1 citron
- 1/2 verre de vin blanc et d'eau
- thym
- laurier
- poivre

CAL	P	MG	HC
1000	78	7	15

1 000 cal. soit 4 portions à 250 cal.

Ficeler les filets de lotte en forme de rôti. Placer dans un plat en terre avec les blancs de poireaux, le jus de citron, le vin, les herbes et un verre d'eau. Cuire vingt minutes à four chaud en arrosant de temps en temps et en ajoutant de l'eau pour que le plat ne dessèche pas.

Voir recette illustrée en fin de volume

Églefin à l'oseille

Pourcentage des calories

CAL	P	MG	HC
1 450	64	34	2

1 450 cal. soit 4 portions à 360 cal.

- 1 petit églefin préparé en filets (1kg)
- 1 botte d'oseille
- 100 g de fromage blanc à 0 %
- 1 jus de citron
- poivre

Faire pocher l'oseille dix minutes. Dans une poêle Tefal, cuire les filets de poisson, d'abord à sec pour les dorer, puis en ajoutant un peu d'eau, cinq minutes de chaque côté. Les réserver sur un plat. Ajouter le fromage blanc, l'oseille, le poivre. Verser sur les filets de poisson.

Peut se préparer avec du turbot, des filets de sole, du saumon ou du thon.

Gratin de gambas

CAL	P	MG	HC
1 040	69	14	17

1 040 cal. soit 4 portions à 260 cal.

- 12 gambas (500 g de chair)
- 1 kg d'épinards
- 200 g fromage blanc à 0 %
- 100 g ricotta
- moutarde

Faire pocher les gambas, les décortiquer et enlever l'intestin. Cuire les épinards. Les mettre dans le fond d'un plat à gratin, y déposer les gambas et recouvrir du mélange des fromages et de la moutarde passés au mixer. Gratiner sous le gril.
Peut se préparer avec des poissons ou n'importe quel fruit de mer.

Lotte à la tomate

CAL	P	MG	HC
1 000	81	8	11

1 000 cal. soit 4 portions à 250 cal.

- 1 filet de lotte (1kg de chair)
- 4 tomates
- 1 oignon
- basilic
- poivre
- Sucaryl

Couper les poissons en morceaux et faire revenir à sec dans une casserole avec l'oignon. Lorsqu'il est doré, ajouter les tomates pelées et grossièrement coupées, les feuilles de basilic, le poivre et une pincée de Sucaryl et 1/2 verre d'eau. Cuire doucement pendant dix minutes.

Daurade au fenouil

- 1 daurade de 1,5 kg
- 6 bulbes de fenouil
- 1 oignon
- 1/2 verre de vin blanc
- poivre
- laurier

Pourcentage des calories

CAL	P	MG	HC
1 000	66	22	12

1 000 cal. ou 4 portions à 250 cal.

Couper les fenouils et l'oignon en tranches, les placer dans un plat en terre avec le vin et un verre d'eau et cuire vingt minutes à four chaud, couverts d'une feuille d'aluminium. Déposer par-dessus le poisson entier et remettre au four vingt minutes environ en arrosant de temps en temps.

Poulet au citron

- 8 blancs de poulet
- 1 bulbe de fenouil
- 1/2 oignon
- 2 citrons
- poivre
- Sucaryl
- 1 cuillère de fromage blanc

CAL	P	MG	HC
1 400	76	17	7

1 400 cal. ou 4 belles portions à 350 cal.

Faire revenir à sec dans une casserole les blancs de poulet coupés en morceaux avec l'oignon et le fenouil coupés en tranches, pendant dix minutes. Ajouter le jus de citron et un verre d'eau ainsi que les zestes des citrons coupés en gros morceaux. Cuire encore dix minutes à feu doux jusqu'à ce que la moitié du liquide soit évaporée. Ajouter à la fin une cuiller de fromage blanc pour lier la sauce.

Peut se préparer avec de la lotte (moins calorique).

Dinde à la moutarde

- 4 tranches filet de dinde
- moutarde de Meaux
- 2 cuillers de yaourt maigre

Pourcentage des calories

CAL	P	MG	HC
800	77	19	4

800 cal. soit 4 portions à 200 cal.

Faire cuire les tranches de dinde à la poêle Tefal à sec en ajoutant au bout de quelques minutes un peu d'eau pour éviter qu'elle ne brûle. Déposer les filets cuits sur un plat. Déglacer le jus avec une bonne cuiller de moutarde de Meaux et le yaourt. Verser la sauce sur la dinde.

Peut se préparer avec du thon frais.

Tofu ou fromage de soja
- 500 g de haricots de soja
- 1/2 verre de lait
- levure de boulanger
- sel

Pourcentage des calories

CAL	P	MG	HC
52/100 g	37	42	21

52 cal. aux 100 g.

Après avoir fait tremper les haricots pendant une nuit, les cuire à l'eau non salée. Lorsqu'ils sont presque prêts, enlever la plus grande partie de l'eau et continuer la cuisson jusqu'à ce que les peaux soient tendres. Verser dans un plat de terre et les laisser une nuit pour que la préparation devienne gélatineuse. Le lendemain, réchauffer et filtrer le jus. Réduire les haricots en purée, puis les mélanger au liquide. Ajouter le lait la levure et le sel pour produire une fermentation. Attendre que le fromage « prenne », c'est alors qu'il sera prêt à être utilisé.

Fromage Ricotta
- lait écrémé
- jus de citron

CAL	P	MG	HC
100/100 g	40	0	60

100 cal. aux 100 g.

Amener à ébullition un litre ou deux de lait écrémé. Y verser un jus de citron en remuant jusqu'à atteindre un maximum de coagulation. Filtrer au travers d'une fine passoire. Presser le fromage recueilli dans un bol. Consommer dans les deux jours.

Gâteau de carottes

- 500 g de carottes
- 3 œufs
- 1 pot de yaourt maigre
- 300 g de fromage à 0 %
- 1 cuiller de graines d'anis
- 1 zeste d'orange
- Sucaryl (1/2 cuillère à café environ).

Pourcentage des calories

CAL	P	MG	HC
700	52	18	30

700 cal. ou 6 portions à 120 cal.

Râper les carottes. Mélanger tous les ingrédients au mixer et cuire à four moyen pendant une heure.

On peut remplacer les carottes par de la citrouille.

Voir recette illustrée en fin de volume

~

Soufflé au fromage blanc

- 3 œufs
- 500 g de fromage blanc ferme
- 200 g de yaourt maigre
- 1 zeste d'orange
- 1 cuiller d'eau de fleur d'oranger
- 1/2 cuiller de Sucaryl

CAL	P	MG	HC
760	55	25	20

760 cal. soit 4 portions à 190 cal.

Séparer les œufs. Battre au mixer les jaunes avec le reste des ingrédients battre les blancs en neige ferme. Incorporer délicatement au mélange. Graisser un moule à soufflé, y verser la préparation et cuire à four moyen, environ une demi-heure jusqu'à ce que le soufflé ait monté et doré. Servir immédiatement.

~

Cheese cake

- 3 œufs
- 400 g de fromage blanc ferme
- 100 g de ricotta
- 200 g de yaourt maigre
- 1 zeste d'orange

CAL	P	MG	HC
800	45	40	15

800 cal. ou 6 portions à 130 cal.

– 1 pincée de cannelle
– 1 clou de girofle
– Sucaryl en poudre (1/2 cuillère à café).

Battre ensemble tous les ingrédients au mixer. Verser dans un moule Tefal ou à fond détachable. Cuire à four moyen 45 minutes jusqu'à ce que le gâteau soit ferme et doré. Servir froid.

Gâteau au chocolat sans chocolat

Pourcentage des calories

CAL	P	MG	HC
820	35	26	39

8 parts à 100cal.

Pour le biscuit :
– 3 œufs
– 1 pot de yaourt maigre
– 50 g de caroube en poudre
– 50 g de protéines de soja texturées
– 20 g de farine de froment complète
– 1 cuillère à café de Sucaryl en poudre
– 1 cuillère à café de café décaféiné instantané

Battre les jaunes d'œufs avec le yaourt et le Sucaryl au bain marie afin de produire un mélange mousseux. Réduire les protéines de soja en poudre et mélanger dans un bol avec le caroube et la farine. Battre les blancs en neige ferme. Dissoudre le café dans un demi verre d'eau et verser dans les jaunes d'œufs. Y incorporer peu à peu le mélange des farines et les blancs en neige. Verser dans un moule à fond détachable et à haut bords légèrement margariné. Cuire à four moyen pendant 45 minutes.

Pour la garniture : mousse à l'orange
– 1 orange
– 2 cuillères à soupe d'eau de fleur d'oranger
– 1 feuille de gélatine
– 1/2 cuillère à café de Sucaryl en poudre
– 2 blancs d'œufs
– 1/2 pot de yaourt
– 100 g de fromage blanc à 0 %

Faire chauffer le jus de l'orange et l'eau de fleur d'oranger avec le Sucaryl et le zeste de l'orange rapé. Laisser tiédir. Y mélanger le yaourt et le fromage. Mettre au réfrigérateur. Lorsque le mélange commence à prendre, battre les blancs d'œufs en neige ferme et incorporer.

Couper le gâteau refroidi en deux. Placer la première tranche sur un plat et entourer le bord du moule. Verser la moitié de la mousse recouvrir de la deuxième moitié du gâteau et finir avec le reste de la mousse. Décorer avec des zestes d'orange et mettre au réfrigérateur pendant deux heures. Démouler avant de servir.

Voir recette illustrée en fin de volume.

Mousse au citron

- 2 citrons
- 250 g de fromage à 0 %
- 3 blancs
- 1 sachet de gélatine
- Sucaryl

Pourcentage des calories

CAL	P	MG	HC
300	66	0	33

300 cal. soit 4 portions à 75 cal.

Faire chauffer le jus de citron et y faire fondre la gélatine. Mélanger au mixer avec le fromage blanc le Sucaryl et le zeste de citron. Faire refroidir au réfrigérateur. Lorsque le mélange commence à prendre, incorporer les blancs en neige et remettre au froid.

Voir recette illustrée en fin de volume

Mousse au caroube

- 100 g de caroube en poudre
- 1 sachet de gélatine
- 1 zeste d'orange
- 1 cuiller à café de décaféiné instantané

CAL	P	MG	HC
400	30	2	68

400 cal. soit 4 portions à 100 cal.

– 100 g de fromage à 0 %
– 1/2 cuiller à café de Sucaryl
– 2 blancs d'œufs

Faire fondre la gélatine dans un demi-verre de décaféiné. Battre avec le caroube le fromage blanc, le Sucaryl et le zeste d'orange. Placer au réfrigérateur jusqu'à ce que le mélange commence à prendre. Quand il s'est un peu raffermi, battre les blancs en neige ferme, les y incorporer et replacer au frais. Servir lorsque la mousse est bien ferme.

TABLE DE POIDS NORMAUX ÉTABLIE D'APRÈS LES DONNÉES DE LA MÉTROPOLITAN LIFE INSURANCE DE NEW YORK

HOMMES

Taille	**Stature petite**	**Stature moyenne**	**Stature large**
cm	*kg*	*kg*	*kg*
155	48	53	58
157	49	54	60
160	50	56	62
162	51	57	63
165	53	59	65
167	54	61	67
170	56	63	69
172	58	64	71
175	59	66	73
177	62	68	75
180	63	70	78
183	65	73	79
186	67	74	82
188	69	77	84
191	71	79	87

FEMMES

cm	*kg*	*kg*	*kg*
142	39	44	48
145	40	45	50
147	42	46	51
150	43	48	53
152	44	49	54
155	45	50	55
157	47	52	57
160	48	54	59
162	50	56	62
165	51	58	63
167	53	60	65
170	56	62	67
172	57	63	69
175	58	65	71
177	60	67	73

BESOINS CALORIQUES MOYENS

Chacun brûle ses calories à un rythme différent. Ce tableau n'est qu'une indication moyenne. Il est préférable de calculer vos propres besoins : le nombre de calories auquel vous vous maintenez à un poids constant. Bien que la méthode Demis ne tienne pas compte des calories, une alimentation diversifiée oblige à les prendre en considération.

HOMMES

AGE		CALORIES
18-34	Sédentaire	2 510
	Moyennement actif	2 900
	Très actif	3 350
35-64	Sédentaire	2 400
	Moyennement actif	2 750
	Très actif	3 350
65-74	Sédentaire	2 400
	Moyennement	2 750
75 +	Sédentaire	2 150

FEMMES

AGE		CALORIES
18-54	Sédentaire	2 000
	Modérément active	2 200
	Très active	2 500
	Enceinte	2 400
	Nourrissant au sein	2 750
55-74	Sédentaire	1 900
	Modérément active	2 150
75 +	Sédentaire	1 680

DÉPENSES CALORIQUES EN FONCTION DES ACTIVITÉS

Ce tableau indique d'une façon approximative combien de calories sont brûlées pour une **demi-heure** d'activité d'une personne de taille et corpulence moyennes.

	FEMME	HOMME
Aviron promenade	100-150	130-180
sport	300-400	400-500
Balayage	80-100	90-110
Bicyclette promenade	100-120	120-140
sport	200-230	280-320
Bowling	80-120	100-140
Bricolage (du bois)	120-130	140-180
Travail de Bureau	70-130	90-130
Chant	35-40	40-60
Conduite de voiture	50-60	60-75
Course (jogging)	200-250	250-300
Cuisine	60-90	80-110
Dactylographie	80-100	90-110
Danse modérée	100-130	130-170
Danse disco/classique	200-400	250-500
Écriture	25-80	30-100
Équitation	140-160	160-200
Football	250-300	300-400
Golf	100-140	130-170
Gymnastique modérée	140-170	180-220
intense	200-250	250-350
Jardinage	120-140	140-180
Lecture	15-20	20-25
Marche	80-100	90-120
Faire le ménage	80-100	80-110
Monter les escaliers	130-160	160-190
Natation	200-300	250-350
Patinage	200-300	250-350
Peinture (les murs)	130-150	150-180
Piano	80-130	100-150
Ping-Pong	150-180	200-250
Repassage	60-80	70-90
Repos allongé ou assis	15-20	20-25
Scier du bois	250-300	300-400
Station debout	20-25	25-30
Ski	200-300	300-350
Squash	180-240	250-400
Tennis	180-220	250-280
Vaisselle	60-90	80-110
Violon	70-100	90-130
Volleyball	180-220	220-280

TABLEAU D'INFORMATIONS NUTRITIONNELLES DES ALIMENTS

Extrait de « composition of food » par R.A. Mc Cance et E.M. Widdowson et reproduites avec la permission du controller of her Britannic Majesty's Stationery office.

Calculé pour 100 g de chaque aliment

- Calories .... CAL
- Protéines en grammes .... Pg
- Matières grasses en grammes .... MGg
- Hydrates de carbone en grammes .... HCg
- Eau en grammes .... EAUg
- Fibre en grammes .... FIg

Si vous voulez calculer le pourcentage des calories fourni par chaque aliment sachez que l'eau et la fibre ne sont pas caloriques et que les matières grasses le sont deux fois plus que les protéines ou les hydrates de carbone.
1 g de protéines = 4 calories
1 g d'hydrates de carbone = 4 calories
1 g de matières grasses = 9 calories
1 g d'eau = 0 calorie
1 g de fibre = 0 calorie
vitamines = 0 calorie
minéraux = 0 calorie

Vitamines et minéraux – Abréviations utilisées

A	= Vitamine A	
B1	= Vitamine B1	
B2	= Vitamine B2	
B6	= Vitamine B6	
B12	= Vitamine B12	
C	= Vitamine C	
D	= Vitamine D	
E	= Vitamine E	
Ni	= Acide nicotinique	Groupe de Vitamines B
FO	= Acide folique	
PA	= Acide pantothénique	
Bi	= Bi otine	
CA	= Calcium	
F	= Fer	
M	= Magnésium	
P	= Potassium	
S	= Sodium	
Z	= Zinc	
g	= Grammes	
Tr	= Trace (négligeable)	
–	= Nul	
1 blanc	= Information non disponible	

LÉGUMES

100 g	CAL	Pg	MGg	HCg	EAUg	FIg	Vitamines et minéraux Bonne source
Artichauts bouillis	7	0.5	Tr	1.2	36.5	0.9	A Bi
Asperges bouillies	9	3.4	Tr	1.1	46.2	0.8	A Bi
Aubergines bouillies	19	1.0	0.2	4.1	95.4	0.4	
Betterave	44	1.8	Tr	9.9	82.7	2.5	A FO P S
Broccolis bouillis	18	3.1	Tr	0.4	90.8	4.1	A B6 C E P CA
Carottes crues	23	0.7	Tr	5.4	89.8	2.9	A B1 B2 B6 FO P S
cuites	19	0.6	Tr	4.3	91.5	3.1	A B1
Céleri rave cuit	14	1.6	Tr	2.0	90.2	4.9	B6 P
Céleri en branches cru	8	0.9	Tr	1.3	93.5	1.8	A B1 B2 B6 P S CA
Champignons crus	13	1.8	0.5	1.4	97.8	2.5	B1 B2 Ni B6 FO PA P F
Chou blanc cru	24	2.2	Tr	3.8	90.6	2.7	B1 B2 B6 FO C P CA F
vert cuit	9	1.3	Tr	1.1	89.9	2.5	B6
Chou rouge cru	20	1.7	Tr	3.5	89.7	3.4	A B2 B6 FO C P
Choux de bruxelles bouillis	18	2.4	Tr	1.7	90.8	2.9	B1 B6 C P
Chou fleur cru	13	3.4	Tr	2.8	89.1	2.1	B1 B6 FO Bi C P CA
cuit	9	1.5	Tr	1.2	94.9	1.8	B1 B6 Bi C
Concombre cru	13	0.6	Tr	1.8	96.4	0.4	B1 C FO
Courge bouillie	7	0.4	Tr	1.4	97.8	0.6	CA
Courgette bouillie	12	1.0	0.1	2.5	96.0	0.7	B1
Cresson cru	14	2.9	Tr	0.7	91.1	3.3	A B1 B6 FO C E CA P
Endive crue	9	0.8	Tr	1.5	96.2	1.6	A C FO CA
Épinards bouillis	30	5.1	Tr	1.4	85.1	6.3	A B2 B6 FO C E CA F M PS
Fenouil - bulbe - cru	10	1.0	Tr	1.5	93.5	1.8	A B1 B2 C CA

100 g	CAL	Pg	MGg	HCg	EAUg	FIg	Vitamines et minéraux Bonne source
Haricots blancs bouillis	93	7.1	Tr	17.1	70.5	4.2	B1 B2 E FE
Haricots verts bouillis	7	0.8	Tr	1.1	95.5	3.2	A Ca
Lentilles bouillies	96	6.8	1.0	18.3	71.9	11.7	FO PA F M P Z
Laitue crue	12	1.1	0.4	1.8	95.2	1.5	A FO P
Maïs bouilli	123	4.1	2.3	22.5	70.2	4.7	B6 FO M P
Navet bouilli	14	0.7	0.3	2.3	94.5	2.2	B1
Oignons crus	23	0.9	Tr	5.2	92.8	1.3	C B6 FO CA F S
bouillis	13	0.6	Tr	2.7	96.6	1.3	S
Petits pois bouillis	52	5.0	0.4	7.7	80.0	5.2	A B1 B6
Pissenlit cru	51	3.0	0.8	10.0	93.7	2.2	A B1 B2 C
Poireaux bouillis	24	1.8	Tr	4.6	90	3.9	B6 Bi F P
Poivrons verts crus	15	0.9	0.4	2.2	92.8	0.9	B6 C P
cuits	14	0.9	0.4	1.8	93	0.9	B6
Poivron rouge cru	65	2.3	0.4	15.8	91.4	0.9	A B2 Ni C P
Pomme de terre bouillie	76	1.4	0.1	19.7	80.5	2.0	B6 P F
Frites	264	3.8	9.0	37.3	47.0	1.0	–
Chips	336	5.9	37.6	49.3	4.8	1.0	–
Radis cru	15	1.0	Tr	2.8	93.3	1.0	B6 FO C P CA
Salade frisée crue	11	1.8	Tr	1.0	93.7	2.2	A FO C F P
Soja - haricots crus	436	34.1	17.7	33.5	11.6	25	A B B2 Ni E CA F P
germes	53	6.0	1.4	5.0	90.8	2.9	C
Protéines texturées sèches	350	51.0	3.0	10.0	10	30.0	B1 B2 B6 B12 Ni CA F M
Protéines texturées hydratées	123						
Tomates crues	12	0.9	Tr	2.8	93.4	1.5	A B6 FO Bi C E P

CONSERVES

100 g	CAL	Pg	MGg	HCg	EAUg	FIg	Vitamines et minéraux Bonne source
Maïs	76	2.9	0.5	16.0	70.2	5.7	B6 FO P S
Petits pois	47	4.6	0.3	8.0	72.7	6.3	N FO S
Concentré de tomates	671	6.1	Tr	11.4	81.5	–	A B2 NI B6 FO PA Bi C E F M P

FRUITS

100 g	CAL	Pg	MGg	HCg	EAUg	FIg	Vitamines et minéraux Bonne source
Abricot frais	25	0.6	Tr	6.7	86.6	1.9	A B1 B2 P
sec	182	4.8	Tr	43.4	14.7	24.0	A B2 N1 B6 FO F M P
conserve	106	0.5	Tr	27.7	89.7	1.3	A P
Ananas frais	46	0.5	Tr	11.6	84.3	1.2	B1 C FO P
conserve	77	0.3	Tr	20.2	77.1	0.9	–
Avocat cru	223	1.1	20	2.5	81.3	2.0	A B1 B2 B6 FO C PA Bi E P F
Banane crue	47	1.1	0.2	19.2	70.7	2.0	A B6 FO P
Cerise	41	0.6	Tr	11.9	81.5	1.5	A C P F
Citron	15	0.8	Tr	3.2	85.2	5.2	B6 C CA
Dattes sèches	213	1.7	Tr	54.9	14.6	7.5	A B1 B6 Ni FO M P F
Figue fraîche	41	1.3	Tr	9.5	84.6	2.5	B1 B6 P
sèche	213	3.6	Tr	52.9	16.8	18.5	B1 B6 CA F M P F
Fraises fraîches	26	0.6	Tr	6.2	88.9	2.2	B1 FO C
Framboises	25	0.9	Tr	5.6	83.2	7.4	A B1 C P
Groseilles	15	0.4	Tr	3.5	87.0	4.2	C
Kiwis	37	1.1	Tr	3.4	89.0	4.3	C
Lychee frais	64	0.9	Tr	16.0		0.5	C
Mandarine	23	0.9	Tr	8.0	86.7	1.3	FO C
Mangue	59	0.5	Tr	15.3	87.0	1.5	A C
Melon	15	1.0	Tr	5.3	93.6	0.6	A C P
Mûres	29	1.3	Tr	6.4	82.0	7.3	A B1 C E M P
Myrtille	62	0.5	Tr	15.3	87.0	4.2	C
Olive	82	0.9	11.0	0	76.5	3.5	A Bi B2 E CA P F S
Orange	26	0.8	Tr	8.5	86.1	1.5	FO C
Pamplemousse	11	0.6	Tr	5.3	90.7	0.3	C
Pastèque	11	0.2	Tr	2.7	94.0	0.6	FO C

100 g	CAL	Pg	MGg	HCg	EAUg	FIg	Vitamines et minéraux Bonne source
Pêche fraîche	32	0.6	Tr	9.1	86.2	1.2	A P
conserve	87	0.4	Tr	22.9	74.3	1.0	–
Poire fraîche	29	0.3	Tr	10.8	83.0	1.7	B1 B2 C
conserve	87	0.4	Tr	20.0	76.2	1.7	–
Pomme	35	0.3	Tr	12.2	84.1	2.4	B1 C
Prune	36	0.6	Tr	9.6	84.1	2.0	A C
Pruneaux	161	2.4	Tr	40.3	23.3	16.1	A B2 B6 F P
Raisins blancs	63	0.6	Tr	16.1	79.3	0.9	B6 P
noirs	51	0.6	Tr	15.5	80.7	0.3	P
secs	250	1.7	Tr	64.7	18.3	7.0	B6 M P
Rhubarbe	6	0.4	Tr	0.8	95.5	2.6	FO CA P
Salade de fruits en conserve	95	0.3	Tr	25.0	71.1	1.1	–
Tomates crues	12	0.9	Tr	2.8	93.4	1.5	A B6 FO Bi C E P

OLÉAGINEUX

100 g	CAL	Pg	MGg	HCg	EAUg	FIg	Vitamines et minéraux Bonne source
Amandes	565	20.5	53.5	4.3	4.7	14.3	B2 B6 Ni FO E CA F M P Z
Brésil	619	13.8	61.5	4.1	8.5	9.0	B B6 E CA F M P Z
Cacahuètes	570	28.0	49.0	8.6	4.5	8.1	B1 B6 Ni FO PA E M P Z
Cajou	561	17.2	45.7	29.3	4.8		B1 B2 F P
Châtaigne	170	2.3	2.7	36.6	56.7	6.8	B2 B6 Bi N P
Noisette	380	7.6	36	6.8	5.6	6.1	B6 FO PA E M P Z
Noix	525	12.5	51.5	5.6	23.5	5.2	B6 FO Bi F M P Z
Noix de coco sèche	604	6.6	6.2	6.4	0	23.5	FO F M P
Pécan	687	9.2	71.2	14.6	4.8	5.2	B1 F P
Pistaches	594	19.3	53.7	19.0	4.5	8.2	B1 F P

VIANDES ET VOLAILLES

100 g	CAL	Pg	MGg	HCg	EAUg	FIg	Vitamines et minéraux Bonne source
Agneau – Côtelette grillée	355	23.5	29.0	0	33.6	Tr	B2 B6 B12 Ni Bi P Z
– Gigot rôti	266	25.0	20.4	0	52.4	Tr	B2 B6 B12 Ni Bi P Z
Bœuf – Steak grillé avec gras	218	27.3	21.6	0	50.0	Tr	B2 B6 B12 Ni F P Z
– Steak grillé sans gras	168	28.6	8.6	0	50.5	Tr	
– Rôti avec gras	284	23.6	23.8	0	58.4	Tr	
– Rôti sans gras	192	27.6	15.1	0	58.4	Tr	
– Haché	229	23.1	15.2	0	52.0	Tr	
Porc – Côtelette avec gras	332	18.6	50.3	0	29.6	Tr	B1 B2 B6 B12 Ni Bi F P Z
– Sans gras	226	25.5	23.7	0	48.9	Tr	
– Rôti	286	19.5	40.4	0	38.6	Tr	
Veau rôti	230	30.5	11.5	0	55.1	Tr	B2 B6 B12 Ni P
Abats – Rognon	90	25.7	5.8	0	66.0	Tr	A B1 B2 B12 Ni Bi FO PA F P S Z
– Foie de veau	153	20.1	7.3	1.9	50.8	Tr	A B2 B6 B12 Ni FO PA Bi F P Z
– Ris de veau	131	15.3	7.8	0	58.2	Tr	B2 B12 Ni FO PA Bi P
Volaille – Canard entier	339	19.6	29.0	0	52.0	Tr	B2 B6 Ni PA Bi F P
– Rôti, viande seule, sans peau ni gras	189	25.3	9.7	0	50.0	Tr	
Dinde rôtie – Aile	132	29.8	1.4	0	59.0	Tr	B2 B6 B12 Ni FO Bi P Z
– Cuisse	148	27.8	4.1	0	59.0	Tr	
Oie rôtie	319	29.3	22.4	0	46.7	Tr	B6 F M P
Poulet sans peau – Aile	142	26.5	4.0	0	61.0	Tr	B6 Ni PA Bi P
– Cuisse	155	23.1	6.9	0	61.0	Tr	

100 g	CAL	Pg	MGg	HCg	EAUg	Flg	Vitamines et minéraux Bonne source
Lapin	179	26.6	7.7	0	63.9	Tr	B2 B6 B12 Ni Bi P
Charcuterie – Corned beef	217	22.3	15.0	7.0	58.5	Tr	B2 B6 B12 Ni Bi F P S Z
– Jambon	289	16.3	39.6	0	31.0	Tr	B1 B2 Ni F
– Pâté de foie	310	12.9	26.9	4.3	45.0	Tr	A B2 B6 B12 Ni FO PA Bi F S Z
– Saucisse grillée	318	13.3	24.6	11.5	48.5	Tr	B2 B12 Ni Bi P S
– Saucisson	491	19.3	45.2	1.9	30.5	Tr	B2 B6 B12 Ni Bi S

POISSONS

100 g	CAL	Pg	MGg	HCg	EAUg	FIg	Vitamines et minéraux Bonne source
Anguille	200	17.7	32.4	0	49.2	Tr	A B2 C CA
Bar (loup) grillé	91	20.0	1.2	0	73.3	Tr	CA
Brochet	78	18.0	0.5	0	75.0	Tr	
Colin	86	17.0	2.0	0	76.1	Tr	B6 C CA
Cabillaud	83	18.0	0.9	0	79.2	Tr	B6 B12 Bi P
Daurade	90	20	1.2	0	74.5	Tr	B6 B12 Ni Bi P S
Églefin	131	23.8	4.0	0	70.9	Tr	B6 B12 Ni Bi E P
Haddock fumé	111	23.3	0.9	0	71.6	Tr	B6 Ni B12 Bi D P S
Hareng	135	13.9	8.8	0	63.5	Tr	B6 B12 Ni Bi D P
Limande	93	18.9	1.9	0	78.0	Tr	B2 B6 Ni P S
Lotte	79	21.8	0.9	0	75.4	Tr	B6 Ni Bi P
Rouget	85	21.4	4.3	0	71.6	Tr	B6 Bi P S
Sardine fraîche	188	23.7	13.6	0	50.0	Tr	B2 B6 Ni Bi CA M P S
conserve	334	19.7	28.3	0	54.0	Tr	B2 B6 Ni B1 D E C A F M P S Z
Saumon frais	160	16.3	10.5	0	65.4	Tr	B6 B12 Ni PA Bi P
fumé	142	25.4	4.5	0	66.0	Tr	B2 Ni M P S
Sole	91	20.6	0.9	0	78.9	Tr	Ni B12 Bi P
Saint-Pierre	95	19.9	1.4	0	76.6	Tr	B6 Ni Bi P S
Thon frais	127	28.0	0.8	0	62.0	Tr	Ni P
à l'huile	289	22.8	22.0	0	55.0	Tr	B6 B12 Ni Bi D E P S
Truite	89	15.5	3.0	0	70.6	Tr	P
Turbot	118	20.7	1.6	0	75.0	Tr	B1 B2 Ni Bi P

FRUITS DE MER

100 g	CAL	Pg	MGg	HCg	EAUg	FIg	Vitamines et minéraux Bonne source
Caviar	273	24.0	13.0	0	71.1	Tr	B6 B12 Ni C CA S
Œufs de cabillaud	115	24.0	1.8	0	72.0	Tr	B6 B12 Ni C S
Coques	53	8.1	0.9	2.5	78.9	Tr	C D S
Coquilles saint-jacques	105	26.0	1.6	Tr	75	Tr	Fo CA F M P S
Crabe	93	19.5	5.0	0	72.5	Tr	CA M P S
Crevette	96	21.0	1.3	0	62.5	Tr	CA M S
Huître	80	10.0	1.8	6.0	85.7	Tr	B2 B6 S Z
Langouste	87	17.0	2.0	0.3	72.4	Tr	Bi S
Moules	72	12.0	1.7	22.0	79.0	Tr	F P S

LAITAGES ET CRÈMERIES

100 g	CAL	Pg	MGg	HCg	EAUg	FIg	Vitamines et minéraux Bonne source
Beurre	740	0.4	85.0	0	13.9	0	A E S
Crème	447	1.5	48.2	2.0	48.6	Tr	A E Bi
Œuf entier	147	11.9	12.3	0.8	73.4	Tr	A B2 B6 B12 FO PA Bi E
jaune	339	16.2	30.5	0.6	51.0	Tr	A B2 B6 B12 FO PA Bi D E CA Z
blanc	36	9.0	Tr	0.6	88.3	Tr	B2 Bi
1 œuf jaune et blanc	78	6.3	6.0	0.4	37.2	Tr	A B2 B6 B12 FO PA Bi E
1 Jaune	59	2.7	5.2	0.1			A Br B6 B12 FO PA Bi D E CA Z
1 Blanc	17	3.6	Tr	0.3			Br Bi

Fromages

Les fromages à 20 % de MG ont environ 120 cal de moins que leurs équivalents à 45 % de MG

– Blanc 0 % MG	88	14.0	0	1.4	82.0	0	B2 B12 S
– Blanc 20 % MG	96	14.0	4.0	1.2	75.0	0	B2 B12 S
– Brie	271	17.0	21.0	1.6	47.5	0	B2 B6 B12 PA Bi CA S Z
– Camembert	312	20.0	24.0	4.0	47.0	0	A B2 B6 B12 PA Bi CA S Z
– Cantal	387	23.0	30.0	5.8	33.0	0	A B2 B6 B12 CA S
– Cheddar	406	25.4	34.5	0	37.0	0	A B2 B12 Bi CA S Z
– Chèvre	280/380	16/33	15/25	15	35/50	0	B2 B6 B12 Bi CA S Z
– Comté et gruyère	391	37.6	33.4	0	21.9	0	A B2 B12 CA S Z
– Edam	304	24.4	22.9	0	43.7	0	A B2 B12 Bi CA M S Z
– Gouda	331	22.6	26.6	0	42.4	0	A B2 B12 Bi CA M S Z
– Parmesan	408	35.1	29.7	0	28.0	0	A B2 B6 B12 Bi CA M S Z

100 g	CAL	Pg	MGg	HCg	EAUg	FIg	Vitamines et minéraux Bonne source
– Roquefort	405	23.0	35.0	0	40.5	0	A B2 B6 B12 PA Bi CA S
– St Paulin	373	24.0	29.0	0	45.7	0	A B2 B6 B12 PA Bi CA S
– Crème de gruyère	311	17.9	22.9	0.9	51.0	0	A B2 B12 CA S Z
Lait entier	65	3.4	3.7	4.8	87.0	Tr	A B2 C D Bi CA
écrémé	33	3.5	0.2	5.1	90.2	Tr	B2 Bi Ca
en poudre écrémé	355	8.3	9.0	52.8	43.0	Tr	A B1 B2 B6 B12 FO PA Bi CA M P S Z
condensé sucré	322	9.9	0.3	60.0	67.9	Tr	A B2 Bi CA P
Yaourt entier	75	4.0	4.2	6.0	82.0	Tr	A B2 CA P
maigre	54	4.7	1.8	4.9	87.7	Tr	B2 CA P
aux fruits	95	5.0	1.0	17.9	82.0	Tr	B2 CA P

CÉRÉALES ET DÉRIVÉS

100 g	CAL	Pg	MGg	HCg	EAUg	FIg	Vitamines et minéraux Bonne source
Blé Farine complète 100 %	318	8.9	2.2	73.4	15.0	9.6	B6 Ni FO Bi E F M P Z
complète 85 %	327	8.6	1.5	79.1	15.0	7.5	B6 Ni FO Bi CA F M P Z
blanche	337	7.6	0.8	83.2	15.0	3.0	B6 Ni Bi CA F M
germe	347	26.5	8.1	45.0	8.2	3.6	B1 B2 B6 Ni FO PA E M P
son	206	14.0	5.5	25.0	4.0	44.0	B1 B2 B6 Ni FO PA Bi E CA F M P Z
Biscottes	362	10.0	2.5	75.0	4.0	3.0	FO CA S
Caroube en poudre	177	8.0	1.0	72.0	2.5	7.4	Ni CA M
Crackers	440	9.6	16.3	68.3	4.3	3.0	FO CA S
Crispbread Ryvita	321	9.1	2.1	76.8	7.5	11.7	B6 FO PA Bi F M P S Z
Maïs farine	354	0.5	0.7	92.0	12.5	7.5	B1 B2 Bi F
Millet	327	9.9	2.9	72.9	10.6	8.2	B1 B2 Ni F P
Pain baguette	290	9.1	3.0	55.4	38.4	2.8	S
complet	216	8.8	2.7	41.8	37.7	8.5	Ni B6 FO Bi F M P S Z
seigle	243	9.1	1.1	52.1	38.0	8.4	S B Ni
Pâtes – Spaghettis	117	4.2	0.3	26.4	72.2	Tr	S
Pâte brisée cuite	527	6.9	32.2	55.8	0	Tr	S
Riz cru complet	360	7.5	1.9	77.4	0	5.5	Bi Ni P
blanc	361	6.5	1.0	86.8	11.7	2.4	Bi
Sarrazin	335	11.7	2.4	72.9	0	8.7	B1 Ni F P
Seigle farine	335	8.0	2.0	75.9	15.0	8.9	B1 B2 B6 FO PA Bi F M P Z
Semoule	350	10.7	1.8	77.5	14.0	Tr	B6 FO Bi M
Soja farine	447	40.3	23.5	13.3	7.0	11.9	B1 B2 B6 Ni E PA CA F M P
tofu	52	5.2	2.5	2.5	64.0	Tr	B1 CA F S
protéines texturées sèches	350	51.0	3.0	10.0	10.0	30.0	B1 B2 B6 B12 Ni CA F M

100 g	CAL	Pg	MGg	HCg	EAUg	FIg	Vitamines et minéraux Bonne source
Préparation céréales de petit déjeuner All bran	273	15.1	5.7	43.0	0	26.7	B1 B2 B6 Ni FO E F M P S Z
Cornflakes	368	6.6	0.8	88.0	8.0	11.0	B1 B2 Ni S
Porridge avec eau	44	1.4	0.9	8.2	0	0.8	Bi S
Riz soufflé	372	5.7	1.1	85.1	7.2	4.5	B1 B2 B6 Ni M S
Biscuits et gâteaux Boudoirs	388	6.0	4.0	82.0	4.2	Tr	–
Biscuits aux amandes	446	6.6	14.0	73.0	4.5	2.3	B6 Ni FO E CA F
Gaufrettes fourrées	535	3.7	11.0	58.3	4.2	3.5	FO E
Macarons	452	7.0	16.0	70.0	3.8	2	B6 Ni FO E Ca F
Madeleines	480	5.5	24.0	63.0	4.5	Tr	A B6
Petits beurres	420	77.0	10.0	5.6	4.2	2.1	A S
Sablés	455	5.8	15.0	75.0	4.0	2.1	A S
Cake aux fruits	332	3.7	11.0	58.3	15.2	3.5	A B6 Bi E P
Génoise	301	10.0	6.7	53.6	30.0	1.0	B2 FO Bi
Éclairs	376	4.1	24.0	38.2	48.0	0.9	A Bi E
Pain d'épices	373	6.1	12.6	62.7	19.0	1.3	A Bi E CA F M P S
Tartes aux fruits	180	2.0	7.6	27.3	60.0	2.2	CA F S

SUCRERIES

100 g	CAL	Pg	MGg	HCg	EAUg	FIg	Vitamines et minéraux Bonne source
Bonbons acidulés	327	0	0	87.3	2.7	0	–
Bonbons à la menthe	392	0.5	0.7	102.2	0.2	0	–
Caramels	430	2.1	17.2	71.1	4.8	0	–
Chocolat à croquer	530	2.0	30.0	63.0	0	Tr	FO BI F M P
au lait	550	6.0	34.0	56.0	0	Tr	B2 FO Bi CA M P
Confitures Orange	261	0.1	0	69.5	28.0	0.7	–
Fruits rouges entiers	261	0.6	0	69.0	29.8	1.1	–
Glaces	167	4.1	11.3	19.8	61.9	Tr	B2 E CA
Miel	288	0.4	0	76.4	23.0	Tr	B2
Pâte d'amandes	443	8.7	24.9	49.2	5.2	6.4	B2 FO Bi E CA F M P
Sucre roux	394	0.5	0	104.5	0	0	–
blanc	394	0	0	105.0	0	0	–

SAUCES ET CONDIMENTS

100 g	CAL	Pg	MGg	HCg	EAUg	FIg	Vitamines et minéraux Bonne source
Huiles	900	0	99.9	0	0	0	E
Ketchup	98	2.1	0	24.0	64.8	0	Bi P S
Margarine	730	0.2	85.3	0	13.7	0	A E
Margarine allégée	366	0.1	40.7	0.3	29.0	0	A E
Mayonnaise	718	1.8	78.9	0.1	51.0	Tr	B6 FO PA Bi E S
Sauce salade	560	3.3	36.0	10.3	47.4	Tr	CA F
Vinaigre	4	0.4	0	0.6	99	0	
Vinaigrette	568	0.1	73.0	0.2	26	0	E S

BOISSONS

100 g	CAL	Pg	MGg	HCg	EAUg	FIg	Vitamines et minéraux Bonne source
Sans alcool							
Boissons gazeuses basses calories	0	0	0	0	100.0	0	–
Cacao en poudre	312	20.4	25.6	35.0	2.5	Tr	FO CA F M P S Z
Café sans sucre	0	0	0	0	100	0	–
Chocolat en poudre	366	5.5	6.0	77.4	2.5	Tr	FO F M P S
Jus en carton non sucré – ananas	53	0.4	0	13.4	8.1	Tr	B6
– orange	33	0.4	0	8.5	86.0	Tr	Bi C
– pamplemousse	31	0.3	0	7.9	86.0	Tr	Bi C
– tomate	16	0.7	0.2	3.2	86.0	Tr	B6 FO Bi P S
Limonade	21	0	0	56.0	94.6	0	–
Succédané de café	0	0	0	0	100	0	
Thé sans sucre	0	0	0	0	100	0	–
Tisane sans sucre	0	0	0	0	100	0	variable
Alcoolisées							
Apéritifs secs	118	0	0	5.0		0	–
sucrés	151	0	0	15.0		0	–
Bière	29	0	0	1.5		0	–
Cidre	36	0	0	2.6		0	–
Liqueurs	255	0	0	32.6		0	–
Porto	157	0	0	12.0		0	–
Sherry	136	0.3	0	6.9		0	–
Spiritueux eaux de vie	222	0	0	0		0	–
Vin blanc	66	0.1	0	0.6		0	–
rosé	71	0.1	0	2.5		0	–
rouge	68	0.2	0	0.3		0	–
doux	94	0.2	0	5.9		0	–

PORTIONS

SNACK-DÉJEUNER

	Calories
1 Sandwich jambon-beurre	600
1 Sandwich-rillettes	500
1 Croque-monsieur	500
1 Pizza	500
1 Cornet de frites	400
1 Tranche de jambon avec gras	300
1 Tranche de jambon sans gras	105
1 Œuf dur	80
1 Pomme	70
1 Tranche de pain	75
1 Aile de poulet sans peau	165
1 Salade verte assaisonnée	100
1 Yaourt maigre	80
1 Yaourt entier	110

A L'HEURE DU THÉ

	Calories
1 Toast grillé beurre confiture	250
1 Croissant	300
1 Brioche	200
1 Biscotte	35
1 Tarte aux pommes	250
1 Gâteau à la crème	400
1 Glace	250
1 Glace Chantilly	600
1 Sorbet	150

APÉRITIF

	Calories
10 Pistaches	150
10 Cacahuètes	100
10 Amandes	150
3 Olives	25
10 Chips	75
10 Biscuits salés	150

FRIANDISES

	Calories
1 Bouchée au chocolat	150
1 Crêpe sucrée	100
1 Tranche de cake	80
1 Biscuit	50
1 Barre de chocolat	125
1 Chewing-gum	20

BOISSONS ALCOOLISÉES

	Calories
1 Verre de whisky	125
1 Verre de porto	85
1 Verre de cocktail	250
1 Verre de cognac	80
1 Verre de liqueur	90
1 Coupe de champagne	125
1 Verre de vin	95
1 Verre d'apéritif	100
1 Bière	150

BOISSONS FROIDES

	Calories
1 Orange pressée	40
1 Jus d'orange en bouteille	100
1 Citron pressé	20
1 Jus de tomate	20
1 Soda	80
1 Tonic	75
1 Perrier	0

BOISSONS CHAUDES

	Calories
1 Café sans sucre	0
1 Thé sans sucre	0
1 Tisane sans sucre	0
1 Chocolat	160
1 Sucre	20

FRUITS

	Calories environ
1 Abricot	18
1 Tranche d'ananas	44
1 Avocat	380
1 Banane	100
1 Cerise	5
1 Citron	20
1 Figue	40
1 Mandarine	40
1 Mangue	150
1 Melon	160
1 Olive	8
1 Orange	70
1 Pamplemousse	80
1 Pêche	60
1 Poire	100
1 Pomme	80
1 Prune	7
1 Pruneau	26
1 Grappe raisin	200

LÉGUMES

	Calories environ
1 Artichaut	50
1 Asperge	3
1 Carotte	30
1 Branche de céleri	7
1 Concombre	40
1 Oignon	35
1 Poivron vert	36
1 Poivron rouge	50
1 Tomate	27

CORPS GRAS

100 g	Saturés/g	Insaturés/g	Cholestérol/mg
Huile arachide	18.8	28.5	0
coco	85.2	1.7	0
maïs	16.4	49.3	0
olive	14.0	11.2	0
palme	45.3	8.3	0
tournesol	13.1	49.9	0
Margarine dure	29.8	13.8	0
molle	25.6	15.8	0
tournesol	19.1	60.1	0
allégée	11.0	12.1	0
Beurre	49.0	2.2	230
Fromage mou	13.9	0.6	72
dur	17.7	0.8	90
frais	2.4	0.1	13
Crème fraîche	28.8	1.3	140

LES COMBINAISONS ALIMENTAIRES

L'art de combiner et dissocier

■ bonne combinaison
□ mauvaise combinaison
■ □ combinaison variable

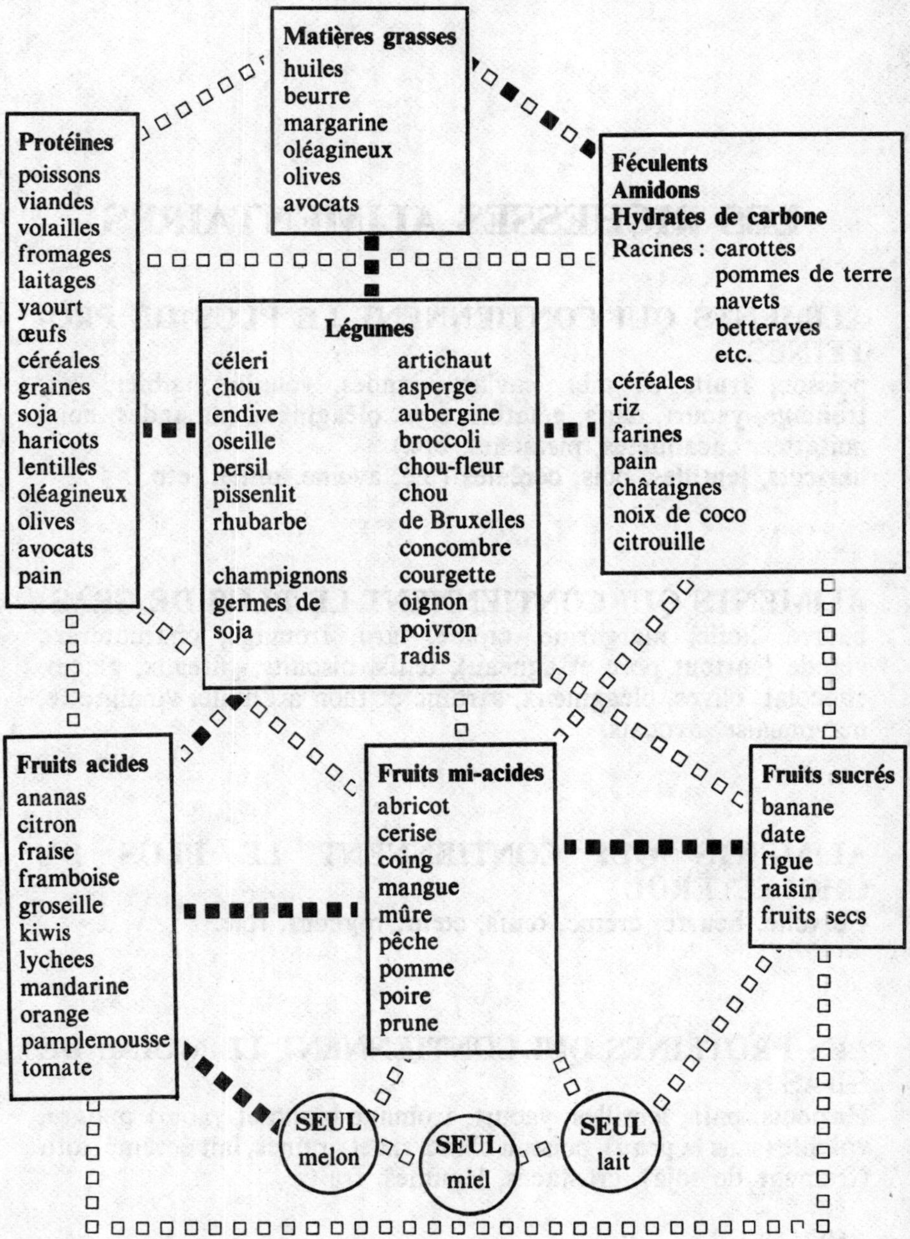

LES RICHESSES ALIMENTAIRES

ALIMENTS QUI CONTIENNENT LE PLUS DE PROTÉINES

poisson, fruits de mer, caviar, viandes, volailles, gibier, lait, fromage, yaourt, œufs, gélatine, soja, oléagineux (amandes, noix, noisettes, cacahuètes, pistaches, etc.)
haricots, lentilles, pois, céréales (blé, avoine, millet, etc.).

ALIMENTS QUI CONTIENNENT LE PLUS DE GRAS

beurre, huile, margarine, crème, lard, fromage, charcuteries, viande (surtout porc et agneau), œufs, biscuits, gâteaux, glaces, chocolat, olives, oléagineux, sardine et thon à l'huile, vinaigrette, mayonnaise, avocats.

ALIMENTS QUI CONTIENNENT LE PLUS DE CHOLESTÉROL

Cervelle, beurre, crème, œufs, cœur, rognons, foie.

LES PROTÉINES QUI CONTIENNENT LE MOINS DE GRAS

Haricots, pain, lentilles, yaourt, fromage blanc et yaourt maigre, volaille (sans la peau), poisson blanc, riz et graines, lait écrémé, tofu (fromage de soja), crustacés, légumes, fruits.

ALIMENTS QUI CONTIENNENT LE PLUS DE FIBRES

Riz complet, fruits, oléagineux (noix etc.) légumes, céréales complètes, pain complet, son.

ALIMENTS QUI CONTIENNENT LE PLUS DE SUCRE

Gâteaux, bonbons, biscuits, chocolat, confitures, miel, fruits au sirop, compotes, fruits secs, pâtes, pain, céréales, glaces, bananes, pommes de terre, ketchup, sirops, boissons gazeuses, conserves, légumes et plats cuisinés, condiments.

ALIMENTS QUI CONTIENNENT LE PLUS DE SEL

Charcuterie, conserves, fromage, margarine, beurre salé, pain, biscuits d'apéritif et crackers, poisson fumé, crustacés, jus de tomate assaisonné.

ALIMENTS LES PLUS RICHES EN VITAMINE A (RÉTINOL)

(par ordre décroissant)

Huiles de foie de poisson, persil, broccolis, épinards, pissenlits, scaroles, agneau, foie de veau et de porc, abricots secs, carottes, poivrons rouges, abricots frais, patates douces, pêches sèches, laitues verte, jaune d'œuf, fromage au lait entier, pruneaux, beurre, prunes, choux chinois, céleris en branche verts, tomates, pois secs, haricots verts, petits pois.

ALIMENTS LES PLUS RICHES EN VITAMINE B1 (THIAMINE)

(par ordre décroissant)

Germe de blé, cacahuètes, pois chiches, haricots de soja, viande de porc maigre, haricots rouges, sarrazin, noisettes, son de blé, lait écrémé en poudre, jaune d'œuf, lait entier en poudre, huîtres, blé, pois secs, maïs, orge, châtaignes, riz complet, seigle, pruneaux, cœur de mouton, rognon de mouton, foie de bœuf, navet, patate douce, raisins secs, broccoli, concombre, jus d'orange, épinards, cresson, poireaux, bœuf maigre, chou, carotte, œufs, petits pois, ananas frais.

LES ALIMENTS LES PLUS RICHES EN VITAMINE B2 (RIBOFLAVINE)

(par ordre décroissant)

Levure, foie de bœuf, rognon de bœuf, rognon de veau, foie de veau, haricots de soja, lait écrémé en poudre, pois chiches, cœur de bœuf, germe de blé, brocoli, pruneaux, carottes, cheddar, cacahuètes, jaune d'œuf, bœuf maigre, pois secs, porc maigre, épinard, veau, œuf entier, cresson.

LES ALIMENTS LES PLUS RICHES EN VITAMINE C (ACIDE ASCORBIQUE)

(par ordre décroissant)

Poivrons, persil, cassis, radis noir, jus de citron frais, épinard frais, brocoli, choux de Bruxelles, jus d'orange frais, kiwis, fraise, cresson, asperge, chou vert, melon, pissenlit, jus de pamplemousse frais, papaye, chou-fleur, mandarines, tomates, jus de tomate frais, navet, groseille, pêches sèches, ananas frais.

LES ALIMENTS LES PLUS RICHES EN VITAMINE D (CHOLÉCALCIFÉROL-ERGOCALCIFÉROL)

(par ordre décroissant)

Huiles de foie de poisson, saumon, sardines, hareng, beurre, foie de volaille, jaune d'œuf, foie de bœuf, foie de porc, crème de lait.

LES ALIMENTS LES PLUS RICHES EN VITAMINE E (TOCOPHÉROL)

(par ordre décroissant)

Germe de blé, beurre, œufs, laitue, céréales complètes, lait, épinards, haricots, haricots de soja, cacahuètes, bœuf, agneau, mouton.

LES ALIMENTS LES PLUS RICHES EN CALCIUM
(par ordre décroissant)

Poudre de lait écrémé, gruyère, poudre de lait entier, gélatine sèche, lait condensé, amandes, haricots de soja, figues sèches, cresson, glaces, poisson blanc, caviar, haricots blancs, jaune d'œuf, broccoli, chou-fleur, câpres, lait écrémé, citron, lait entier, son de blé, chou vert, salade frisée, lentilles, radis noir, olives vertes.

ALIMENTS LES PLUS RICHES EN FER
(par ordre décroissant)

Jus de bœuf, persil, lentilles, foie de bœuf, pistache, jaune d'œuf, ris de veau, cresson, haricots secs, raisins secs, abricots secs, avocat, bœuf séché, pissenlit, noix, pois secs, rognons de bœuf, dattes, cœur de bœuf, châtaignes, bœuf maigre, amandes, épinards, figues sèches, pickles, pruneaux, blanc de poulet, rôti de veau, choucroute, huîtres, champignons.

ALIMENTS LES PLUS RICHES EN PHOSPHORE
(par ordre décroissant)

Son de blé, germe de blé, poudre de lait écrémé, gruyère, moutarde, cacao, cheddar, poudre de lait entier, jaune d'œuf, levure, noix de cajou, haricots secs, amandes, chocolat amer, pois secs, orge, cacahuètes, seigle, lentilles, cervelle de bœuf, maïs sec, blé entier, blanc de dinde, noix, fromage blanc, bœuf séché, riz complet, farine de seigle, rôti de veau, morue, thon en boîte, saumon fumé maquereau, blanc de poulet, sardines, poisson blanc.

ALIMENTS LES PLUS RICHES EN IODE

Poissons, fruits de mer, algues, cresson, radis, œufs, oignons.

ALIMENTS LES PLUS RICHES EN POTASSIUM

Lait, pommes de terre, café instantané, jus de fruits et de légumes, levure, chocolat, choux de Bruxelles, pruneaux

ALIMENTS LES PLUS RICHES EN MAGNÉSIUM

Légumes frais, céréales, amandes, chocolat.

ALIMENTS LES PLUS RICHES EN ZINC

Viande, céréales complètes, lentilles, huîtres.

LES MALADIES ET LEURS REMÈDES NATURELS

Se référer aux « aliments les plus riches en... (vitamines et minéraux).

Alcoolisme
Vitamines B C (voir foie) B12 C E fer.

Anémie
Vitamine A, fer, cresson, épinards, chou, ortie, persil, radis noir, foie.

Artérosclérose
Réduire les corps gras et les aliments riches.

Asthme
Belladone, eucalyptus, lavande, menthe.

Bronchite
Vitamine C, cresson, datte, eucalyptus, menthe, origan, réglisse, thym.

Brûlures
Protéines, vitamines A B C D E, zinc, carotte, coings, huile.

Cellulite
Vitamine C, iode, fibre, lierre, pissenlit, persil, fenouil, céler: anis.

Cheveux
Vitamines B6 E, camomille, cresson, ortie, pıment, thym.

Cœur
Réduire les corps gras et les excitants. Digitale, lavande, valériane.

Constipation
Augmenter les rations de fibre, boire beaucoup d'eau. Vitamine B, levure de bière (en dehors des repas), bourdaine, cerise, citrouille, épinard, figue, framboise, laitue, moutarde, oignon, pissenlit, poire, prune, son, senné, huiles.
Cures de jus de choucroute et de jus de radis noir.

Dents
Vitamines A C D, calcium, figue, gingembre, girofle, lavande, muscade, sauge, thym.

Diabète
Rester mince (éviter les sucres), artichaut, céleri, chicorée, chou, citron, eucalyptus, oignon, olives, orties, pomme, sauge.

Diarrhée
Vitamines A B C, cellulose, carotte, caroube, coing, églantier, ortie, riz, sarriette, feuilles de vigne, cassis.

Douleurs
Camomille, lavande, menthe, origan, sauge, verveine.

Eczéma
Vitamines A B, artichaut, coing, cresson, lierre, ortie, oseille, camomille, pissenlit.

Fatigue
Vitamines B C D, calcium, cuivre, magnésium, potassium, cannelle, cassis, chicorée, coriandre, fenouil, gentiane, girofle, ginseng, menthe, origan, moutarde, sauge, tomate, feuilles de vigne.

Fièvre
Chicorée, eucalyptus, gentiane, olivier, fleurs d'oranger, quinquina.

Foie
Réduire les corps gras, supprimer l'alcool, artichaut, boldo, carotte, chou, citron, huile d'olive, pissenlit, radis, romarin, sauge, chicorée.

Hémorragies
Fer, vitamines K B1 B2 B6 B12 C, cuivre, zinc, ortie, feuilles de vigne.

Hémorroïdes
Fibre, vitamine A B C, zinc, cerfeuil, coing, camomille, marron d'Inde, feuilles de vigne.

Hypertension
Réduire le sel, ail, aubépine, olivier, riz, tilleul.

Indigestion
Vitamine B, aneth, angélique, artichaut, camomille, cerfeuil, cumin, eucalyptus, laitue, pin, poivre, thé, thym, verveine, menthe, muscade, écorce d'orange, origan, piment, estragon, fenouil.

Insomnie
Calcium, jasmin, laitue, marjolaine, fleurs d'oranger, passiflore, tilleul, valériane.

Infections
Vitamine C, fleurs d'oranger, eucalyptus, quinquina, thym.

Migraine
Vitamines B6 B12 D, calcium, magnésium, potassium, basilic, camomille, jasmin, lavande, fleur d'oranger, tilleul, feuille de vigne.

Nervosité
Vitamines B6 B12 D, calcium, magnesium, potassium, fleurs d'oranger, passiflore, pomme, valériane, tilleul.

Obésité
Régime, vitamines B C, iode, fibre, ananas, céleri, cerises, quinquina, varech, feuilles de vigne, fenouil.

Piqûres d'insectes
Cassis, cerfeuil, lavande, persil.

Reins, vessie
Vitamine C, ananas, aneth, arbouse, artichaut, asperge, cassis, céleri, queue de cerise, chicorée, citrouille, cresson, cumin, fenouil, laurier, lavande, oignon, pêche, persil, pissenlit, poireau, prune, radis noir.

Rétention d'eau
Voir à reins.

Rhumatisme
Camomille, chou, jasmin, lavande, lierre, muscade, origan, prune, sauge, verveine.

Rhume
Vitamines A C, camomille, cannelle, eucalyptus, pin, thym, tilleul.

Tabagie
Vitamines A B C.

Toux
Vitamine C, caroube, chou, datte, figue, jasmin, laitue, lavande, menthe, navet, oignon, fleur d'oranger, pomme, radis noir, raisins secs, réglisse.

Ulcères
Vitamines B C, chou, sauge, thym, amandes, réglisse.

Varices
Réduire les corps gras et les sucres; marron d'Inde, feuille de vigne.

Yeux
Vitamine A, bleuet, camomille, cerfeuil, coing, laitue.

LES AMIS DE LA MINCEUR

artichauts
asperges
champignons
choux de Bruxelles
céleri
concombres
poireaux
poivrons verts
endives
épinards
fenouils
haricots verts
choux
choux-fleurs
courgettes
radis
soja
salades
ananas
citrons
oranges
pamplemousses
pommes
fraises
fruits rouges
melons
tofu
fromages blancs maigres
yaourts
œufs
poulets et dindes sans la peau
poissons et fruits de mer.

Si maintenant toutes ces informations et ces multiples conseils tournent dans votre tête sans trop savoir où se placer et que vous pensez ne jamais pouvoir tous les suivre, faites preuve d'un peu de bon sens et de patience. Ils procèdent tous d'une même logique tout à fait simple : celle de la nature. Prenez le temps de l'assimiler et vous constaterez bientôt que sans même avoir à y penser, vous appliquerez naturellement les grands principes de la santé. C'est ce que nous faisons et nous nous en portons fort bien, sans effort.

Quelquefois, nous nous autorisons une fantaisie ou une petite folie, mais toujours consciemment, car nos organismes bien entretenus n'ont aucune envie de se laisser bêtement abîmer, affaiblir et déranger.

Et maintenant à vous de jouer!
Votre sort est entre vos mains!

BIBLIOGRAPHIE

Healing Plants, a modern herbal, par William A. R. Thompson M. D. (Mc Graw Hill Book Company 1978).
Health Foods, par Ruth Adams et Frank Murray (Larchmont Books New York 1975).
Dictionnary of Symptoms, par Dr Joan Gomez (Centaur Press 1967).
About Soya Beans, par G. J. Binding (Thorsons Publishers Ltd 1980).
About Food values, par Barbara Davies (Thorsons publishers Ltd 1970).
Macrobiotic Cooking, par Eunice Farmilant (Signet 1972).
The Pritikin Program for Diet and Exercise, par Nathan Pritikin (Grosset and Dunlap 1979).
The complete Scarsdale Medical Diet, par Dr Tarnower et Samm Sinclair Baker (Bantam Books 1978).
You are what you eat, par Victor Lindlahrs (Newcastle Publishing Inc Co 1971).
Food Combining, par Herbert M. Shelton (1951 Texas).
Fat is a feminist issue, par Susie Orbach (Paddington Press 1978).
Dr Atkins Diet revolution, par Robert C. Atkins et Ruth West Herwood (Bantam Books 1975).
Colon health, par Norman W. Walker.
Light on Yoga, par BKS Iyengar (George Allen and Unwin Ltd 1966).
La grande cuisine minceur, par Michel Guérard (Robert Laffont 1976).
Folie et sagesse des médecines naturelles, par Robert Masson (Albin Michel 1980).
Dictionnaire des plantes qui guérissent, par Dr Gérard Delavigne (Larousse 1972).

Cet ouvrage a été réalisé sur
Système Cameron
par la SOCIÉTÉ NOUVELLE FIRMIN-DIDOT
Mesnil-sur-l'Estrée
pour le compte de Michel LAFON – ÉDITIONS 13
le 25 juillet 1985

Tous les documents photographiques nous ont été aimablement prêtés par l'auteur
ceux de couverture sont de Véronique Skawinska

Édition 13 - Michel Lafon
9 bis rue de Montenotte
75017 PARIS - Tél. (1) 622.44.54

Éditeur exécutif : **Michel LAFON**
Direction technique : **Claude FAGNET**

Imprimé en France
Dépôt légal : avril 1984
N° d'édition : 4126/1 – N° d'impression : 2882
I.S.B.N. 2.86804.008.X

Salade de homard

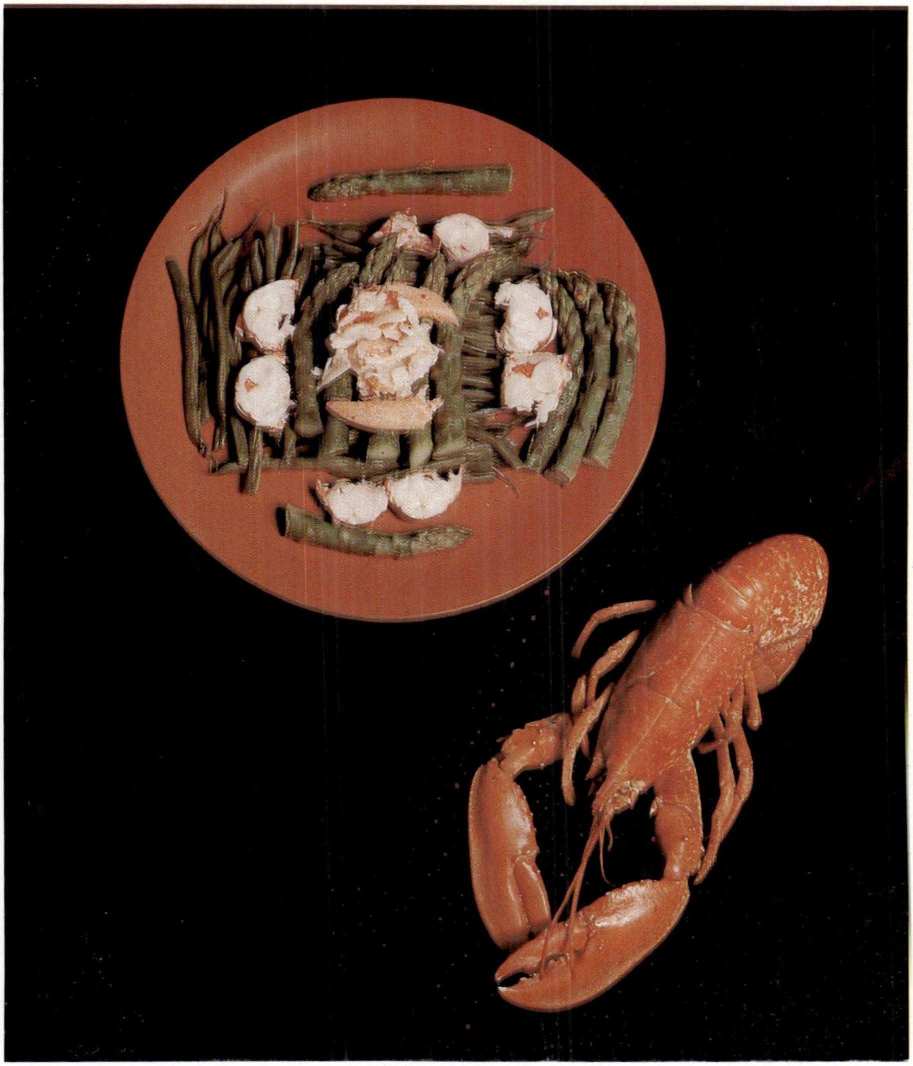

– 1 homard ou langouste pochée froide
– 200 g de haricots verts
– 200 g de pointes d'asperges

CAL	P	MG	HC
350	67	7	26

4 portions de 90 cal

Décortiquer le homard, couper en tranches. Présenter sur une assiette avec les légumes tièdes. Servir avec une vinaigrette (page 198) ou une sauce rose (page 199).

Pain de soja

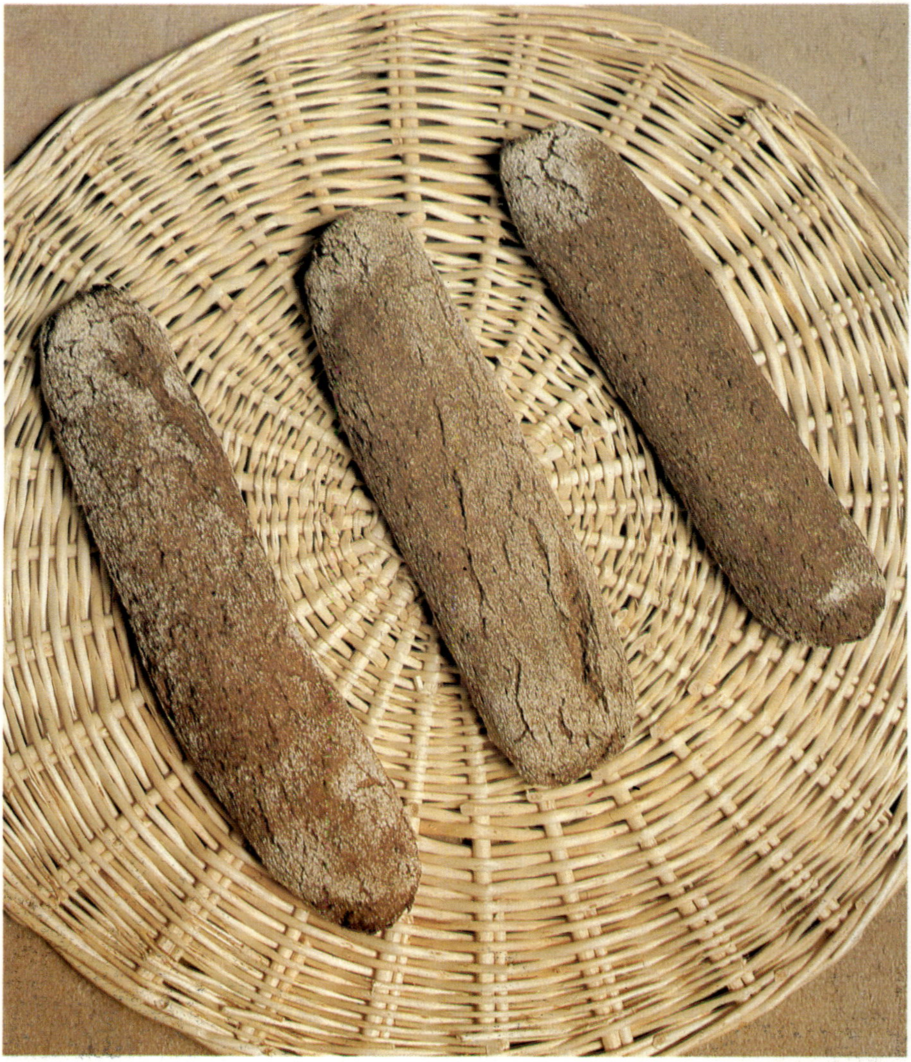

– 200 g de protéines de soja texturées
– 200 g de farine de froment complète
– 50 g de son de blé
– 1 cuiller d'huile
– levure de boulanger
– 1 cuiller de sucre
– eau minérale

	CAL	P	MG	HC
total	1 500	50	12	38
pain (4)	375			

tranches (10) : 37 cal.

Voir recette p. 206.

Tarte au fromage à la moutarde et au cumin

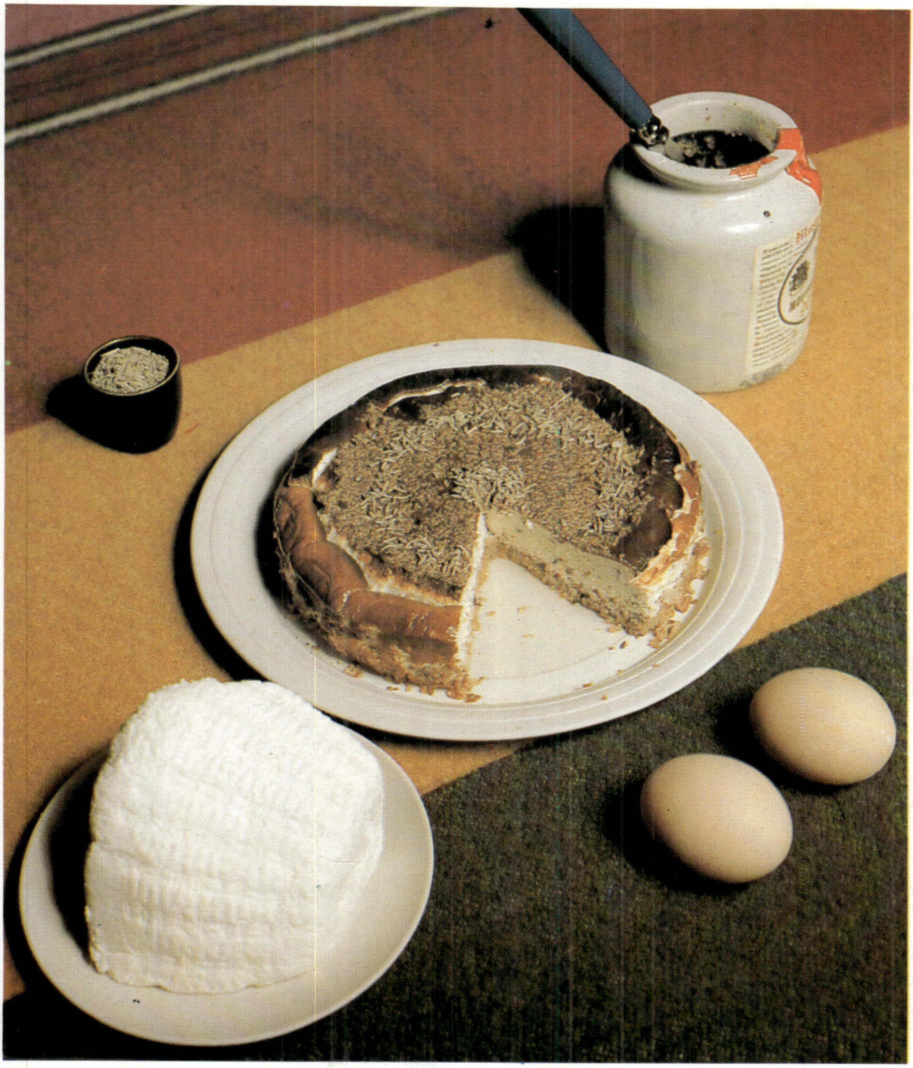

- 3 œufs, 200 g de ricotta
- 300 g de fromage à 0 % de MG
- 1 pot de yaourt maigre
- 2 cuillers de moutarde de Meaux
- 2 cuillers de graines de cumin
- 2 cuillers de graines de carvi
- 60 g de protéines de soja texturées

	CAL	P	MG	HC
total	1 200	68	27	5

4 portions à 300 cal.

Réduire en poudre au mixer les protéines de soja déshydratées et les humecter jusqu'à obtenir une consistance de pâte, y incorporer une cuiller de moutarde et l'étendre dans le fond d'un moule à haut bord et fond détachable légèrement huilé. Mélanger au mixer le reste des ingrédients, y compris la moitié des graines. Verser la préparation dans le moule et cuire à four moyen pendant environ 45 minutes jusqu'à ce que la tarte ait gonflé et bien doré. Laisser refroidir deux minutes parsemée des restes des graines de cumin et de carvi. *Peut se servir chaud ou froid.*

Tourte aux épinards

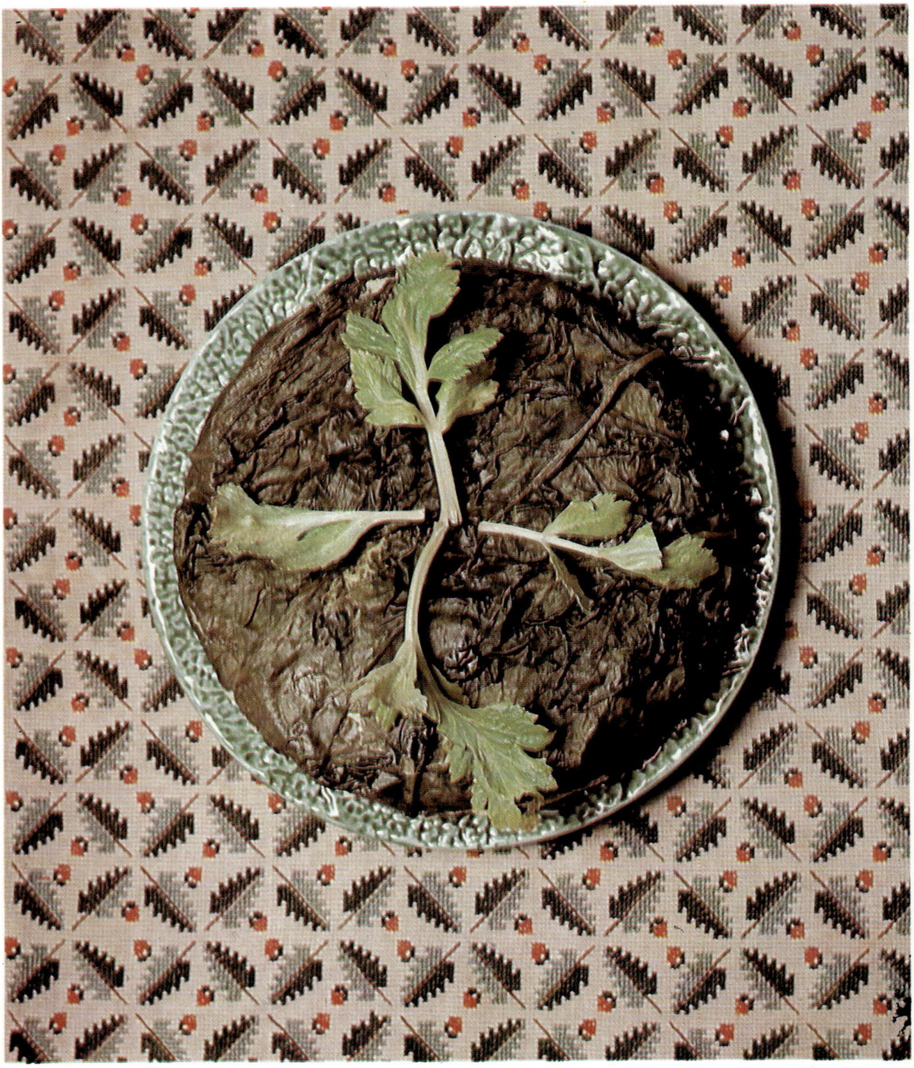

- 500 g d'épinards
- 3 œufs
- 250 g de fromage à 0 % ferme
- 125 g de yaourt maigre
- 1/2 oignon
- aneth, poivre, muscade

CAL	P	MG	HC
580	48	30	22

580 cal. ou 4 portions à 145 cal.:

Recouvrir un moule à haut bord d'une feuille de papier d'aluminium. Tapisser le moule avec les plus grandes feuilles d'épinard, les queues au centre et l'extrémité des feuilles dépassant du moule. Faire cuire la moitié des épinards restant dix minutes à l'eau bouillante. Passer l'autre moitié au mixer avec le reste des ingrédients. Égoutter soigneusement les épinards cuits, les mélanger dans la mixture et verser le tout dans le moule. Refermer les feuilles d'épinard qui dépassaient du moule et recouvrir le tout d'une feuille d'aluminium. Cuire une heure à four moyen.

Purée de courgettes et de céleri à la menthe et pâté de soja

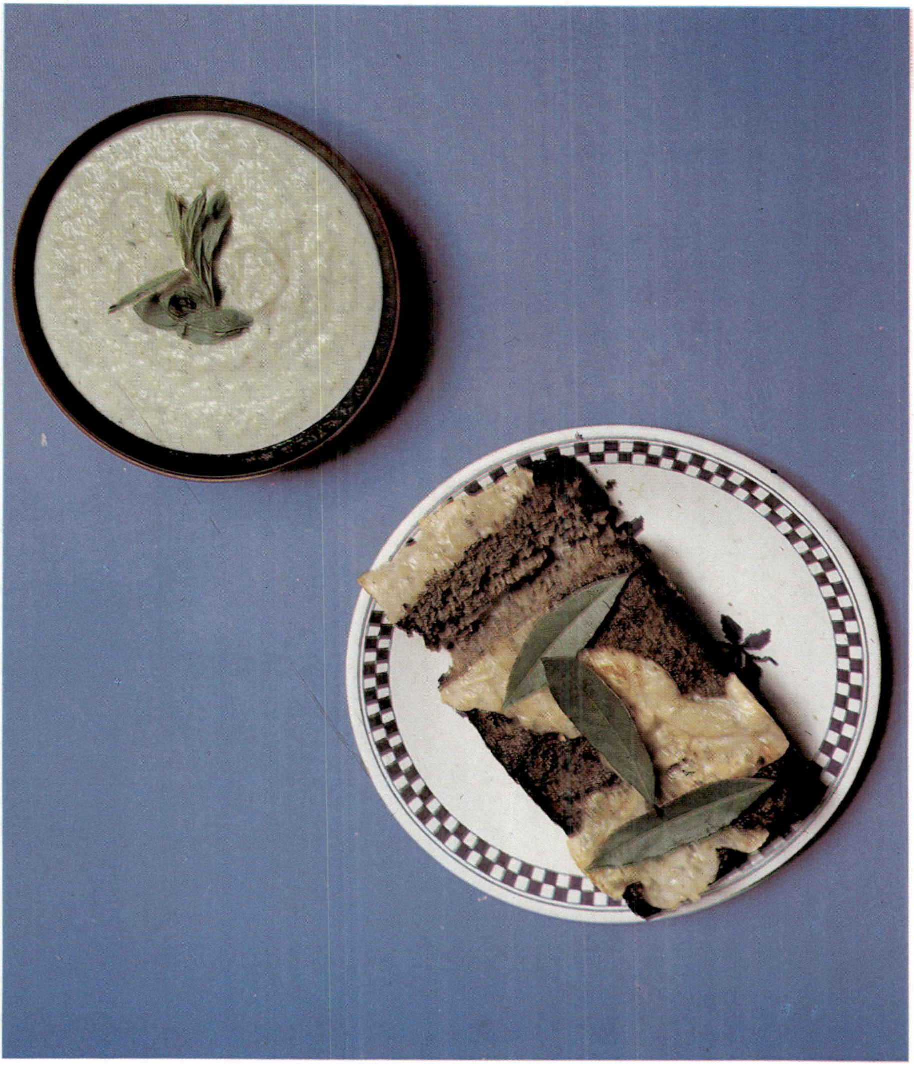

- 6 courgettes
- 1 céleri en branches ou rave
- 100 g de lait écrémé en poudre
- poivre
- muscade
- menthe fraîche

CAL	P	MG	HC
375	27	0	73

375 cal. ou 4 portions à 94 cal.

Cuire les légumes pendant une vingtaine de minutes à la vapeur puis passer le tout au mixer. Servir chaud ou froid.

Pâté de soja *(voir page 208).*

Gâteau de champignons

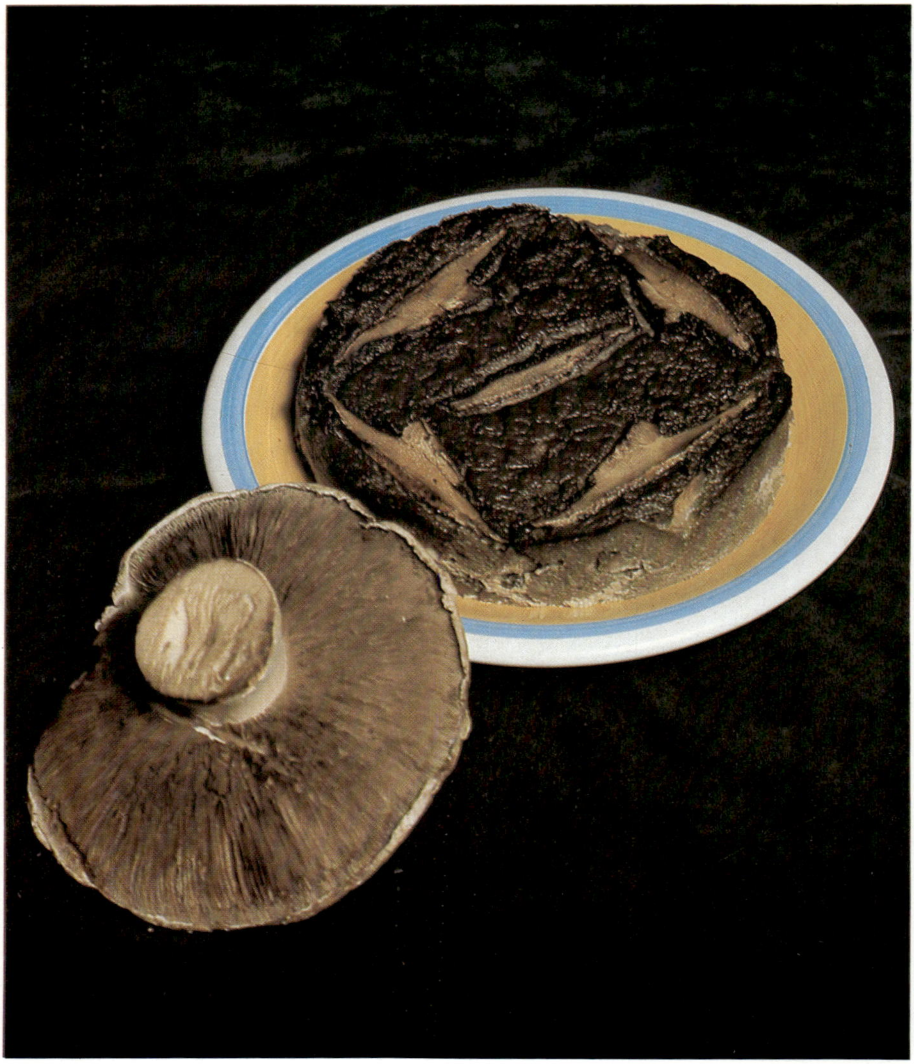

- 1 kg de gros champignons
- 3 œufs
- 1 yaourt maigre
- 1 cuiller de lait écrémé en poudre
- 50 g de protéines de soja texturées fumées
- poivre
- coriandre

CAL	P	MG	HC
580	45	34	21

580 cal. pour 4 belles portions à 145 cal.

Tapisser le fond d'un moule à fond détachable avec le 1/3 des champignons coupés en tranches. Passer au mixer un autre tiers des champignons avec les œufs, le yaourt, le lait écrémé et les épices pour obtenir une crème. Ajouter le soja. Verser dans un moule, recouvrir avec le reste des champignons coupés en tranches. Cuire à four moyen pendant 45 minutes à une heure.

Gâteau de tomates

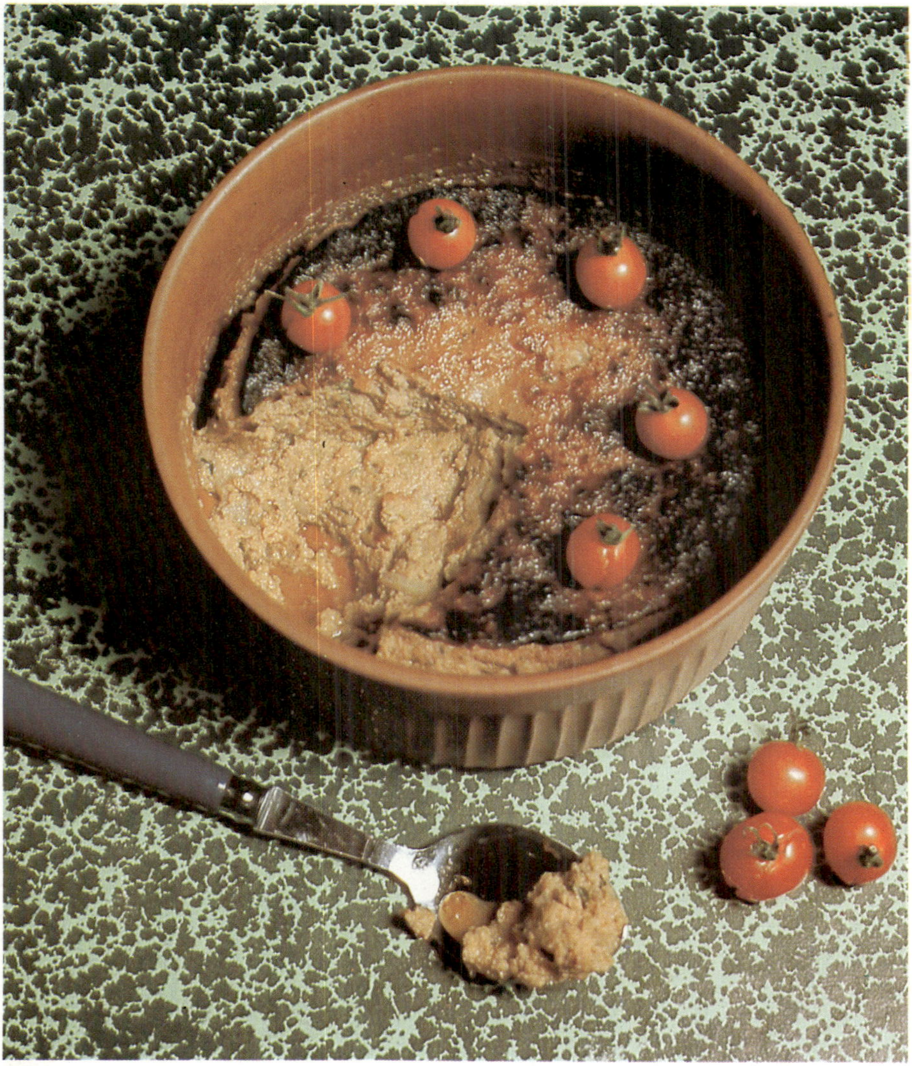

- 4 grosses tomates
- 3 œufs
- 3 cuillers de lait écrémé en poudre
- 1/2 poivron
- 1 cuiller de tapenade
- thym frais
- Sucaryl
- poivre

CAL	P	MG	HC
520	30	30	40

520 cal. ou 4 grosses portions à 130 cal.

Ébouillanter, peler et épépiner les tomates. Passer tous les ingrédients au mixer et cuire dans un moule à soufflé pendant 45 minutes à four moyen.

Curry de légumes

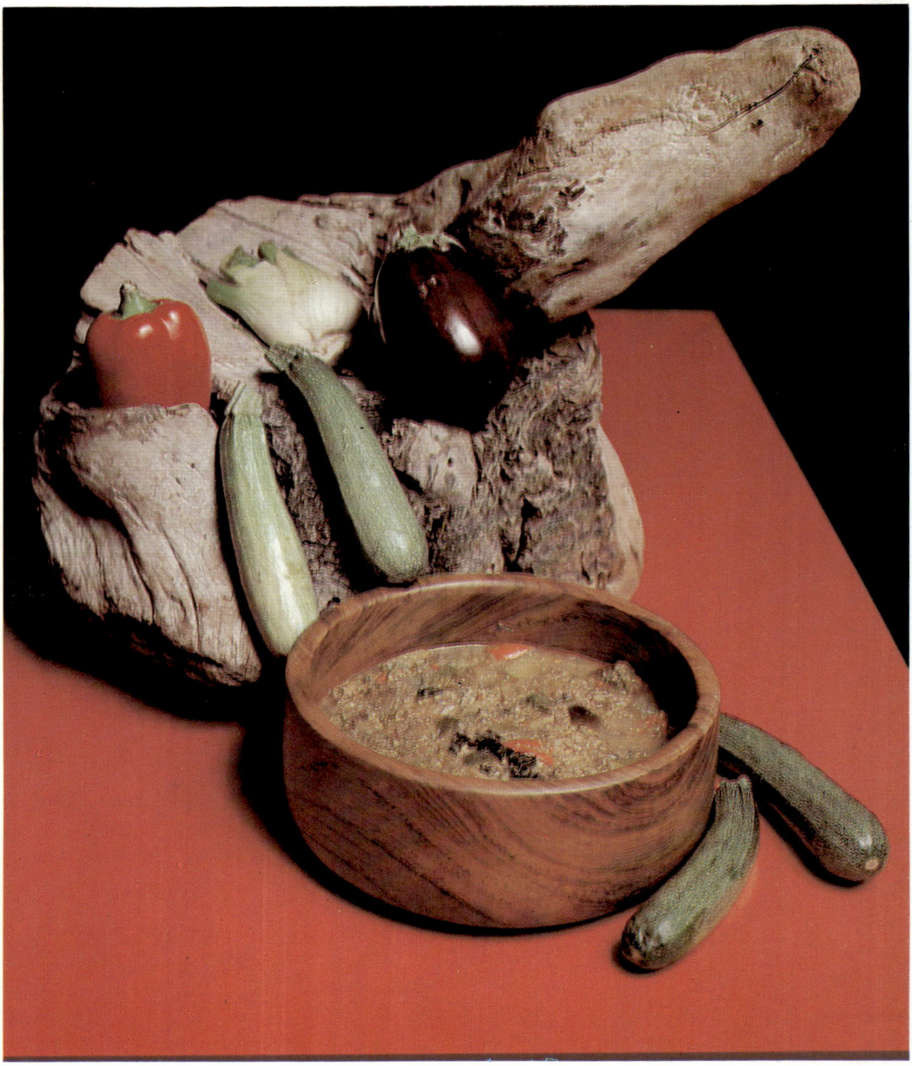

- 500 g de broccolis
- 4 courgettes
- 1 aubergine
- 1 fenouil
- 1/2 oignon
- 1 poivron
- 1 cuiller à café d'huile d'olive
- 1/2 pot de yaourt
- 1 cuiller de curry en poudre
- 3 graines de cardamone
- graines de coriandre
- graines de cumin
- 1 cuiller de poudre de garam masala

CAL	P	MG	HC
350	22	21	57

350 cal. ou 4 portions à 87 cal.

Voir recette page 211.

Feuilles de vigne farcies

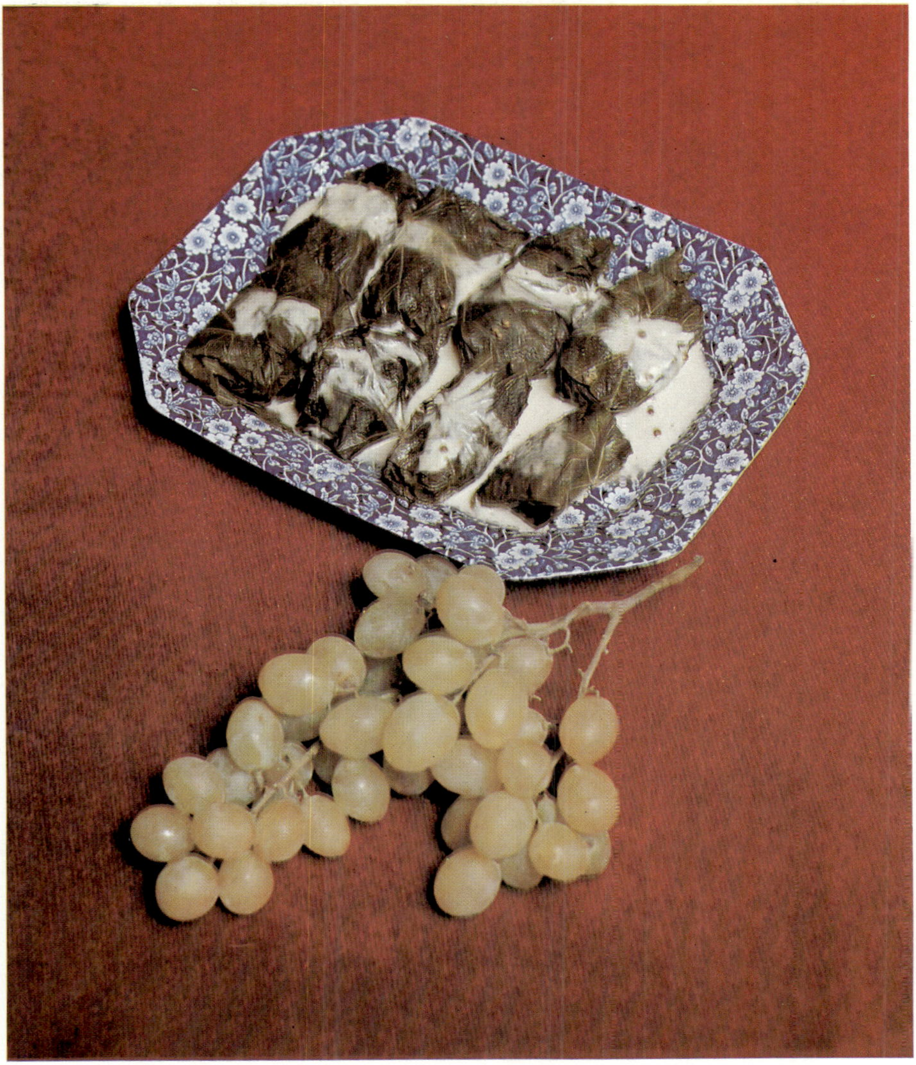

- 1 paquet de feuilles de vigne
- 100 g de protéines de soja texturées
- 1/2 oignon
- 200 g de champignons
- 2 œufs
- 1 citron
- coriandre
- poivre

CAL	P	MG	HC
700	55	20	25

700 cal. ou 4 portions à 175 cal.

Voir recette page 212.

Terrine de loup aux légumes frais

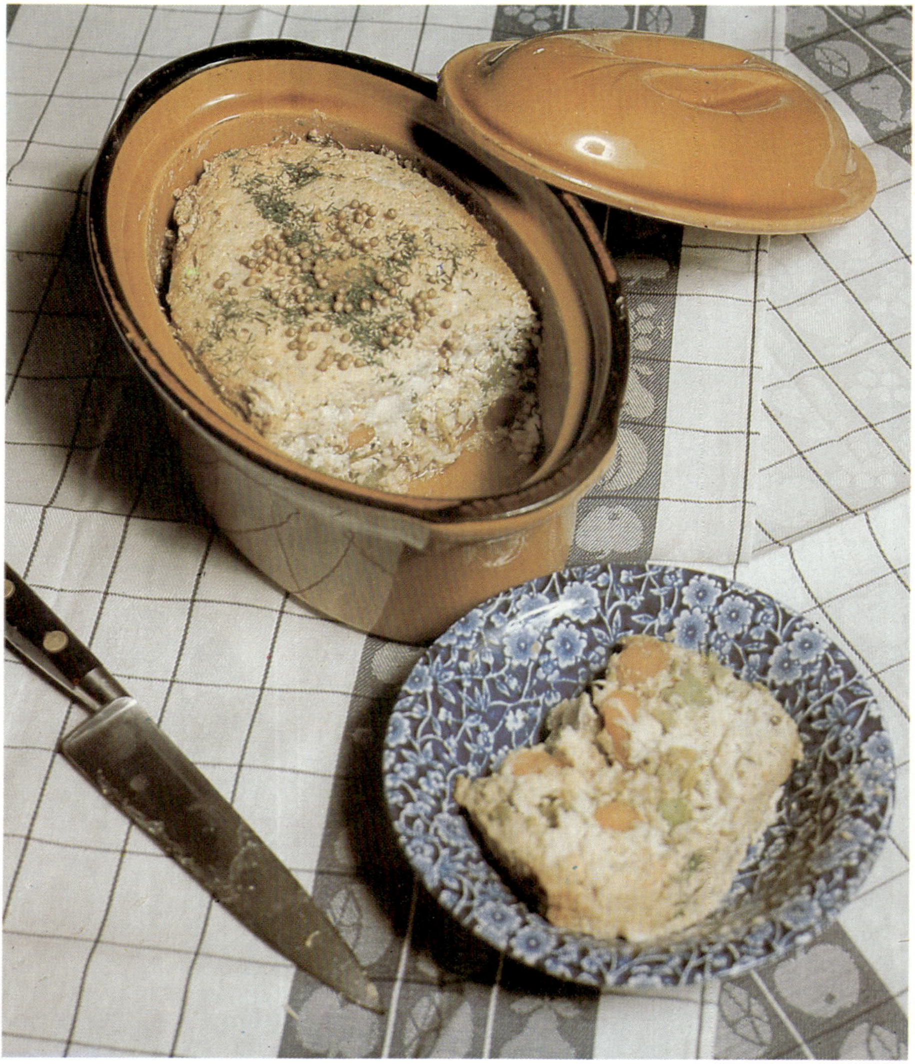

- 1 loup moyen (400 g de chair)
- 2 œufs
- 1/2 oignon
- 1 pot de yaourt maigre
- 300 g de fromage à 0 %
- 8 petites carottes
- 1 grosse tomate
- 500 g de broccolis
- coriandre, poivre, aneth

CAL	P	MG	HC
1080	61	31	8

1 080 cal. soit 6 portions à 180 cal.

Faire préparer les filets de poisson sans peau ni arêtes. Passer au mixer les œufs, le fromage, le yaourt, l'oignon et les épices. Dans une terrine alterner des couches de poisson, de mixture aux œufs, et de légumes coupés en longueur. Recouvrir de grains de coriandre et feuilles de laurier. Cuire 45 mn à four moyen.

Peut se servir avec une sauce mousseline.

Rôti de lotte aux poireaux

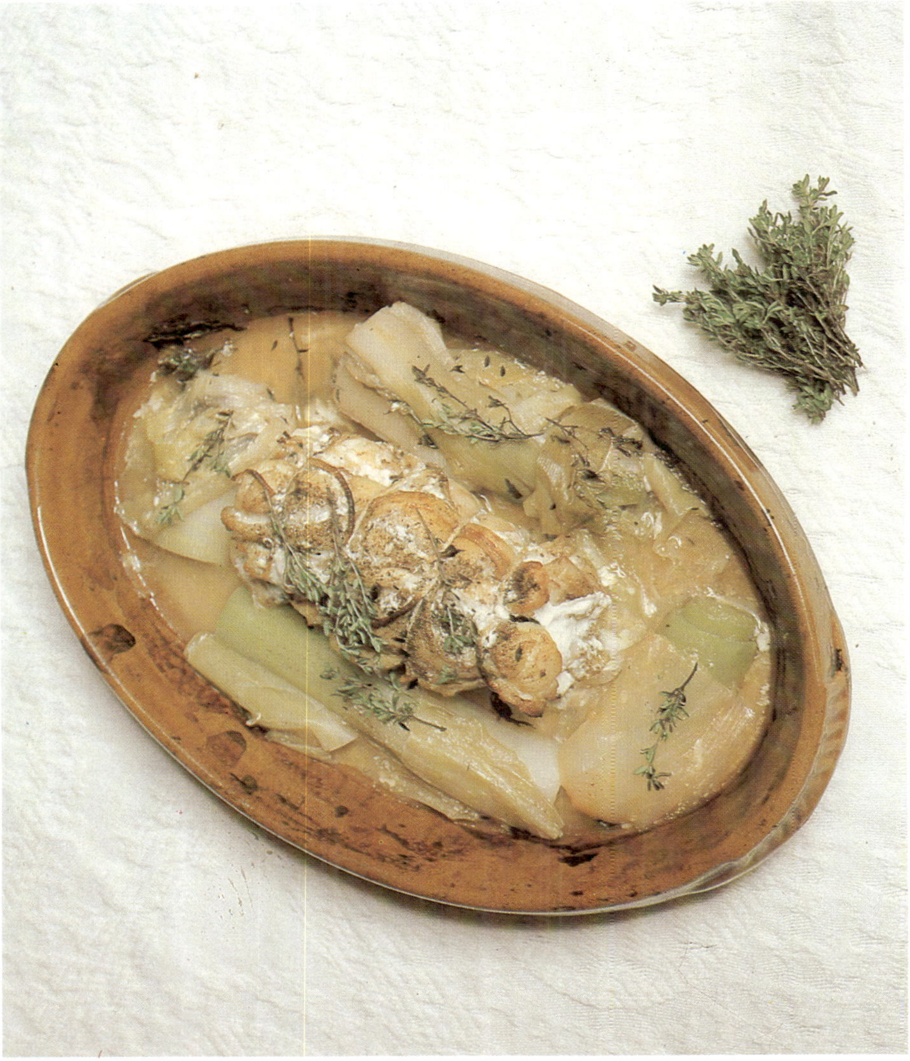

CAL	P	MG	HC
1000	78	7	15

1 000 cal. soit 4 portions à 250 cal.

- 1 lotte coupée en filets(1kg de chair)
- 6 poireaux
- 1 citron
- 1/2 verre de vin blanc et d'eau
- thym
- laurier
- poivre

Ficeler les filets de lotte en forme de rôti. Placer dans un plat en terre avec les blancs de poireaux, le jus de citron, le vin, les herbes et un verre d'eau. Cuire vingt minutes à four chaud en arrosant de temps en temps et en ajoutant de l'eau pour que le plat ne déssèche pas.

Poulet au citron

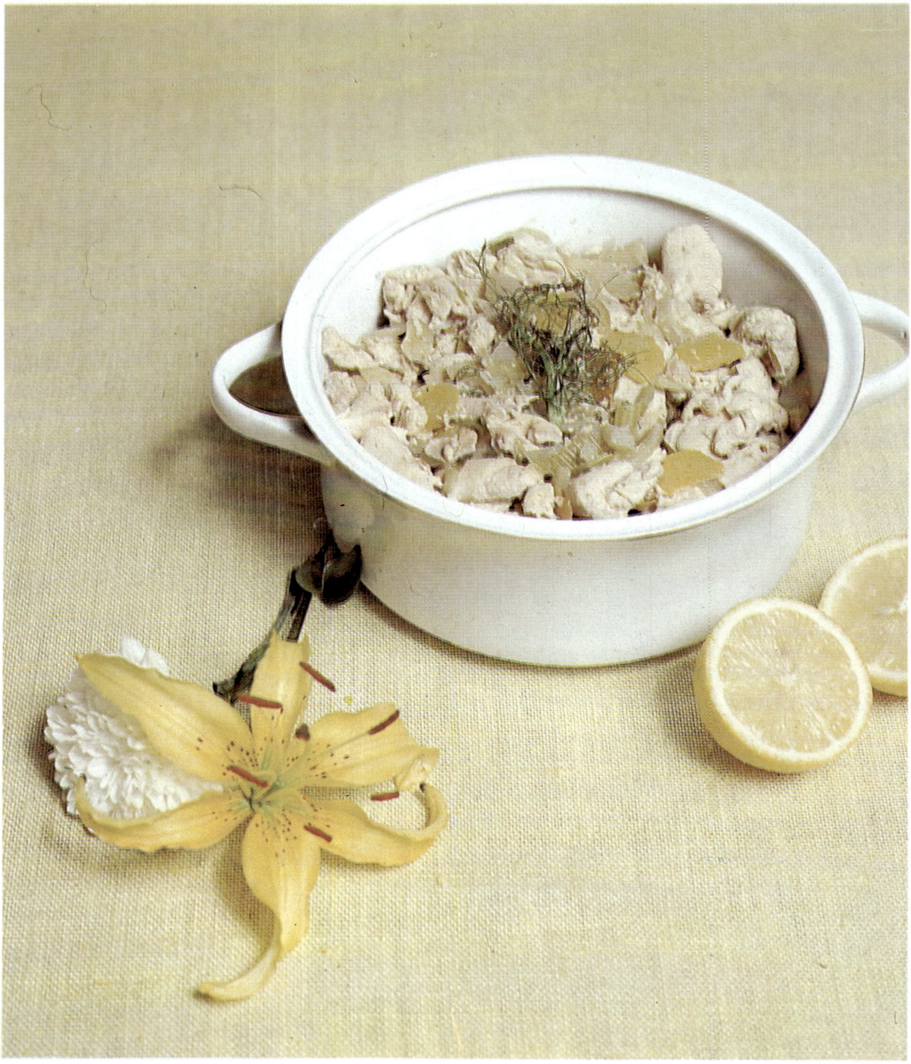

- 8 blancs de poulet
- 1 bulbe de fenouil
- 1/2 oignon
- 2 citrons
- poivre
- Sucaryl
- 1 cuiller de fromage blanc

CAL	P	MG	HC
1 400	76	17	7

1 400 cal. ou 4 belles portions à 350 cal.

Faire revenir à sec dans une casserole les blancs de poulet coupés en morceaux avec l'oignon et le fenouil coupés en tranches, pendant dix minutes. Ajouter le jus de citron et un verre d'eau ainsi que les zestes des citrons coupés en gros morceaux. Cuire encore dix minutes à feu doux jusqu'à ce que la moitié du liquide soit évaporée. Ajouter à la fin une cuiller de fromage blanc pour lier la sauce.

Peut se préparer avec de la lotte (moins calorique).

Gâteau de carottes

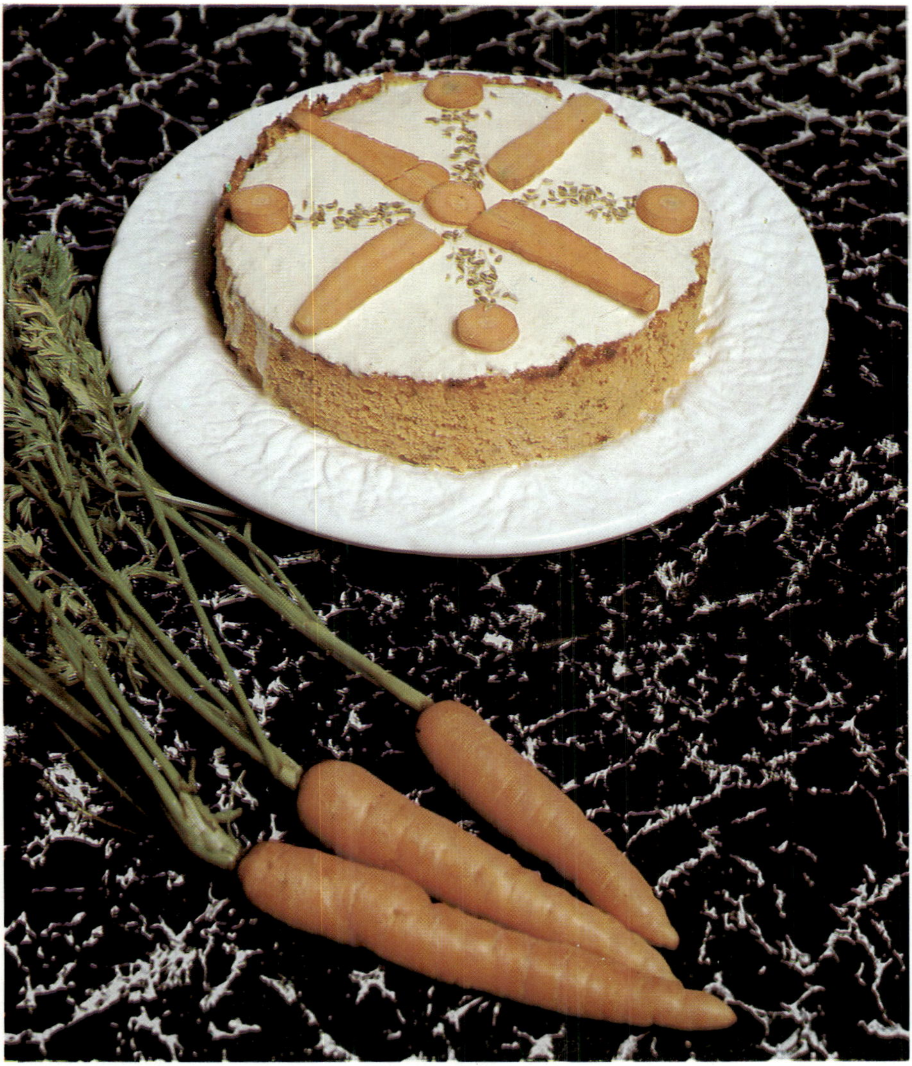

- 500 g de carottes
- 3 œufs
- 1 pot de yaourt maigre
- 300 g de fromage à 0 %
- 1 cuiller de graines d'anis
- 1 zeste d'orange
- Sucaryl (1/2 cuillère à café environ).

CAL	P	MG	HC
700	52	18	30

700 cal. ou 6 portions à 120 cal.

Râper les carottes. Mélanger tous les ingrédients au mixer et cuire à four moyen pendant une heure.

On peut remplacer les carottes par de la citrouille.

Cheese cake

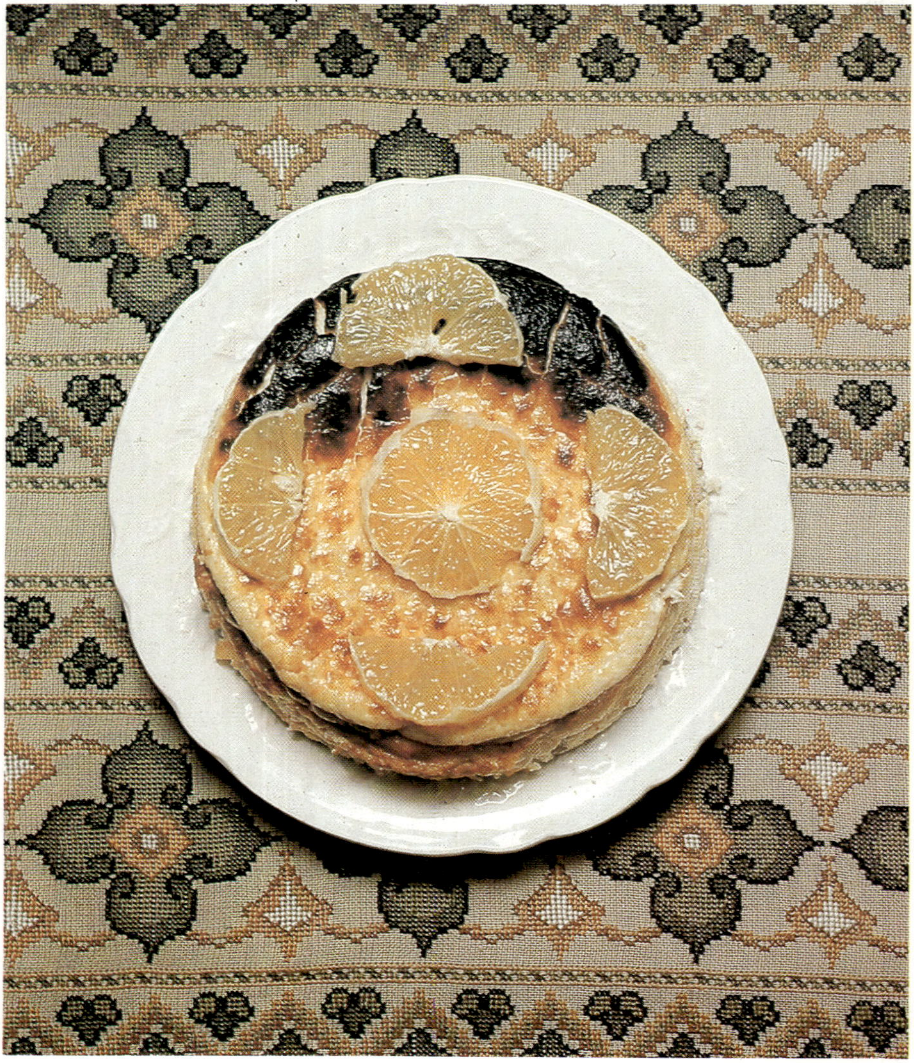

- 3 œufs
- 400 g de fromage blanc ferme
- 100 g de ricotta
- 200 g de yaourt maigre
- 1 zeste d'orange
- 1 pincée de cannelle
- 1 clou de girofle
- Sucaryl en poudre (1/2 cuiller à café).

CAL	P	MG	HC
800	45	40	15

800 cal. ou 6 portions à 130 cal.

Battre ensemble tous les ingrédients au mixer. Verser dans un moule Tefal ou à fond détachable. Cuire à four moyen 45 minutes jusqu'à ce que le gâteau soit ferme et doré. Servir froid.

Mousse au citron

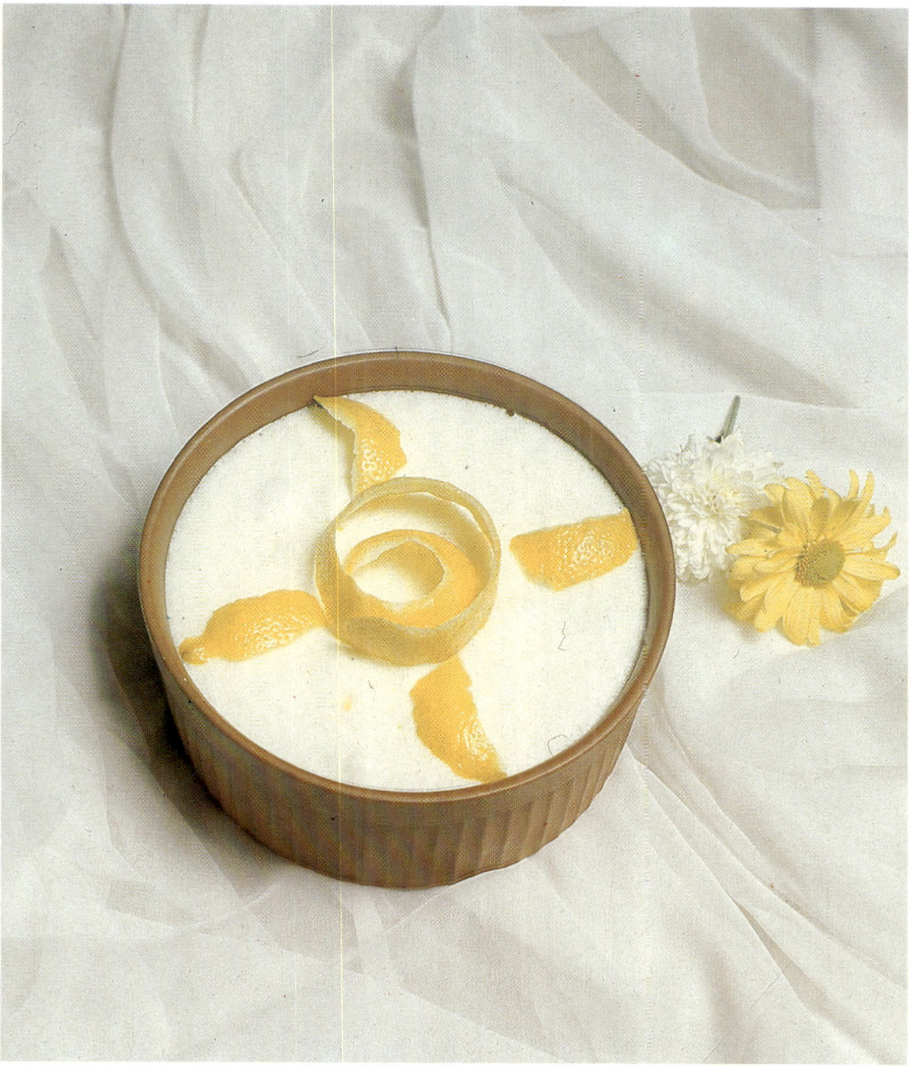

- 2 citrons
- 250 g de fromage à 0 %
- 3 blancs d'œuf
- 1 sachet de gélatine
- Sucaryl

CAL	P	MG	HC
300	66	0	33

300 cal. soit 4 portions à 75 cal.

Faire chauffer le jus de citron et y faire fondre la gélatine. Mélanger au mixer avec le fromage blanc le Sucaryl et le zeste de citron. Faire refroidir au réfrigérateur. Lorsque le mélange commence à prendre, incorporer les blancs en neige et remettre au froid.

Gâteau au chocolat sans chocolat

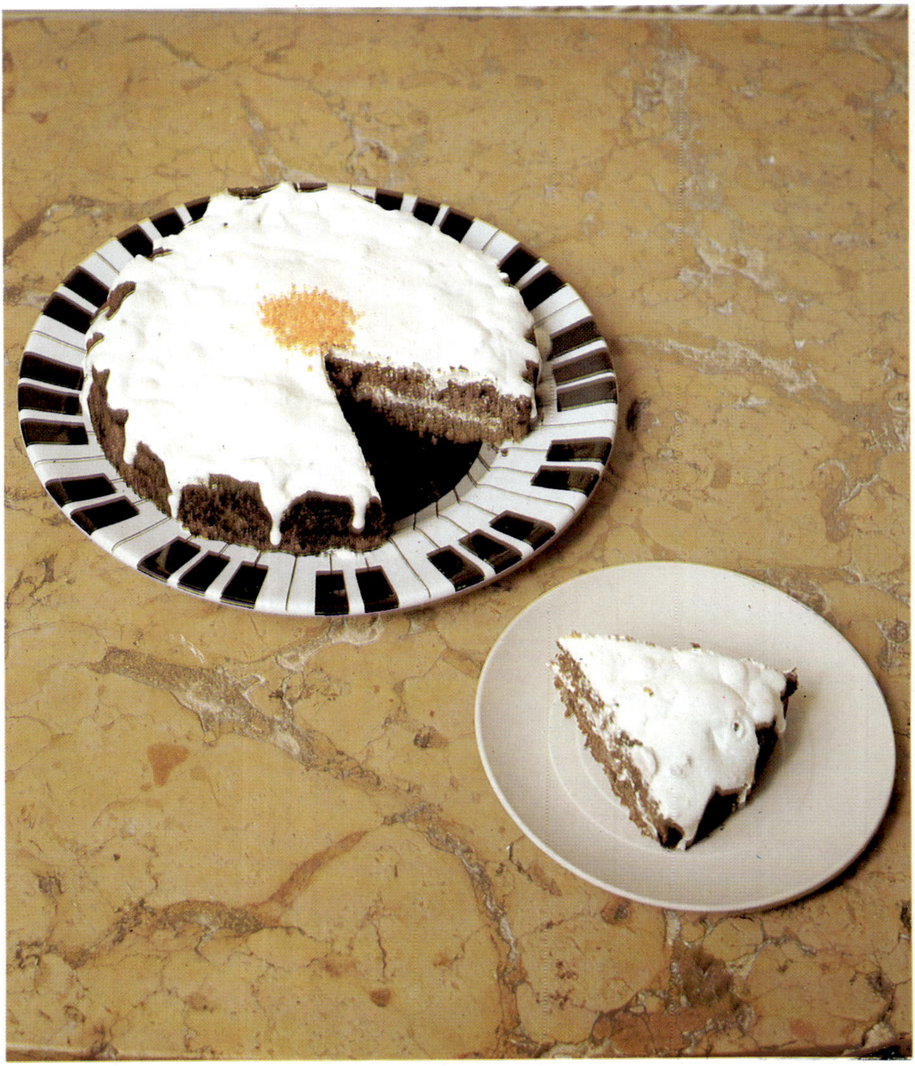

CAL	P	MG	HC
820	35	26	39

Pour le biscuit :
- 3 œufs, un pot de yaourt maigre
- 50 g de caroube en poudre
- 50 g de protéines de soja texturées
- 20 g de farine de froment complète
- 1 cuillère à café de Sucaryl en poudre
- 1 cuillère à café de café décaféiné instantané

Pour la garniture : mousse à l'orange
- 1 orange
- 2 cuillères à soupe d'eau de fleur d'oranger
- 1 feuille de gélatine
- 1/2 cuillère à café de Sucaryl en poudre
- 2 blancs d'œuf
- 1/2 pot de yaourt
- 100 g de fromage blanc

Voir recette page 221.